MANUEL
MEDICAL.

MANUEL

MÉDICAL;

PAR P. H. NYSTEN,

Docteur en Médecine, Professeur de Matière médicale, Médecin des Dispensaires, Membre de la Société de la Faculté et de l'Athénée de Médecine de Paris, de la Société philomatique; Correspondant de l'Académie des Sciences de Turin, de la Société royale de Médecine de Barcelonne, de la Société libre des Sciences et Arts de Liége.

SECONDE ÉDITION.

A PARIS,

Chez J. A. BROSSON, Libraire, rue Pierre Sarrazin, n° 9.

1816.

DE L'IMPRIMERIE DE FEUGUERAY,
rue Pierre-Sarrazin, n° 11.

A MONSIEUR

J. J. LEROUX,

DOYEN

DE LA FACULTÉ DE MÉDECINE

DE PARIS, etc.

P. H. NYSTEN.

PRÉFACE.

La rapidité avec laquelle s'est épuisée la première édition de cet ouvrage en garantit l'utilité. En publiant la seconde, je dois indiquer les principales corrections et additions qu'elle présente : elles appartiennent surtout à la partie nosographique.

Le typhus contagieux (fièvre d'hôpital ou de prison) n'avoit pas été décrit dans la première édition. J'en ai donné une description un peu détaillée, et j'ai comparé, pour cela, les ouvrages publiés avec les notes que j'ai recueillies dans plusieurs épidémies de typhus que j'ai eu l'occasion d'observer. Cette maladie devoit être nécessairement rangée dans les fièvres ataxiques où je l'ai placée ; et c'est aussi à cet ordre de fièvres que M. le professeur Pinel, qui l'avoit d'abord rangée dans l'ordre des fièvres adynamiques, la rapporte aujourd'hui (*Voyez* la troisième édition de la Médecine Clinique, Paris 1815, p. 121).

J'ai aussi donné une description de la fièvre jaune qui, dans la première édition, avoit été regardée comme une variété de la fièvre gastro-adynamique : je l'ai placée à la suite du typhus contagieux, parce qu'elle me paroît devoir être considérée comme un genre de fièvres ataxiques, et que c'est dans cet ordre de fièvres que M. Pinel la décrit dans la cinquième édition de la Nosographie philosophique.

En traitant de l'apoplexie, j'ai décrit, comme une variété, celle des nouveau-nés ; et à la description de l'asphyxie, j'ai ajouté quelques remarques essentielles sur l'asphyxie par submersion, et sur celle qui est produite par strangulation. J'ai indiqué très-succinctement les signes qui distinguent l'asphyxie de naissance de l'apoplexie des nouveau-nés.

J'ai fait quelques additions qui m'ont paru utiles à la description de l'hystérie; et j'ai établi les différences qui existent entre cette maladie, l'hypochondrie et l'épilepsie.

J'ai donné un peu plus d'étendue au traitement de diverses maladies, et notamment à celui de la gale, des dartres, du croup, du catarrhe suffocant, de la dysenterie, de l'asphyxie, de l'épilepsie, etc. Ma propre expérience a été quelquefois mon guide.

On trouvera aussi quelques changemens dans la partie pharmacologique. Ceux que j'ai faits dans la première section, qui traite de la préparation des médicamens, ont été surtout nécessités par les progrès de la chimie depuis la première édition. Je crois ne m'être à cet égard aucunement écarté des préceptes que donnent dans leurs cours MM. les professeurs Déyeux et Vauquelin.

Quant à la seconde section, qui traite des usages et des doses des médicamens, j'ai donné un peu plus de développement aux considérations thérapeutiques qui en font l'objet; mes élèves y trouveront de cette manière une esquisse moins imparfaite du cours de matière médicale que je fais tous les ans, en attendant que je puisse publier les détails de mes leçons elles-mêmes.

Nota. Dans le tableau des teintures ou solutions alcooliques que l'on trouve à la page 427, les degrés de concentration de l'alcool ont été déterminés à l'aide de l'aréomètre de Baumé, tel qu'il a été réformé par les auteurs de la Pharmacopée batave, publiée en 1805. Le zéro de cet instrument est le point où il s'arrête dans l'eau distillée, tandis que celui de Baumé marque 10 degrés dans le même liquide. Il en résulte que de l'alcool à un degré donné de l'aréomètre réformé marqueroit 10 degrés de plus à celui de Baumé.

MANUEL MÉDICAL.

PREMIÈRE PARTIE.

NOSOGRAPHIE MÉDICALE.

CLASSE PREMIÈRE.

FIÈVRES.

Les fièvres consistent dans la fréquence du pouls, l'augmentation de la chaleur animale, et la lésion de la plupart des fonctions. Elles peuvent, suivant les circonstances, exciter, affoiblir, pervertir ou suspendre l'exercice des actions organiques. Dans certaines fièvres, la série successive des symptômes se développe avec régularité : ce qui annonce en général une réaction favorable des forces de la vie et une terminaison heureuse. Dans d'autres, il se développe des symptômes nerveux ou spasmodiques qui n'offrent qu'irrégularité ou désordre, des alternatives d'excitation ou d'affaissement, présages le plus souvent funestes.

Quoique ces maladies semblent affecter toute l'économie animale, elles portent spécialement leur influence sur tel ou tel système d'organes, et de là leurs divisions en divers Ordres.

Les fièvres de chacun des Ordres peuvent se montrer sous le type de continues, avec des paroxysmes réguliers ou irréguliers; sous celui de rémittentes, c'est-à-dire, de continues avec des accès périodiques en froid et en chaud; enfin sous celui d'intermittentes, c'est-à-dire, avec des retours des mêmes accès et avec des intervalles d'apyrexie.

Les principales variétés des fièvres intermittentes sont les tierces, les double-tierces, les quotidiennes et les quartes.

Les accès des fièvres tierces ont lieu toutes les quarante-huit heures; ceux des double-tierces reviennent toutes les vingt-quatre heures et se correspondent tous les deux jours; ceux des quotidiennes reviennent toutes les vingt-quatre heures également, mais se correspondent tous les jours; ceux des quartes ne reviennent que toutes les soixante-douze heures.

Les fièvres de tous les ordres et de tous les types peuvent être sporadiques, épidémiques, endémiques; plusieurs ont ou prennent le caractère contagieux.

ORDRE PREMIER.

FIÈVRES INFLAMMATOIRES.

SYNONYMIE. *Synochus imputris*, GALIEN; *Synocha simplex et acuta sanguinea*, HOFFMANN; *Febris continens vel synocha*, STAHL; *Febris inflammatoria*, STOLL, etc.; *Synocha*, SAUVAGES, CULLEN, etc.; Fièvre angioténique, PINEL.

La fièvre inflammatoire paroît avoir spécialement son siége dans le système sanguin. Elle existe indépendamment des phlegmasies locales. On ne doit pas la confondre avec la fièvre symptomatique qui précède ou accompagne une pleurésie, une angine, une péritonite, etc. Elle ne paroît affecter que le type continu. Certaines circonstances de la saison, ou des dispositions individuelles, peuvent donner aux accès de fièvre intermittente une apparence de fièvre inflammatoire; et c'est sans doute ce qui en a imposé à Macbride et à Selle, qui admettent l'un, une fièvre rémittente, et l'autre une intermittente inflammatoire. La fièvre ardente ou *causus* des anciens étoit plutôt une complication de la fièvre inflammatoire avec la fièvre bilieuse, qu'une variété de l'une ou de l'autre de ces fièvres.

GENRE Ier. *Fièvre inflammatoire continue simple.*

Prédispositions et causes occasionnelles. Adolescence, âge adulte, tempérament sanguin, pléthore, saisons et climats froids, passage subit du chaud au froid, nourriture habituellement trop succulente, excès d'intempérance, suppression d'hémorrhagies habituelles, époque de la première menstruation, rétention des menstrues, gestation, passage subit d'une vie exercée à l'inaction, passions fortes.

Cette fièvre est sporadique, rarement épidémique.

Invasion. Le plus souvent subite, par un frisson vif et court, suivi d'une chaleur douce au toucher: quelquefois précédée d'un sentiment de pesanteur générale, de lassitude spontanée, de douleurs vagues, surtout le long du trajet des vaisseaux sanguins.

Symptômes. Céphalalgie obtuse et gravative, battemens très-développés des artères carotides et temporales; face gonflée et rouge; pouls dur et plein; respiration fréquente; hémorrhagies par le nez, l'utérus, etc.; peau chaude et halitueuse, transpiration habituelle, sentiment de lassitude spontanée, de douleur et d'engourdissement dans les membres. Urine d'abord foncée en couleur et peu abondante, puis déposant un sédiment blanchâtre; paroxysmes très-légers.

Terminaison. Une sueur copieuse, des hémorrhagies, des urines sédimenteuses.

ESPÈCE SIMPLE. 1re variété. *Ephémère inflammatoire.*

Elle dure de vingt-quatre heures à quatre jours.

2e variété. *Synoque inflammatoire.*

Elle dure de un à trois septénaires.

Traitement des Fièvres inflammatoires.

Il faut diminuer la trop grande irritation, écarter tout ce qui pourroit l'occasionner, et favoriser les évacuations critiques.

Les moyens curatifs sont : la saignée, lorsque la fièvre est trop intense et qu'il y a menace de congestion sur un organe; des boissons délayantes et mucilagineuses, des lavemens analogues, des bains tièdes, des liquides propres à rafraîchir, tels que les acides végétaux étendus.

ORDRE II.

FIÈVRES BILIEUSES OU GASTRIQUES.

SYNONYMIE. Fièvre bilieuse, HIPPOCRATE, STAHL, SELLE, TISSOT, STOLL, etc.; Synochus bilieux, GALIEN; Fièvre gastrique, BAILLOU; Fièvre méningo-gastrique, PINEL.

Cette maladie affecte spécialement les organes digestifs. Elle peut se borner à un simple embarras gastrique, ou présenter une durée plus ou moins longue sous les types continu, rémittent ou intermittent. L'embarras gastrique, *turgescence de la bile, saburre*, suivant certains auteurs, est indépendant de toute affection fébrile. Il peut se produire dans le cours de toutes les maladies; il complique surtout très-souvent la fièvre bilieuse. Il formoit le premier degré de l'épidémie de Lausanne, observée par Tissot en 1755, et la première période de celle de Tecklembourg, observée par Fincke en 1776.

La fièvre bilieuse continue est susceptible de prendre beaucoup d'intensité dans les pays chauds, et s'y complique souvent avec les fièvres adynamiques et ataxiques.

Les fièvres bilieuses rémittentes, c'est-à-dire celles qui, outre leur continuité, présentent, au lieu de simples exacerbations de chaleur, des accès complets, c'est-à-dire des retours réguliers de frisson et de chaleur, paroissent, d'après les observations de M. Pinel, affecter plus particulièrement les vieillards, et se manifestent spécialement sur le déclin de l'automne.

Les fièvres intermittentes présentent une véritable apyrexie entre les accès. Le plus ordinairement elles sont tierces ou double-tierces. Cependant les *fausses quotidiennes* et les *fausses quartes* des auteurs ne sont souvent que des fièvres gastriques intermittentes.

Les fièvres bilieuses de tous les types sont sporadiques, épidémiques et endémiques.

Le pronostic de ces fièvres ne peut devenir fâcheux que par les complications, le mauvais traitement, et les accidens, comme, par exemple, une diarrhée considérable.

Embarras gastrique.

Prédisp. et causes occas. Etat de débilité, grande sensibilité morale, séjour dans les hôpitaux, les prisons et sur les vaisseaux; température chaude et humide, fin de l'été, usage d'alimens difficiles à digérer, excès de table, emportemens de colère, études prolongées, etc.

Symptômes. Perte d'appétit, bouche amère, enduit blanc ou jaunâtre de la langue, nausées, efforts de vomissemens et vomissemens de matières jaunâtres ou verdâtres, sensibilité de l'épigastre à la pression, présence ou absence d'un mouvement fébrile ou d'autres phénomènes sympathiques partiels ou généraux, tels que la céphalalgie sus-orbitaire, le délire, des douleurs variées, etc. Cet état n'empêche pas toujours le malade de vaquer à ses occupations ordinaires. Il cesse par un vomissement spontané ou provoqué, et quelquefois sans évacuation sensible.

Embarras intestinal.

Prédisp. et caus. occas. Les mêmes que celles de l'embarras gastrique, mais surtout une vie sédentaire et des travaux de cabinet.

Symptômes. Coliques, borborygmes, flatuosités, tension de l'abdomen, constipation, ou diarrhée de matières liquides jaunes-verdâtres; présence ou absence d'un mouvement fébrile, d'un sentiment de lassitude dans les membres abdominaux, et surtout dans les genoux et les lombes. Cet état, dont la durée varie, cesse ordinairement par une diarrhée spontanée ou provoquée.

Choléra-morbus.

Prédisp. et causes occas. Age adulte, tempérament bilieux, habitation dans les climats chauds, saison de l'été, excès de table ; usage de certains alimens, tels que les œufs de brochet et de barbeau, les féves, les oignons, les fruits d'ananas; usage de vins doux et nouveaux, de boissons froides pendant qu'on est en sueur, de champignons vénéneux, de substances en fermentation, d'acides forts, des préparations arsénicales et antimoniales; administration de vomitifs et de purgatifs violens à contre-temps; vers intestinaux ; emportemens de colère, suppression subite de la transpiration, répercussion de la goutte, de la gale, des dartres, la dentition, etc.

Cette maladie est quelquefois symptomatique; par exemple, dans la fièvre ataxique intermittente ou rémittente cholérique. Ses phénomènes précurseurs sont très-variés : tels sont l'amertume de la bouche, l'éructation, des nausées, le dégoût pour les alimens, la salivation, une soif vive, une chaleur brûlante à l'épigastre, un sentiment de pesanteur et de tension dans l'estomac, etc.

Symptômes. Vomissemens répétés d'abord d'alimens à demi-digérés et de matières vertes, puis d'une substance plus foncée, verdâtre, brune et quelquefois noire; en même temps déjections alvines fréquentes, et semblables au vomissement; sentiment d'une douleur vive, déchirante et brûlante dans l'estomac et les intestins, anxiétés, gonflement ou resserrement de l'abdomen, présence ou absence d'un mouvement fébrile. Cet état est fréquemment accompagné de contractions spasmodiques dans les jambes, les bras, les doigts, etc.; s'il est très-intense, il survient des défaillances, des palpitations, des syncopes, le hoquet. Le pouls devient petit et à peine sensible; la prostration des forces est extrême. La durée de cette affection varie depuis une heure jusqu'à quatre ou sept jours; elle se termine par un retour prompt à la santé, ou la gangrène intestinale et la mort.

Fièvre bilieuse ou gastrique.

Prédisp. et causes occas. Tempérament bilieux, séjour dans les prisons, les camps, les armées; température chaude et humide, habitation dans les climats chauds, saison de l'été, usage d'alimens difficiles à digérer, abus des liqueurs alcooliques, boissons froides abondantes pendant qu'on a très-chaud, ou immédiatement après un emportement de colère; exercice forcé ou inaction, excès de veilles, affections morales tristes, embarras gastrique ou intestinal qu'on a abandonné à lui-même.

Les phénomènes précurseurs sont quelquefois le dérangement des digestions, la céphalalgie frontale, des lassitudes et souvent un embarras gastrique ou intestinal. Invasion le matin par un frisson qui commence ordinairement par le dos et s'accompagne de tremblement général.

Symptômes. Amertume de la bouche, enduit jaunâtre de la langue, soif intense, desir des boissons acidulées et froides, dégoût pour les substances animales; épigastre douloureux à la pression, constipation ou diarrhée; pouls fort et fréquent, chaleur vive et brûlante au toucher, urine foncée, d'abord sans sédiment, puis déposant un sédiment rose ou briqueté, surtout si le type est intermittent; céphalalgie frontale déchirante, sommeil fatigant ou insomnie, quelquefois délire; sentiment de fatigue et de brisement dans les membres. Dans certains cas, ictère général ou partiel qui est quelquefois borné aux contours des lèvres et aux ailes du nez.

Type. Continu, rémittent ou intermittent.

Durée. Variable suivant le type.

Terminaison. Le vomissement, une diarrhée bilieuse, une sueur générale, une urine à sédiment rose ou briqueté.

GENRE Ier. *Fièvre bilieuse continue.*

Elle présente un ou deux paroxysmes ou exacerbations des symptômes, soit pendant le jour, soit vers la nuit. Ces paroxysmes se correspondent ordinairement en tierce.

Durée. Un, deux ou trois septénaires.

Elle passe quelquefois, dès le 5e ou 7e jour, à l'état de fièvre putride ou adynamique. Elle prend souvent, vers son déclin, le type intermittent.

ESPÈCE SIMPLE.

ESPÈCE COMPLIQUÉE. *Fièvre gastrique inflammatoire.*

Symptômes. Réunion des symptômes de l'une et de l'autre fièvre.

Durée et *terminaison.* Les mêmes que celles de la fièvre bilieuse.

GENRE II. *Fièvre bilieuse rémittente.*

Les accès, d'abord vagues, deviennent ensuite réguliers. Vers le déclin, on n'observe plus que de simples paroxysmes, la fièvre passant ordinairement alors au type continu.

Durée. Quarante-deux jours, c'est-à-dire six septénaires, rarement deux.

ESPÈCE SIMPLE.

ESPÈCES COMPLIQUÉES. La complication avec la fièvre inflammatoire est encore douteuse.

GENRE III. *Fièvre bilieuse intermittente.*

Elle est spécialement occasionnée par l'habitation dans des lieux bas et marécageux.

Les accès ont lieu pendant le jour. Ils commencent par un sentiment de froid entre les épaules et un tremblement plus ou moins fort, ou par un frissonnement général sans tremblement.

ESPÈCES SIMPLES. 1°. *Fièvre gastrique intermittente tierce.* Elle présente quelquefois la variété *double-tierce.*

2°. *Fièvre gastrique intermittente quotidienne.*

3°. *Fièvre gastrique intermittente quarte.*

ESPÈCES COMPLIQUÉES.

Traitement des Fièvres gastriques.

1°. *De l'embarras gastrique.* Vomitif ou purgatif, suivant que l'embarras est stomacal ou intestinal.

2°. *Du choléra-morbus.* On diminue, dans le début, la grande irritation, à l'aide de boissons et de lavemens mucilagineux, et on termine le traitement par quelques calmans. On a, sur-le-champ, recours à ces derniers, lorsqu'on est appelé auprès d'un malade épuisé par des évacuations considérables.

3°. *De la fièvre gastrique continue.* On donne un émétique ou un éméto-cathartique, dès le commencement, lorsque l'embarras gastrique existe. On seconde ensuite les efforts de la nature à l'aide d'une boisson mucilagineuse et légèrement acidulée, et de lavemens analogues. On prévient tout ce qui peut augmenter la maladie, et ce qui peut tendre à la faire passer à l'état d'adynamie. On favorise les évacuations critiques.

4°. *De la fièvre gastrique rémittente.* Même traitement, dans la première période et dans une partie de la seconde, que celui de la fièvre gastrique continue. Mais comme la maladie est souvent longue, qu'elle peut se prolonger jusqu'au quarante ou quarante-deuxième jour, il faut, au déclin de la seconde période, soutenir les forces du malade par des boissons plus propres à fortifier et à nourrir, telles que l'eau vineuse, les crêmes d'orge et de riz, les fruits cuits, la bière coupée avec moitié d'eau, etc.; et vers la fin de la troisième période, au déclin de la fièvre, il faut recourir à des toniques amers, comme le vin d'absynthe, le roob de genièvre, et à une nourriture plus succulente, afin de prévenir une convalescence longue.

5°. *De la fièvre gastrique intermittente.* Après avoir fait précéder une boisson émétisée et l'usage des délayans, pendant les cinq ou six premiers accès, on a recours aux amers, et surtout au quinquina. On administre ce remède en poudre; on y ajoute de l'opium si le malade est très-irritable ou dans un état de diarrhée; on le joint au nitrate de potasse ou au tartrate acidule de potasse si l'on a affaire à une constitution robuste et vigoureuse; au muriate d'ammoniaque lorsqu'il existe un état atonique: on l'associe aux purgatifs lorsqu'il y a embarras intestinal.

ORDRE III.

FIÈVRES MUQUEUSES OU PITUITEUSES.

SYNONYMIE. *Febris mesenterica*, BAGLIVI; *Febris pituitosa*, STOLL, etc.; Fièvre glutineuse gastrique, SARCONE; *Morbus mucosus*, ROEDERER et WAGLER; Fièvre adéno-méningée, PINEL, etc.

Ces fièvres semblent dépendre primitivement, ainsi qu'il résulte des recherches de Rœderer et Wagler, d'une irritation particulière de la membrane muqueuse qui revêt les premières voies; elles s'observent dans leur état de simplicité, ou compliquées avec d'autres fièvres ou des phlegmasies. Elles peuvent affecter tous les types. La plupart des fièvres quotidiennes et quartes appartiennent à cet Ordre de fièvres. Dans l'épidémie qui régna en 1760, à Gœttingue, Rœderer et Wagler les ont observées sous toutes les formes.

Elles sont sporadiques, épidémiques et endémiques.

Prédisp. et causes occas. Sexe féminin, enfance, vieillesse, tempérament lymphatique, constitution hypochondriaque ou mélancolique, affection chlorotique, etc.; état de débilité, de langueur et de pâleur; santé détériorée par des fièvres intermittentes rebelles; habitation dans des lieux marécageux, froids, humides, bas et privés des rayons solaires; saison de l'automne, température froide et humide; défaut de propreté, usage des bains après le repas; alimens amilacés non fermentés, disette de végétaux frais et de vin, abus de vomitifs et de purgatifs, évacuations excessives, présence des vers dans le canal alimentaire; veilles prolongées, affections morales tristes, etc.

Les phénomènes précurseurs consistent dans un sentiment de malaise et de pesanteur générale, dans un sommeil inquiet, la perte de l'appétit, des rapports acides.

Invasion. Elle a lieu ordinairement le soir ou la nuit, par une horripilation ou sentiment de frisson sans tremblement, qui se fait d'abord sentir aux pieds, et alterne avec des bouffées de chaleur.

Symptômes. Pâleur et flaccidité générales, bouche fade ou pâteuse, salivation abondante, enduit blanchâtre et humide de la langue, aphthes ou légère ulcération dans la bouche; perte de l'appétit, soif peu vive, nausées ou vomissement de matières visqueuses, fades ou acides, blanches ou colorées; abdomen sensible à la pression, coliques, flatuosités, borborygmes; augmentation de la sécrétion muqueuse intestinale, et quelquefois de celle de la vessie; pouls souvent plus lent que dans l'état de santé, et en général petit et foible; souvent toux légère et expectoration muqueuse; chaleur modérée, transpiration nulle, ou sueur partielle d'une odeur aigre, durant le sommeil, la nuit ou vers le matin, surtout les 9e, 11e, 14e et 17e jour; éruptions cutanées fugaces; urine nulle ou très-abondante, limpide et jaune vers le début, consistante et trouble, blanche et rougeâtre, avec un sédiment grisâtre vers le 4e et 5e jour, et briqueté vers la fin de la maladie, fréquemment rendue avec douleur et difficulté; céphalalgie obtuse; somnolence, et sommeil fatigué par des rêves, ou insomnie opiniâtre; douleurs, contusions dans les membres, abattement moral, etc.

Type. Continu, rémittent et intermittent.

Durée. Quinze, vingt-un jours et au-delà.

Terminaison. La salivation, des vomissemens spontanés ou la diarrhée, des aphthes, des éruptions cutanées, des urines sédimenteuses, une expectoration muqueuse.

Le pronostic des fièvres muqueuses est défavorable lorsqu'elles affectent les femmes enceintes, les nouvelles accouchées, les individus attaqués de maladies chroniques, comme de syphilis, d'hydropisie, de scrophules, de rachitis, de phthisie; lorsque les membranes muqueuses du conduit alimentaire sont atteintes d'une forte inflammation, que celle-ci tend à la gangrène, etc.

GENRE Ier. *Fièvre muqueuse continue.*

Chaleur modérée pendant le jour, paroxysme durant la nuit. Elle prend quelquefois, à la fin, le type intermittent.

Espèce simple.

Espèces compliquées. 1°. *Fièvre muqueuse vermineuse*. Coexistence des vers intestinaux et des symptômes qu'ils occasionnent, avec le caractère des fièvres muqueuses. L'existence des vers intestinaux doit être surtout soupçonnée lorsqu'on voit se joindre des affections anomales nerveuses aux prédispositions ou aux causes excitantes et aux symptômes de la fièvre muqueuse; et il ne peut y avoir de doute à cet égard dans les cas d'épidémie. La fièvre décrite par Lepecq-de-la-Clôture (*Epidémie du Gros-Theil*), sous le nom de *fièvre putride vermineuse*, étoit évidemment une fièvre muqueuse vermineuse qui, dans certains individus, s'est compliquée avec la fièvre adynamique ou la fièvre ataxique.

2°. *Fièvre muqueuse inflammatoire*. Il est douteux que la complication de la fièvre muqueuse avec la fièvre inflammatoire ait été observée. Mais la fièvre muqueuse s'est souvent compliquée avec des phlegmasies.

3°. *Fièvre muqueuse bilieuse*. Indépendamment des exemples très-fréquens de complications de la fièvre muqueuse avec un embarras gastrique, on voit dans J. Plenciz (*Acta et Obs. med.*, p. 28) un exemple d'une fièvre muqueuse compliquée avec une fièvre bilieuse; et Rœderer et Wagler (hist. X) en rapportent un autre.

GENRE II. *Fièvre muqueuse rémittente.*

Chaleur continue modérée, assoupissement, douleurs contusives dans les membres, et en outre accès de fièvre complets sous le type quotidien, double-tierce, tierce ou quarte. Cette fièvre cesse rarement avant le quarante-deuxième jour; elle devient quelquefois continue vers la fin; elle est assez fréquente.

M. Pinel en rapporte plusieurs observations dans sa Médecine clinique.

Espèces simples. 1re. *Fièvre muqueuse rémittente quotidienne.*

2e. *Fièvre muqueuse rémittente double-tierce et tierce.*

3e. *Fièvre muqueuse rémittente quarte.*

4e. *Fièvre hémitritée.* La signification donnée à ce terme a été jusque dans ces derniers temps vague et indéterminée; mais, d'après les descriptions générales qu'ont données quelques auteurs, et entre autre Piquer, de cette espèce de fièvre, on doit la regarder comme une fièvre muqueuse rémittente avec des accès en tierce les jours alternatifs vers le matin, et des accès quotidiens.

Espèces compliquées. 1re. *Fièvre muqueuse rémittente et embarras gastrique.*

2e. *Fièvre muqueuse bilieuse rémittente.*

3e. *Fièvre muqueuse rémittente et phlegmasie locale.* La phlegmasie a spécialement son siége dans la muqueuse de l'estomac ou des intestins, ou dans quelque viscère de l'abdomen ou du thorax, comme Adrien Spigelius *(de Febre semi-tertianâ)* en donne plusieurs exemples.

GENRE III. *Fièvre muqueuse intermittente.*

Accès de fièvre le matin ou le soir, marqués par des frissons légers commençant par les pieds et une chaleur modérée : état de langueur et d'inertie durant l'apyrexie.

La plupart des fièvres quotidiennes et quartes appartiennent à l'Ordre des fièvres muqueuses; mais quelques-unes doivent être rapportées à l'Ordre des bilieuses, tandis qu'il existe beaucoup de fièvre double-tierces et tierces qui sont évidemment muqueuses.

La durée des fièvres intermittentes muqueuses est ordinairement longue. Elle se prolonge souvent indéfiniment d'une saison à une autre.

ESPÈCES SIMPLES. 1re. *Fièvre muqueuse intermittente quotidienne.*

2e. *Fièvre muqueuse intermittente double-tierce ou tierce.*

3e. *Fièvre muqueuse intermittente quarte.*

ESPÈCES COMPLIQUÉES.

Traitement des Fièvres muqueuses.

1°. *Des fièvres muqueuses continues et rémittentes.* On fait vomir dès le début, à cause des nausées ou des vomissemens qui l'accompagnent. On préfère l'ipécacuanha au tartrate de potasse antimonié, soit à titre d'évacuant, soit pour remédier au relâchement atonique qui paroît inséparable de l'affection des membranes muqueuses. On favorise les déjections alvines à l'aide de la rhubarbe en poudre mélangée avec un sel neutre. Dans la seconde période, on donne les toniques, tels que les amers indigènes, l'extrait de quinquina, et on a souvent besoin d'interposer quelques purgatifs. Dans la troisième période, on continue les mêmes moyens auxquels on joint des substances nourrissantes de facile digestion.

2°. *Des fièvres muqueuses intermittentes.* Il est le même que celui des fièvres précédentes, excepté qu'on insiste davantage sur le quinquina et qu'on le donne à doses plus fortes. Mais ce traitement doit être singulièrement modifié suivant les âges, le sexe, la constitution individuelle, etc.

ORDRE IV.

FIÈVRES ADYNAMIQUES OU PUTRIDES.

Synonymie. *Typhus*, Hippocrate, Sauvages, Cullen, etc.; *Febris pestilentialis*, Fracastor, Sydenham, Grant, etc.; *Febris putrida*, Stoll, Quarin, etc.; Fièvre adynamique, Pinel.

Ces fièvres consistent dans une diminution de la sensibilité générale, et un état d'atonie dont semblent frappées les fibres musculaires. L'odeur fétide des déjections, des sueurs et de l'urine que rendent les malades, la couleur verdâtre du sang tiré des veines, la prompte décomposition de ceux qui succombent, ont fait supposer dans ces maladies un état putride des humeurs, qui ne peut pas exister avec la vie.

Quelques observations publiées par Forestus, sous le titre de *fièvre ardente*, ne sont que des fièvres putrides simples.

Prédisp. et causes occas. Séjour habituel dans les lieux bas et humides, dans les prisons, les hôpitaux, enfin dans tous les endroits dont l'air n'est pas renouvelé ou est vicié par les émanations de matières en putréfaction, par l'entassement de beaucoup d'individus sains ou malades; exposition aux effluves marécageuses, surtout pendant le sommeil; défaut de propreté, mauvaise nourriture, boisson d'eaux corrompues ; évacuations excessives, fatigues extrêmes, veilles et études prolongées, affections morales tristes ; traitement trop débilitant des fièvres dites inflammatoires, bilieuses, muqueuses, etc.

Ces fièvres peuvent être sporadiques, épidémiques, endémiques ; elles sont quelquefois contagieuses.

Invasion. Lente ou brusque.

Symptômes. Prostration générale, peau âcre et brûlante au toucher ; pouls petit, mou, déprimé, peu fréquent ; affaissement des traits de la face, yeux rougeâtres ou jaunes-verdâtres, chassieux et larmoyans ; céphalalgie obtuse, stupeur, vertiges, rêvasseries ou délire taciturne, réponses lentes et tardives ; langue brunâtre ou noirâtre, d'abord humide, puis sèche ; état fuligineux des gencives et des dents, haleine et déjections alvines fétides ; quelquefois constipation, météorisme, souvent diarrhée et excrétions involontaires des matières fécales et de l'urine ; hémorrhagies passives, pétéchies, *vibices* et ecchymoses, coucher en supination ; quelquefois éruption de parotides avec ou sans diminution subséquente des symptômes ; gangrène des plaies, etc.

Type. Le plus ordinairement continu, quelquefois rémittent, rarement intermittent.

Durée. Variable selon le type.

Terminaison, par une sueur abondante, une urine sédimenteuse, des parotides ; souvent par la mort.

La convalescence est lente ; les rechutes sont fréquentes.

Pronostic. Il est favorable lorsque les symptômes sont modérés, qu'il survient des parotides, que les sécrétions et les exhalations reprennent leur cours, en même temps que les symptômes adynamiques diminuent. Il est défavorable, lorsqu'aux circonstances opposées à celles que nous venons d'indiquer, il se joint des vomissemens et des dejections de matières noires fétides, le météorisme, l'irrégularité et l'intermittence du pouls, le hoquet, l'insensibilité des organes aux stimulans; lorsque la déglutition est impossible, que le malade ne peut sortir la langue, que la peau est couverte d'une sueur froide, etc.

GENRE Ier. *Fièvre adynamique ou putride continue.*

Caractères de l'Ordre, paroxysme le matin ou le soir. La fièvre peut se terminer le 7e, le 14e, le 17e, le 21e, le 40e jour, et quelquefois plus tard; elle devient souvent intermittente vers son déclin.

Espèce simple.

Espèces compliquées. *Fièvre inflammatoire putride.* Apparences d'une fièvre inflammatoire pendant les trois ou quatre premiers jours, suivies des symptômes de la fièvre adynamique.

Fièvre-gastro-adynamique (bilioso-putride) continue. Réunion des symptômes propres aux deux Ordres de fièvres. La fièvre gastrique prédomine au début, et la fièvre adynamique se manifeste le 5e ou le 6e jour, et se continue jusqu'à la fin.

Fièvre mucoso-adynamique (pituitoso-putride) continue. Réunion des symptômes des deux Ordres de fièvres.

GENRE II. *Fièvre adynamique (putride) rémittente.*

Caractères du Genre précédent, et en outre retour régulier ou irrégulier d'accès. Elle ne se termine guère avant le 40e jour, et prend ordinairement sur la fin le type continu.

ESPÈCE SIMPLE.

ESPÈCES COMPLIQUÉES. Encore peu connues.

GENRE III. *Fièvre adynamique (putride) intermittente.*

Accès sous le type quotidien, double-tierce, tierce ou quarte, présentant les caractères de l'Ordre; intermission complète; durée indéterminée.

ESPÈCE SIMPLE.

ESPÈCES COMPLIQUÉES. Peu connues.

Traitement des fièvres adynamiques.

Traitement préservatif. Eloignement des causes occasionnelles. Désinfection de l'air au moyen des fumigations acides.

Traitement curatif de la fièvre adynamique continue. L'embarras gastrique existant presque toujours au début, exige l'emploi du tartrate de potasse antimonié. Si la fièvre est survenue dans un amphithéâtre d'anatomie, un hôpital, une prison, on peut, en provoquant le vomissement ou la sueur, faire avorter la maladie, ou la rendre plus bénigne. Il faut se défier des apparences d'une fièvre inflammatoire que prend souvent la maladie dès le début, pour ne pas saigner à contre-temps. Après l'évacuation presque toujours indiquée des premières voies, on fait usage des boissons acidulées et légèrement toniques. C'est dans la seconde période qu'il convient surtout, à raison de la grande prostration des forces, de faire usage des toniques et des excitans, tels que le vin, l'alcool, le camphre, les fleurs et la racine d'arnica, l'éther, les amers, le quinquina, la serpentaire de Virginie, les acides minéraux, l'eau à la glace; on stimule l'organe cutané par les vésicatoires ambulans ou fixes et les sinapismes; on renouvelle fréquemment l'air; on change souvent le malade de linge et de lit, et on ne néglige aucun soin de propreté. Survient-il du délire, on suspend l'usage du vin et des cordiaux, on fait des applications froides sur la tête, tandis qu'on applique des fomentations aux pieds et aux jambes. S'il se manifeste des sueurs colliquatives, on tient frais l'air de la chambre, on administre des boissons fraîches, aiguisées d'un peu d'acide sulfurique. On oppose à une diarrhée abondante des mucilagineux, l'opium, de petites doses d'ipécacuanha ou de rhubarbe; on combat la constipation à l'aide du tartrate de potasse antimonié en lavage, et les hémorrhagies par l'acide sulfurique alcoolisé ou étendu d'eau.

Traitement des complications. Stoll, dans ses Constitutions épidémiques, donne l'exemple d'une complication de la fièvre putride avec des symptômes inflammatoires qui se refusoit à l'usage des médicamens stimulans, vomitifs et purgatifs, et contre laquelle les rafraîchissans étoient seuls efficaces. L'utilité des vomitifs et des purgatifs est au contraire reconnue dans la fièvre bilioso-putride. La complication de la fièvre muqueuse avec la fièvre adynamique demande l'association des vomitifs végétaux avec les aromatiques et le camphre.

Traitement curatif des Fièvres adynamiques rémittentes et intermittentes. On emploie les mêmes moyens que dans la fièvre continue; mais comme ces fièvres sont plus longues que cette dernière, il convient d'insister davantage sur une nourriture facile à digérer. L'expérience n'a pas encore démontré jusqu'à quel point le quinquina est utile dans ces deux maladies, et surtout dans celle qui est intermittente; mais ce remède ne peut pas toujours, même à grande dose, en prévenir la terminaison funeste, ainsi que l'a observé M. Bayle.

ORDRE V.

FIÈVRES MALIGNES OU ATAXIQUES.

Synonymie. Typhus, Sauvages, Cullen, etc.; Fièvre maligne des Auteurs; *Febris atacta*, Selle; *Febris nervosa*, Frank; Fièvre ataxique, Pinel.

Une espèce de désordre des fonctions nerveuses, une atteinte profonde dirigée sur l'origine des nerfs, caractérisent cet Ordre de fièvres, dont tous les symptômes ont été bien signalés par Hippocrate dans les Prénotions de Cos.

Prédisp. et causes occas. Croissance trop rapide, séjour dans des lieux étroits dont l'air non renouvelé est vicié par les émanations de matières organiques en putréfaction, ou par la réunion de beaucoup d'individus, surtout lorsqu'ils sont affectés de fièvres adynamiques ou ataxiques, du scorbut, de la gangrène, etc.; exposition aux miasmes marécageux, surtout pendant le sommeil; défaut de propreté, abus des liqueurs alcooliques et des plaisirs vénériens, veilles opiniâtres, fatigues du corps et de l'esprit portées à l'extrême, affections morales tristes.

Ces fièvres peuvent être sporadiques, épidémiques, endémiques et contagieuses.

Invasion. Elle est souvent brusque, et quelquefois précédée de lassitudes spontanées, de céphalalgie, de pressentimens sinistres, etc.

Symptômes. Irrégularité dans la plupart des actions organiques, et notamment dans l'état du pouls, de la chaleur, des sens, de l'entendement, de la locomotion et de la voix; pouls, par exemple, variable dans chaque région, et souvent alternativement dans la même artère, grand et petit, fort et foible, fréquent et lent, régulier et irrégulier ou intermittent; chaleur inégalement répartie et alternativement augmentée et diminuée; lipothymies et syncopes; état obtus ou sensibilité excessive des organes des sens; vue égarée, insomnie ou somnolence, vertiges, coma, délire ou intégrité de l'entendement; réponses brusques et dures, bégaiement ou aphonie, agitation, carphologie, prostration des forces sans évacuations abondantes, soubresauts des tendons, convulsions, symptômes du tétanos, ou paralysie locale ou générale, etc.

Type. Continu, rémittent ou intermittent; paroxysmes et accès très-irréguliers.

Durée et *pronostic.* Variables suivant les types.

GENRE Ier. *Fièvre ataxique (maligne) continue.*

Continuité de la fièvre avec des paroxysmes irréguliers. Elle prend quelquefois le caractère contagieux. Sa durée est de deux à quatre septénaires et plus.

Le pronostic est très-défavorable; ces maladies résistent souvent aux moyens de l'art: lorsque leur terminaison est heureuse, elles se terminent plus souvent par des métastases aux articulations, aux glandes et aux nerfs, que par des évacuations critiques. Elles sont toujours funestes lorsqu'elles s'accompagnent d'une congestion vers le cerveau, lorsqu'il survient une diarrhée violente, des déjections involontaires, le météorisme, des hémorrhagies difficiles à arrêter, un hoquet opiniâtre, etc.

ESPÈCE SIMPLE. 1re Variété. *Fièvre lente nerveuse.*

Les symptômes sont les mêmes que ceux du genre, mais fugaces, et par conséquent moins intenses; les symptômes cérébraux surtout sont peu prononcés; sa durée est de trois à quatre septénaires, et même au-delà.

2e Variété. *Fièvre cérébrale.*

Elle a beaucoup d'analogie avec l'apoplexie des vieillards qu'elle attaque spécialement. M. Pinel en donne plusieurs exemples dans sa Médecine clinique. Phénomènes gastriques dès le début, puis céphalalgie vive, confusion des idées, surdité, aphonie, stupeur, état comateux, rougeur de la face, etc.

Cette fièvre devient funeste par un épanchement gradué d'un liquide séreux ou séroso-sanguin qui a lieu, soit dans les ventricules latéraux, soit dans une partie quelconque de l'organe cérébral.

Espèces compliquées. Elles consistent dans la réunion des symptômes de la fièvre ataxique continue avec ceux de l'un ou de plusieurs des Ordres précédens.

Fièvre ataxique inflammatoire continue.
Fièvre ataxique bilieuse continue.
Fièvre ataxique muqueuse continue.
Fièvre ataxique adynamique continue.
Fièvre ataxique gastro-adynamique continue.

GENRE II. *Fièvre ataxique (pernicieuse) rémittente.*

Continuité de la fièvre avec des retours réguliers ou irréguliers d'accès, sous les types quotidien, double-tierce, tierce, quarte, marqués par des symptômes anomaux, comme coma, cardialgie, choléra-morbus, syncopes, froid glacial, aphonie, etc. Ces fièvres sont moins dangereuses que les fièvres ataxiques continues; elles cèdent au quinquina administré d'une manière convenable; quelquefois elles passent à l'état de fièvres ataxiques continues.

Espèces simples. Aussi multipliées qu'il y a de lésions différentes.

Espèces compliquées. Peu connues.

GENRE III. *Fièvre ataxique (pernicieuse) intermittente.*

Cette fièvre est principalement occasionnée par les émanations qui se dégagent des eaux stagnantes, et surtout des matières organiques en putréfaction que ces eaux laissent lorsqu'elles s'évaporent par la chaleur de l'atmosphère. Accès de fièvre sous les types quotidien, double-tierce, tierce ou quarte, exaspéré par quelque symptôme dominant, violent et dangereux, comme un choléra-morbus, un flux dysentérique, une cardialgie violente, des sueurs colliquatives, le délire, des douleurs néphrétiques, une attaque d'épilepsie, des convulsions, etc. Intermission complète entre les accès. Cette affection peut passer à l'état de fièvre intermittente ordinaire, et cède, comme les rémittentes, au quinquina bien administré.

Espèces simples. Aussi multipliées que les troubles qui prédominent.

Espèces compliquées. Peu connues.

GENRE IV. *Fièvre d'hôpital ou de prison; typhus contagieux.*

L'action du froid ou de l'humidité, les marches forcées, la malpropreté, l'accumulation de beaucoup d'individus épuisés de fatigue et de besoin, dans un petit espace; les alimens de mauvaise qualité, les émanations de substances animales en putréfaction, telles sont les circonstances les plus favorables au développement de cette maladie, qui se propage ensuite par contagion. Les miasmes contagieux peuvent se transmettre non-seulement par le contact immédiat des malades, ou des objets qui ont servi à leur usage, mais encore en respirant l'air infecté par des exhalaisons des corps atteints ou morts de la maladie.

Son début est souvent brusque; quelquefois elle est précédée, comme les autres fièvres aiguës, d'un sentiment de malaise et de lassitude générale, d'une diminution progressive de l'appétit et du sommeil, d'une apathie et d'une tristesse très-prononcées.

Première période. Frisson continuel et suivi de chaleur, avec ce caractère particulier, que toutes les régions du corps qui se trouvent découvertes font éprouver du froid, et que celles qu'on recouvre soigneusement font éprouver de l'anxiété et une chaleur pénible; céphalalgie frontale, ordinairement intense, souvent accompagnée d'un sentiment de serrement des deux tempes; visage animé, douleur sourde des paupières, rougeur de la conjonctive, larmoiement des yeux; souvent état catarrhal des muqueuses nasale, gutturale et pulmonaire, avec toux fréquente, peu d'expectoration et légère oppression de poitrine (1); anorexie, langue blanche et humide, nausées; soif, desir des boissons froides et acides; souvent vomissemens; diarrhée ou constipation; hy-

(1) L'affection catarrhale pulmonaire est regardée par quelques praticiens comme inséparable du typhus contagieux, sans doute parce qu'elle s'est rencontrée dans les épidémies qu'ils ont observées. C'est ainsi qu'elle accompagnoit le typhus qui a régné en France en 1814; mais je suis disposé à la regarder comme dépendante de la constitution froide et humide de l'atmosphère. En effet, elle n'avoit pas lieu constamment dans deux autres épidémies de *typhus* que j'ai eu l'occasion d'observer: l'une régna en 1809, dans un grand nombre de départemens méridionaux, où je fus envoyé par le Gouvernement et par la Faculté avec mon collègue M. Geoffroy; l'autre s'étoit successivement développée en 1812 dans les départemens de l'Yonne et de la Côte-d'Or, et fut l'objet d'une autre mission dont j'ai été chargé avec mes collègues MM. Guersent et Savary. Mais il est certain que toujours on observe des phénomènes inflammatoires qui ont particulièrement leur siége à la tête, et ont fait donner avec raison le nom de *période d'irritation* à la première période de la maladie.

pochondres, surtout le droit, tendus et douloureux; douleurs dans les régions dorsale et lombaire, et dans les membres, particulièrement aux mollets; impossibilité d'exécuter le moindre mouvement et de se tenir debout; parole pénible, grande disposition au silence, insomnie; sens externes peu troublés; urine rouge et rare, chaleur halitueuse à la peau; pouls fréquent, plus souvent mou et foible que dur et fort. Vers le quatrième jour, il survient fréquemment une hémorrhagie nasale peu abondante, toujours accompagnée d'un soulagement momentané de la céphalalgie. Dans le même temps, il paroît un exanthème très-variable dans sa forme : tantôt ce sont de simples plaques rouges, tantôt de vraies pétéchies analogues à des morsures de puces, ou beaucoup plus larges, et d'un rouge violet; tantôt ce sont de petites pustules rouges, ou une espèce d'éruption miliaire. Cet exanthème est un phénomène constant : lorsqu'on ne le voit pas, c'est qu'il échappe à l'observation. Des parotides symptomatiques se développent quelquefois en même temps que l'exanthème.

Seconde période. Vers la fin du septième jour, les symptômes inflammatoires se dissipent; l'exanthème disparoît, excepté les pétéchies, qui, lorsqu'il s'en est développé, suivent le cours de la maladie; la peau et la langue deviennent sèches; la déglutition est difficile; le pouls augmente de foiblesse; la chaleur est ardente, l'urine pâle; les selles sont le plus souvent fréquentes, liquides et fétides; il existe des douleurs d'entrailles avec disposition à la dysenterie; le ventre se météorise; il y a des exacerbations régulières pendant la nuit, et irrégulières pendant le jour.

On observe des lésions de la sensibilité et de la contractilité musculaire ; tremblemens, soubresauts des tendons, mouvemens convulsifs, etc. Deux phénomènes importans de cette période, et qui caractérisent surtout le typhus, sont : 1°. *la stupeur :* sens émoussés, surtout celui de l'ouïe ; indifférence à tous les objets extérieurs ; ni desir, ni volonté ; état qui ressemble à l'ivresse, dans lequel les facultés de l'entendement sont suspendues ; indolence parfaite ; attitude nonchalante et immobile. 2°. Un *délire particulier* dans lequel on rêve sans dormir, et qui a été exprimé par le mot *typhomanie*. Ce délire est ordinairement tranquille, quelquefois il est furieux. Les malades sont souvent tourmentés par une idée dominante ; hors cette idée, ils ne se rappellent que très-rarement, après leur guérison, ce qui s'est passé chez eux pendant la maladie. Celle-ci se juge souvent le quatorzième jour par des sueurs, quelquefois par des selles ou par des urines qui déposent abondamment. La crise est annoncée le treizième jour par une exacerbation plus marquée.

Les symptômes nerveux se manifestent quelquefois dans la première période ; la marche de la maladie peut dans ce cas être assez rapide pour faire périr le malade dans les convulsions à la fin du premier ou au commencement du second septénaire.

Troisième période. Lorsque la maladie se prolonge au-delà du quatorzième jour, l'état adynamique se joint aux phénomènes nerveux. La débilité va jusqu'à la prostration la plus grande ; le malade reste couché en supination ; sa face est pâle, plombée ; l'œil devient terne et fixe, la langue fuligineuse et tremblante; le malade oublie de la rentrer dans la bouche après l'avoir montrée : les liquides tombent dans l'estomac comme par leur propre poids; il y a des selles involontaires, altération des traits de la face; il peut survenir des gangrènes locales. Le pouls devient insensible, l'affaissement est au dernier degré; le malade périt; ou, lorsque les symptômes sont moins fâcheux, il entre, vers le vingt et unième jour, en convalescence. Celle-ci est en général longue et difficile.

Le pronostic du typhus contagieux varie suivant diverses circonstances. En général, les premières personnes qui le contractent, soit du foyer où il s'est développé spontanément, soit d'un des premiers malades, en sont les victimes, et chez elles la maladie suit en général une marche très-rapide. Le principe contagieux devient ensuite moins pernicieux à mesure qu'il se propage, et la maladie devient par cela même moins aiguë. Ainsi le typhus contagieux est en général d'autant plus dangereux que sa marche est plus rapide et que ses symptômes sont plus intenses. Les parotides, un délire furieux, les convulsions, les affections gangreneuses, les selles séreuses, abondantes, involontaires dès le commencement de la maladie; la langue sèche, tremblante, que le malade ne rentre pas dans sa bouche lorsqu'il l'en a tirée, la chute des boissons dans l'estomac par leur propre poids, annoncent en général un grand danger. Les complications du typhus contagieux avec la pleurésie, la péripneumonie, la dysenterie, etc., sont plus graves que le typhus simple.

GENRE V. Fièvre jaune d'Amérique, Mal de Siam ; *Typhus icteroïdes* de Sauvages ; *Typhus grave*, *Typhus tropicus* de quelques autres auteurs ; *Vomito prieto* des Espagnols.

Cette fièvre ne peut se développer qu'à une température très-élevée de l'atmosphère. Elle règne constamment entre les tropiques, où elle n'épargne que les naturels du pays et ceux des étrangers qui s'y sont acclimatés ou qu'elle a déjà frappés. Elle ne règne jamais dans les climats tempérés qu'à la suite d'une chaleur et d'une sécheresse prolongée. A cette cause générale il faut joindre des émanations locales dont la nature est inconnue. C'est toujours sous ces conditions qu'elle s'est développée à New-Yorck, à Philadelphie et dans le midi de l'Espagne ; toujours, dans les pays tempérés, elle a été circonscrite à l'enceinte des villes ; elle ne s'est jamais propagée dans les villages ; toujours elle a cessé aux premières gelées : son importation n'a jamais été prouvée.

1re *période*. Invasion tantôt par un frisson avec tremblement, tantôt par un simple refroidissement, tantôt par l'augmentation de la chaleur, sans froid préalable. Céphalalgie violente et générale ; une sorte d'étonnement et de terreur se remarque dans la physionomie du malade. La face est animée, les yeux sont rouges, fixes, larmoyans, étincelans, et très-sensibles à l'impression de la lumière. La langue est, dans son milieu, sèche et chargée de mucosités tenaces ; elle est rouge et humide sur ses bords et au sommet : la lèvre inférieure est tremblante ; la soif est modérée ou très-vive ; la déglutition difficile, l'appétit nul : il y a des éructations fréquentes, des nausées, des vomissemens de matières glaireuses et jaunâtres, avec anxiété et cardialgie ; l'épigastre et les hypochondres sont tendus et douloureux ; les déjections alvines sont suspendues ou très-abondantes ; l'urine est rouge et rare. Des douleurs sourdes, et poignantes par intervalles, se font sentir au dos, aux lombes et aux membres abdominaux. La respiration est le plus souvent libre, quelquefois pénible. La peau est, tantôt humide, tantôt sèche et d'une chaleur mordicante ; le pouls est fréquent et dur ou très-déprimé. Les forces se conservent chez les uns, et sont comme anéanties chez les autres. Cette période dure ordinairement d'un à trois jours.

2ᵉ *période*. La céphalalgie, la rougeur de la face et des yeux, les douleurs de l'épigastre et des autres parties qui en étoient le siége, diminuent ou se dissipent ; le pouls est très-foible, et quelquefois plus lent que dans l'état naturel. Le malade est affaissé et souvent dans l'état comateux ; il répond difficilement aux questions qu'on lui fait ; il ne se plaint nullement ; les vomissemens sont plus fréquens. Dans cette période, qui présente la même durée que la première, si la maladie doit devenir promptement funeste, une teinte jaune se remarque d'abord sur la cornée opaque, ensuite sur les diverses parties de la face, et se propage au cou, au tronc et aux membres.

3ᵉ *période*. La prostration des forces est extrême ; le malade est couché en supination ; la face présente un aspect cadavéreux ; la langue est noire ; le hoquet, le délire, des lipothymies, des mouvemens convulsifs surviennent. On observe des vomissemens d'une matière noire, épaisse, assez semblable à du marc de café ou à de la lie de vin rouge, et qui n'est autre chose que du sang altéré provenant, suivant l'observation de M. Valentin, des vaisseaux gastro-épiploïques, gastro-hépatiques et gastro-spléniques. Les déjections alvines contiennent souvent des matières analogues; elles sont involontaires et d'une fétidité insupportable. La jaunisse s'étend. On remarque souvent des taches noirâtres, évidemment gangréneuses sur diverses parties de la surface du corps. A ces symptômes se joignent quelquefois des hémorrhagies passives par les narines, les gencives, la langue, les lèvres, etc. Enfin les membres se refroidissent, les urines se suppriment, le pouls devient insensible; une odeur infecte s'exhale du corps du malade, qui succombe presque toujours avant la fin du 7e jour, quelquefois même dès le 3e ou le 5e jour. Lorsque la maladie parvient au-delà du 7e jour, elle donne des espérances.

Cette fièvre présente quelquefois le type rémittent ou intermittent; mais le plus souvent elle est continue.

Traitement des Fièvres ataxiques.

1°. *Traitement des fièvres ataxiques continues.* On traite ces fièvres à-peu-près comme les fièvres adynamiques continues; seulement on insiste davantage sur les moyens révulsifs externes. Ainsi on provoque d'abord le vomissement lorsque l'état des premières voies l'exige; on a ensuite recours aux excitans et aux toniques; on emploie le vin, l'alcool, le camphre, l'éther, les huiles volatiles, l'ammoniaque, l'acétate d'ammoniaque, le punch; les végétaux aromatiques, tels que la serpentaire de Virginie, la valériane, la camomille, le quinquina en décoction; et on donne pour boisson ordinaire la limonade ou une eau vineuse. Dans la seconde période, on fait usage des sinapismes et des vésicatoires ambulans. On peut, à l'exemple des médecins anglais, essayer les lotions d'eau froide. On renouvelle et on purifie l'air, et on entretient la plus grande propreté; mais les moyens de l'art, quels qu'ils soient, sont très-souvent infructueux.

On ne doit pas s'en laisser imposer par les apparences d'un caractère inflammatoire que prend quelquefois, au début, la fièvre lente nerveuse. Cette fièvre, étant toujours d'une longue durée, exige qu'on associe au traitement un peu de nourriture. On doit relever le courage abattu du malade, et modifier les moyens curatifs d'après les complications.

2°. *Traitement des Fièvres ataxiques rémittentes et intermittentes*. L'expérience a consacré l'efficacité du quinquina dans ces maladies, dont il constitue exclusivement le traitement; il doit être préferé en substance aux autres préparations; on l'administre dans le temps de la rémission ou de l'intermission. Si la fièvre est subintrante, on saisit le moment de la déclinaison de l'accès. En général, la quantité de six à huit gros de quinquina en poudre suffit pour arrêter les accès d'une fièvre ataxique intermittente : on partage cette quantité entre trois ou quatre doses, dont la première, qu'on donne dans le temps le plus éloigné de l'accès, doit être de trois à quatre gros. Pendant l'accès, on ne peut que modérer l'intensité des symptômes, et tâcher de prévenir ou d'arrêter les congestions par les révulsifs. Après la cessation de la fièvre, on continue pendant quelques jours l'usage du quinquina, à petites doses, pour prévenir les rechutes. La fièvre ataxique rémittente tierce se guérit plus facilement que la quarte : celle-ci fait quelquefois échouer le fébrifuge.

3°. *Traitement du Typhus contagieux*. Un vomitif administré au début peut porter au dehors le principe de la maladie. Il convient ensuite d'appliquer des sangsues aux tempes, et de prescrire des pédiluves excitans pour débarrasser la tête où se portent les phénomènes inflammatoires qui caractérisent la première période. On donne les mêmes boissons que dans les fièvres ataxiques continues, et on combat les phénomènes nerveux de la seconde période par les mêmes moyens, c'est-à-dire par les vésicatoires, les sinapismes et l'administration des stimulans diffusibles, et surtout du camphre à l'intérieur. La décoction de quinquina n'a pas présenté les avantages qu'on croit lui avoir reconnus dans les fièvres adynamiques. Les boissons acidulées, les infusions aromatiques, celle d'*arnica montana* sont préférables. J'ai souvent employé, à l'exemple de M. le professeur Masuyer, l'acétate d'ammoniaque liquide (esprit de Mindérérus) à fortes doses; mais les succès obtenus à l'aide de ce moyen ne m'ont pas paru assez nombreux pour lui attribuer une efficacité spéciale.

4°. *Traitement de la fièvre jaune.* Dans la première

période, qui présente les caractères d'une grande irritation dans les organes digestifs, on se borne aux moyens propres à la calmer : tels sont les boissons adoucissantes, les acidules, les bains tièdes, les lavemens émolliens, les fomentations tièdes sur le bas-ventre. Les vomitifs ont, en général, paru nuisibles. Dans les seconde et troisième périodes, on combat les accidens par les moyens qu'on emploie dans les fièvres ataxiques ordinaires. Les succès attribués par quelques auteurs au quinquina à fortes doses, administré dès le début de la maladie, ont-ils été dus au type rémittent ou intermittent que devoit affecter la maladie?

ORDRE VI.

PESTE.

Synonymie. Fièvre pestilentielle de beaucoup d'Auteurs; Fièvre adéno-nerveuse, Pinel.

Cet Ordre de fièvres présente un état ataxique avec affection simultanée des glandes. La peste est endémique dans diverses parties de l'Asie et de l'Afrique, et s'est introduite plusieurs fois en Europe par la voie du commerce. Elle est souvent épidémique, et est éminemment contagieuse. On peut citer, parmi les épidémies les plus remarquables, la peste qui a été observée à Nimègue, en 1636 et 1637, par Diemerbroëk (*Tractatus copiosissimus de peste*); celle qui régna à Marseille en 1720 (*Relation historique de la peste de Marseille,* par Bertrand); enfin celle de Moscou, en 1771, décrite par Mertens. M. le professeur Desgenettes a donné une description très-exacte de celle qui ravagea, en l'an 7, les troupes françaises en Egypte (*Histoire médicale de l'armée d'Orient*).

Causes occas. Emanations subtiles qui se dégagent du corps des pestiférés, ne s'étendent qu'à une petite distance dans l'atmosphère, et peuvent se propager dans certaines directions par le vent et la fumée; ces émanations s'attachent aux poils, aux plumes, au lin, au chanvre, à la laine, au coton, à la soie, aux peaux, etc., mais n'ont aucune attraction pour les corps lisses, tels que les métaux; elles peuvent se conserver pendant très-long-temps, lorsque les objets qui en sont imprégnés sont enfermés ou enfouis, à l'abri du contact de l'air et de l'humidité; mais elles se détruisent par un froid intense, par la combustion, par l'action prolongée de l'air libre, et par les acides.

Symptômes. — *Premier degré.* Fièvre légère, sans délire, bubons. Presque tous les malades guérissent promptement et facilement.

Second degré. Fièvre, délire et bubons. Ceux-ci se manifestent aux aînes, aux aisselles, et plus rarement à l'angle des mâchoires. Le délire s'apaise vers le cinquième jour, et se termine, ainsi que la fièvre, vers le septième. Plusieurs malades guérissent.

Troisième degré. Fièvre et délire considérables, bubons, charbon ou pétéchies, soit simultanément, soit isolément. Les anthrax ont leur siége dans les parties charnues non recouvertes de poils, telles que les joues, le cou, la poitrine, le dos et les membres; ils sont plus ou moins multipliés. Les symptômes fébriles sont ceux des fièvres ataxiques, mais plus intenses. Rémission ou mort du troisième au sixième jour. Très-peu de guérisons.

Les bubons passent ordinairement à la suppuration ou à la gangrène; quelquefois ils se terminent par délitescence et par métastase.

GENRE Ier. *Peste continue.*

Les symptômes qu'on vient de décrire, et le type continu.

Espèce simple.

Espèces compliquées. *Peste avec embarras gastrique.*

Peste avec fièvre gastrique.

Peste avec fièvre adynamique.

Peste avec fièvre ataxique.

GENRES II et III. *Pestes rémittente et intermittente.*

Point ou peu connues.

Traitement de la Peste.

Traitement préservatif. Eviter les émotions de l'ame; usage modéré d'une nourriture succulente et facile à digérer, et de quelques toniques; faire journellement des frictions huileuses sur tout le corps, jusqu'à ce qu'il se manifeste une sueur considérable; s'interdire toute communication avec les objets et les personnes infectés; désinfecter les objets en les plongeant dans le vinaigre, ou en les exposant aux vapeurs d'acide sulfureux volatil, d'acide nitrique, ou d'acide muriatique oxygéné.

Traitement curatif. Les frictions huileuses, qui

sont avantageuses comme prophylactiques, ont quelquefois, dès le début, arrêté les progrès de la maladie, en provoquant une sueur abondante. Les frictions glaciales recommandées par Samoïlowitz, ont produit le même effet et le même résultat, qui ont aussi été obtenus par les émétiques. Lorsque la maladie parcourt ses périodes, on favorise la suppuration des bubons, on traite localement les anthrax comme la pustule maligne, et on a recours aux divers moyens indiqués contre les fièvres ataxiques.

APPENDICE

AUX FIÈVRES ESSENTIELLES.

ORDRE.

FIÈVRES HECTIQUES.

Prédisp. et causes occas. Degrés très-grands de mobilité et de susceptibilité; saisons et climats très-chauds et très-froids; abus prolongé des acides, de l'alcool et des composés antimoniaux; hémorrhagies intenses ou suppression d'hémorrhagies habituelles; fatigues excessives, études prolongées, passions vives, nostalgie. Terminaison incomplète d'une fièvre essentielle de l'un des Ordres précédens; lésions organiques variées, etc.

Symptômes. Pâleur générale jointe à la coloration partielle des joues, état de maigreur et de flaccidité; sécheresse à la gorge, soif, pouls fréquent, chaleur à la peau, plus forte surtout à la paume des mains et à la plante des pieds; transpiration d'abord supprimée, puis, à une époque avancée de la maladie, sueur abondante; augmentation de la sécrétion des membranes muqueuses et de l'exhalation des surfaces séreuses; diarrhée colliquative, œdème des membres inférieurs, amaigrissement général, affoiblissement progressif.

GENRE Ier. *Fièvre hectique continue.*

Les symptômes de l'Ordre avec le type continu.

ESPÈCES SIMPLES. Etablies d'après les organes affectés.

ESPÈCES COMPLIQUÉES.

GENRE II. *Fièvre hectique rémittente.*

Symptômes du Genre précédent; type rémittent.

ESPÈCES SIMPLES.

ESPÈCES COMPLIQUÉES.

Traitement des Fièvres hectiques.

Il est extrêmement variable, suivant l'altération des divers systèmes, et surtout des parties des mêmes systèmes qui lui ont donné naissance. C'est ainsi qu'on a recours à l'émétique, aux toniques, aux mucilagineux, aux émulsions, aux calmans, aux anthelmintiques, et aux moyens exclusivement hygiéniques, suivant les circonstances.

CLASSE SECONDE.

PHLEGMASIES.

Tension, douleur, rougeur et chaleur : tels sont les phénomènes caractéristiques des phlegmasies; phénomènes qui présentent divers degrés d'intensité, suivant la structure, les propriétés vitales et les fonctions de la partie affectée, ses liaisons respectives avec les autres parties, et les constitutions individuelles.

Toutes les phlegmasies, tant internes qu'externes, se réduisent, 1° à celles qui ont leur siége à la surface du corps; 2° aux phlegmasies des membranes muqueuses; 3° aux phlegmasies des membranes séreuses; 4° à celles des glandes et du tissu cellulaire; 5° à celles des muscles, des tendons et des surfaces articulaires.

Les phlegmasies de tous les Ordres présentent deux périodes distinctes : celle d'irritation ou d'acrisie, et celle de déclin ou de coction. Elles peuvent se terminer par résolution, par suppuration, par gangrène, par induration, et par le passage à l'état chronique. Elles sont tantôt simples et sans caractère grave, tantôt compliquées avec quelqu'une des fièvres primitives, et accompagnées des plus grands accidens.

ORDRE PREMIER.

PHLEGMASIES CUTANÉES.

Causes occas. Une irritation locale, la lésion d'un organe plus ou moins éloigné. Ces maladies sont, d'après cela, tantôt idiopathiques, et tantôt sympathiques, et même symptomatiques et critiques.

Elles peuvent être sporadiques ou épidémiques; quelques-unes sont contagieuses.

Symptômes. Ces phlegmasies sont ou ne sont pas précédées, suivant leur nature, d'un état fébrile qui dure deux à trois jours, et cesse ou persiste à l'époque de l'invasion des phénomènes inflammatoires. Ceux-ci consistent dans la rubéfaction d'une étendue assez considérable de la peau; ou bien ce sont des taches, des boutons ou des pustules. Il y a tuméfaction, douleur, chaleur et rougeur d'une nuance variée, que la pression fait ordinairement disparoître. Leur marche est ordinairement continue; elles peuvent néanmoins s'arrêter pendant un temps plus ou moins long : elles sont ou aiguës ou chroniques.

Durée. Elle est fixe dans celles qui sont aiguës, indéterminée dans celles qui sont chroniques.

Terminaisons. Les plus fréquentes sont la desquamation et la suppuration : celle-ci est suivie de la dessiccation ou de l'ulcération, et se prolonge, dans ce dernier cas, indéfiniment. Les terminaisons par gangrène, par métastase et par délitescence, ne s'observent guère que dans les complications avec les fièvres adynamiques ou ataxiques.

Certaines phlegmasies cutanées n'ont lieu qu'une seule fois dans la vie : telles sont la variole, la rougeole, la scarlatine ; d'autres sont très-sujettes aux récidives, comme l'érysipèle, les dartres, etc.

Ces maladies peuvent être simples ou compliquées avec des fièvres inflammatoires, bilieuses, muqueuses, adynamiques et ataxiques.

GENRE I. *Variole.*

SYNONYMIE. *Variola*, BOERHAAVE ; *Febris variolosa*, HOFFMANN ; Petite-Vérole.

Prédisp. et causes occas. La variole peut survenir dans toutes les saisons et dans tous les climats : aucun sexe, aucun âge n'en est exempt : elle n'affecte qu'une seule fois le même individu ; elle est quelquefois sporadique, mais le plus souvent elle est épidémique, et commence ordinairement à régner au printemps, continue en été, et quelquefois en automne, et disparoît en hiver. Cette maladie se communique par contact immédiat et médiat. Ses miasmes contagieux s'étendent à quelque distance dans l'atmosphère, et suivent la direction des vents. Le caractère contagieux se développe surtout à l'époque de la suppuration des boutons, et se conserve jusqu'après leur dessiccation. Le pus d'une variole confluente peut en communiquer une qui soit discrète, et *vice versâ.*

L'éruption de la variole est toujours précédée d'un mouvement fébrile.

ESPÈCE SIMPLE. 1re Variété. *Variole discrète.*
2e Variété. *Variole confluente.*

Symptômes de la variole discrète. Invasion par des horripilations vagues, des lassitudes spontanées, la fréquence du pouls, une chaleur vive à la peau, la céphalalgie, des nausées, une diposition à la sueur, etc. Vers la fin du troisième ou du quatrième jour, apparition, d'abord autour des lèvres, de petits boutons rouges, qui s'étendent, au bout d'environ vingt quatre heures, au menton, à la face, aux bras, et au reste du corps. A cette époque, cessation des symptômes fébriles, qui reparoissent de nouveau à celle de la suppuration, c'est-à-dire, vers le septième jour de l'éruption. Alors les intervalles des pustules rougissent, s'élèvent, et produisent une douleur aiguë. Les pustules de la face, qui étoient rouges, blanchissent; et les autres suivent successivement la même marche. La sérosité qu'elles contiennent se convertit en matière purulente; il survient un gonflement général de la peau, lequel est surtout remarquable à la face, aux environs des paupières et aux mains : la suppuration se termine dans trois jours; les symptômes fébriles cessent; les pustules se dessèchent, se convertissent en croûtes; la tuméfaction de la face se dissipe, et toute la maladie finit vers le quatorzième jour.

Symptômes de la variole confluente. Irrégularité dans les divers stades de la maladie. Mouvement fébrile et autres symptômes de l'invasion, portés au plus haut point; cependant, moins de disposition à la sueur que dans la variole discrète. Lors de l'éruption, qui est ordinairement prématurée, les boutons sont beaucoup plus nombreux, plus rapprochés, très-petits, et peu élevés au-dessus du niveau de la peau. Ils semblent, surtout à la face, se confondre tous par leur rapprochement, et se convertissent, par la suppuration, en une espèce de pellicule commune qui couvre tout le visage, se rompt vers le huitième jour, laisse écouler une matière de couleur variée, souvent fétide, et se détache en lambeaux plus ou moins étendus, ce qui peut avoir lieu à une époque plus ou moins retardée, comme au quinzième, au vingtième ou vingt-cinquième jour. Deux autres symptômes très-ordinaires à la variole confluente sont la diarrhée pour les enfans, et le ptyalisme pour les adultes. Celui-ci arrive quelquefois à l'époque de l'éruption ou bien un ou deux jours après. Indépendamment de ces symptômes, il peut se développer, dans les diverses périodes de la variole, une foule d'accidens plus ou moins graves. La complication avec la fièvre adynamique est très-commune.

Traitement de la Variole.

Traitement curatif. Lorsque la variole est bénigne, et qu'elle parcourt ses périodes avec régularité, le médecin est borné à diriger le régime. Il prescrit la diète et des boissons délayantes acidulées ou nitrées; quelquefois il doit calmer l'intensité des symptômes inflammatoires par la saignée. La variole confluente, par sa complication la plus ordinaire avec la fièvre adynamique, exige les stimulans et les toniques, le vin de quinquina, l'application des vésicatoires, soit aux jambes, soit à la nuque, etc.

Traitement préservatif. Vaccine. Le vaccin est bon à inoculer depuis l'instant où le bouton s'argente jusqu'à celui où l'aréole commence à s'élargir; alors il est visqueux, filant : c'est ce qui a lieu du sixième au huitième jour de la vaccination. Il est préférable d'inoculer le vaccin de bras à bras. Pour le conserver et l'envoyer à des distances éloignées, on le dépose entre deux plaques de verre, ou mieux on l'aspire dans un tube capillaire dont on bouche les deux extrémités avec de la cire. Pour se servir du vaccin desséché, on le délaye sur une plaque de verre, et on l'inocule ensuite.

GENRE II. *Varicelle.*

SYNONYMIE. Petite-Vérole volante, fausse Variole, Vérolette; *varicella*, CULLEN, etc.

Symptômes. Cette maladie, que l'on a souvent confondue avec la variole, consiste dans des boutons qui se développent après une fièvre de courte durée, passent à peine à l'état de suppuration, mais se dessèchent dans l'espace de peu de jours, et sans laisser de cicatrice.

ESPÈCE SIMPLE. 1re Variété. *Chicken pox* (pustules de poulet). Boutons petits, peu élevés, et contenant une humeur absolument limpide et incolore.

2e Variété. *Swine pox* (pustules de cochon). Boutons plus gros, plus remplis que dans la première variété, contenant une liqueur plus épaisse, qui blanchit et se rapproche davantage du pus.

Traitement de la Varicelle. Il consiste dans le régime et les boissons acidulées.

GENRE III. *Rougeole.*

SYNONYMIE. *Morbilli*, SYDENHAM; *Febris morbillosa*, HOFFMANN; *Rubeola*, SAUVAGES, CULLEN.

Causes occas. Cette maladie se manifeste dans tous les climats; mais certaines constitutions de l'atmosphère sont favorables à son développement. Elle est souvent épidémique, se déclare au commencement de l'hiver, augmente jusqu'à l'équinoxe du printemps, et disparoît entièrement vers le solstice d'été. On la contracte particulièrement dans l'enfance; elle est contagieuse, et n'attaque le plus souvent qu'une fois dans la vie.

Symptômes. Invasion par un frisson auquel succède une fièvre plus ou moins vive; coryza, éternuement, toux violente, assoupissement, yeux rouges et larmoyans, paupières tuméfiées. Vers le quatrième ou cinquième jour, apparition de petites taches rouges, peu ou non élevées au-dessus du niveau de la peau, qui se répandent successivement sur le visage, l'abdomen, la poitrine. Continuation des autres symptômes, et souvent augmentation de la toux. Vers le sixième ou septième jour, le rouge vif des taches s'obscurcit, et la desquamation s'opère du huitième au neuvième jour; mais l'affection des membranes muqueuses, la toux et la difficulté de respirer peuvent durer plus long-temps, ou même occasionner, dans certains cas, le marasme, l'anasarque, des ophthalmies, ou des diarrhées rebelles.

La rougeole peut se compliquer avec une fièvre essentielle et avec la péripneumonie.

Traitement de la Rougeole. Le régime, une chaleur modérée, des boissons délayantes, mucilagineuses et sucrées suffisent dans la rougeole simple. On donne une boisson émétisée, au début, lorsqu'elle est indiquée par l'état des premières voies; et on a recours aux toniques, aux potions camphrées, à l'application des vésicatoires, suivant la gravité des complications.

GENRE IV. *Scarlatine.*

SYNONYMIE. *Morbilli confluentes*, MORTON; *Scarlatina*, SAUVAGES, VOGEL, SAGAR, CULLEN, etc.; Fièvre rouge.

Prédisp. et causes occas. La scarlatine, comme la variole et la rougeole, attaque rarement les adultes. On l'observe dans toutes les saisons de l'année. Cependant celle qu'on connoît sous le nom de *maligne* ou de *maux de gorge gangréneux*, paroît avoir surtout régné en automne, à la suite d'une constitution chaude et humide de l'atmosphère. En général, tout ce qui, dans les localités, gêne la libre circulation de l'air, peut concourir à produire cette maladie.

Elle est quelquefois sporadique, mais le plus souvent épidémique. Elle paroît se propager aussi par la voie de la contagion. Elle n'attaque le plus souvent qu'une seule fois dans la vie.

Symptômes. Invasion par un mouvement fébrile et un sentiment de chaleur incommode dans la gorge, avec rougeur, tuméfaction de la muqueuse buccale et gutturale, et gêne de la déglutition. Le 3e, ou même le 2e jour, éruption de petites taches irrégulières, d'un rouge écarlate, qui s'étendent successivement, sont d'abord disséminées, puis se rapprochent les unes des autres, et occasionnent du prurit: elles commencent à paroître à la face, s'observent ensuite au cou, au thorax, aux bras, à l'abdomen et aux membres inférieurs. Tuméfaction des pieds et des mains; continuation de l'état fébrile et des autres phénomènes précurseurs. Du 3e au 5e jour, augmentation de la rougeur des taches et du gonflement des extrémités. Vers le 6e jour, les taches pâlissent dans l'ordre de leur éruption; les phénomènes généraux disparoissent. Vers le 7e jour, la desquamation commence : elle est accompagnée de prurit, et se renouvelle plusieurs fois. Enfin, il survient une sueur abondante, une diarrhée, et l'urine dépose un sédiment plus ou moins abondant.

La durée totale de la maladie est de neuf jours. L'inflammation de la muqueuse de la bouche et de la gorge, qui a lieu dès le début, est quelquefois accompagnée d'aphthes; elle cesse avant la desquamation, ou se prolonge au-delà ; elle se termine par résolution : néanmoins elle passe quelquefois à l'état de gangrène et d'ulcération, surtout dans le cas de complication avec la fièvre adynamique.

Anasarque, suite de la scarlatine. Divers accidens peuvent se développer à la suite de la scarlatine ; mais celui qu'on observe le plus fréquemment est l'anasarque, qui survient lorsque la desquamation est terminée, vers le 14e ou 15e jour de la maladie, ou même plus tard. La tristesse, l'abattement, la perte de l'appétit et du sommeil, la fréquence du pouls, l'urine rare et sédimenteuse, en sont les signes précurseurs. La face et les paupières se tuméfient : l'œdème gagne les membres abdominaux, et l'hydropisie est générale. Cet accident est plus fréquent et plus intense parmi les enfans que parmi les adultes, pendant l'hiver que pendant l'été, surtout par l'impression d'un air froid. Il mérite l'attention du médecin.

Traitement de la Scarlatine. Il consiste, lorsque la maladie est simple, dans l'éloignement de tout ce qui pourroit entraver sa marche, et dans l'usage des boissons acidulées. Si l'inflammation de la gorge est considérable, on applique des sangsues au cou, on a récours aux cataplasmes et aux gargarismes adoucissans. La saignée générale est indiquée dans la complication avec la fièvre inflammatoire; mais on doit être circonspect sur l'emploi de ce moyen, dont l'abus a souvent répercuté la scarlatine et occasionné les accidens de la métastase. On provoque le vomissement lorsqu'il y a embarras gastrique; mais on s'abstient des vomitifs dans les cas de vomissemens sympathiques. Dans les complications avec les fièvres adynamiques et ataxiques, on a recours au traitement général de ces fièvres; et pour prévenir la gangrène à la gorge, que l'on doit craindre alors, on excite la muqueuse gutturale par des vapeurs aromatiques ou des gargarismes composés d'une décoction de quinquina camphrée et aiguisée par le muriate d'ammoniaque, un acide quelconque, etc. On rubéfie les parties latérales du cou; on évite d'enlever les escarres gangréneuses, s'il y en a : on pourroit par là occasionner une hémorrhagie et aggraver tous les symptômes.

Dès que la rougeur de la peau, l'affection de la gorge et l'état fébrile ont cessé, on cherche à prévenir l'anasarque. Le convalescent doit pour cela éviter, pendant environ trois semaines, l'impression de l'air extérieur : des frictions sur tout le corps avec des flanelles imprégnées de vapeurs aromatiques, des bains légèrement excitans, l'usage de quelques purgatifs sur la fin de la maladie, sont aussi très-convenables. Lorsque l'anasarque est déjà déclarée, on a recours aux boissons chaudes, afin de provoquer la sueur ou la sécrétion de l'urine. On administre en même temps les amers, le quinquina; enfin on prescrit les moyens indiqués dans les hydropisies en général.

GENRE V. *Erysipèle.*

Synonymie. Erysipelas, Sauvages, Linnæus, Sagar, Cullen; *Febris erysipelacea*, Hoffmann, Vogel, etc.

Prédisp. et causes occas. Le tempérament bilieux, la menstruation, la gestation, l'époque de la cessation des menstrues; le printemps, l'automne; l'exposition prolongée aux rayons solaires, le refroidissement subit; la suppression de la transpiration, d'une saignée habituelle, des menstrues, du flux hémorrhoïdal; l'usage de certains alimens, l'abus des liqueurs alcooliques; les chagrins violens.

Symptômes. Invasion par des lassitudes spontanées, des frissons passagers, des nausées, la dureté et la fréquence du pouls. Vers le deuxième ou le troisième jour de ce mouvement fébrile, tuméfaction légère, inégalement circonscrite dans une partie de la peau, le plus souvent au visage ou aux membres, avec rougeur vive, disparoissant par la pression et reparoissant bientôt après; sentiment de douleur brûlante et de chaleur intense. Les jours suivans, augmentation des symptômes inflammatoires, qui se portent souvent d'une partie à une autre, et restent ensuite comme stationnaires, avec le mouvement fébrile, jusqu'au 6e ou 7e jour; alors diminution de la rougeur, de la tension et de la douleur. Du 9e au 10e jour, terminaison par desquamation de l'épiderme, quelquefois par gangrène, par ulcération, etc.

Cette maladie revient, chez certains individus, périodiquement une ou plusieurs fois dans l'année; elle peut se compliquer avec les fièvres inflammatoire, bilieuse, adynamique et ataxique.

Traitement. Lorsque la maladie est simple, on se borne aux délayans. On a recours à un vomitif s'il survient un embarras gastrique. On doit s'abstenir de l'application des corps gras. On varie le traitement suivant les complications.

GENRE VI. *Zona.*

Synonymie. Zoster, Pline; *Herpes,* Scribonius Largus; *Zona ignea,* Hoffmann; *Herpes zoster* et *Erysipelas zoster,* Sauvages; *Erysipelas phlyctænodes,* Cullen; Erysipèle pustuleux de beaucoup d'Auteurs.

Prédisp. et causes occas. Peu connues : elles paroissent être en grande partie les mêmes que celles de l'érysipèle et de la dartre. Wichmann admet un miasme spécifique : cette opinion n'est appuyée d'aucun fait positif.

Symptômes. Eruption plus ou moins étendue, entourant, sous forme de demi-ceinture, la poitrine ou l'une des trois régions de l'abdomen, et surmontée de vésicules ou de petites pustules très-rapprochées, tantôt blanches, tantôt d'un rouge plus ou moins foncé, qui se dessèchent et disparoissent tandis qu'il en renaît d'autres. Cette succession est accompagnée d'un léger mouvement fébrile, d'un sentiment d'ardeur, et d'une démangeaison qui augmente par l'application des topiques gras et humides.

L'état aigu de cette maladie est de vingt-cinq à trente jours; son cours entier peut aller à un mois et demi ou deux mois. Elle se termine par la dessiccation des pustules, la formation de croûtes, et la desquamation de l'épiderme. Il reste quelquefois, après sa guérison, des douleurs vives dans le tissu cutané.

Traitement. Si le zona est simple, on se borne aux moyens généraux prescrits pour la maladie précédente. On a recours à quelque boisson émétisée s'il se manifeste des signes d'un embarras gastrique. Comme la durée de cette maladie est assez longue, et que le mouvement fébrile, surtout après les premiers jours, est à peine sensible, on donne quelques alimens légers tirés du règne végétal, comme le riz, le vermicelle, les plantes potagères, quelques fruits; la seule application topique que l'on puisse se permettre consiste à saupoudrer de farine la partie malade, et à l'entourer d'une ceinture de linge fin et doux pour prévenir le frottement de la chemise. Vers la fin, on purge une ou plusieurs fois.

GENRE VII. *Miliaire.*

Synonymie. Miliaris, Sauvages, Sagar; *Miliaria*, Linnæus, Cullen; *Febris miliaris*, Vogel; *Febris purpurata, rubra et alba miliaris*, Hoffmann; Millet, Millot, Fièvre miliaire, Maladie miliaire, etc.

Prédisp. et causes occas. Sexe féminin, constitution foible, disposition à l'hystérie, à l'hypochondrie; lieux bas et humides; constitution atmosphérique humide et froide, leucorrhée, mauvaise nourriture, vie sédentaire, affections morales tristes, abus des sudorifiques dans le cours des maladies aiguës. Cette phlegmasie n'est pas contagieuse.

Symptômes. Eruption de petits boutons rouges, isolés ou rassemblés, et plus ou moins nombreux, s'élevant d'abord très-peu au-dessus du niveau de la peau, surmontés dès le second jour d'une petite vésicule rouge qui devient bientôt blanche et transparente, se rompt ou s'enlève par le frottement, après deux ou trois jours, et est remplacée par une petite croûte qui ne tarde pas à tomber en écailles. Pendant que cette éruption parcourt ses périodes, ou après qu'elle est dissipée, il peut en survenir une autre semblable qui suit la même marche que la première.

Cette maladie peut être simple, ou compliquée avec quelque fièvre primitive ou une autre phlegmasie.

Les signes d'un mauvais augure dans l'éruption miliaire qui accompagne une fièvre essentielle, sont des sueurs abondantes et prématurées, une urine aqueuse et limpide; le pouls étant contracté, une sorte de stupeur atonique. Le présage est sinistre si l'éruption est prompte, par exemple, si elle a lieu le 3e ou le 4e jour : c'est le contraire si elle a lieu le 6e jour ou plus tard. Sa délitescence subite et les mouvemens convulsifs qui surviennent après l'éruption sont d'un très-mauvais augure.

Traitement. On doit éviter d'augmenter la chaleur extérieure du corps; l'impression d'un air frais est même, en général, avantageux. On donne des boissons délayantes et légèrement acidulées; on ne favorise la transpiration que lorsqu'on juge que l'éruption miliaire et les sueurs sont critiques. Si la maladie est compliquée d'une fièvre primitive, on dirige le traitement d'après le caractère particulier de la fièvre et de la phlegmasie.

GENRE VIII. *Urticaire.*

SYNONYMIE. *Febris urticata*, VOGEL; *Urticaria*, CULLEN; *Scarlatina urticata*, SAUVAGES; *Uredo*, LINNÆUS; Fièvre ortiée, etc.

Eruption de tubercules aplatis, durs, d'une couleur pâle, de différentes formes, et causant une démangeaison plus ou moins vive. Cette éruption, assez semblable à celle qu'occasionne l'application sur la peau des feuilles d'ortie (*urtica urens*, L.), dure ordinairement peu d'heures, et disparoît promptement pour revenir quelquefois de nouveau d'une manière inattendue : elle n'exige aucun moyen curatif particulier.

GENRE IX. *Hydroa.*

SYNONYMIE. *Sudamina*, *Papula sudoris*, etc., des AUTEURS latins.

Cette éruption, très-fréquente dans les pays chauds pendant les grandes chaleurs de l'été, paroît occasionnée en partie par l'exercice et les boissons froides. Elle consiste dans un grand nombre de petits boutons, ou plutôt de petites taches rondes, rouges, sensibles au toucher, ce qui rend la peau rude dans différentes parties du corps. Elle n'exige aucun traitement.

GENRE X. *Teigne.*

Prédisp. et causes occas. Enfance, défaut de propreté, usage exclusif des farineux, affections morales tristes, scrophules, syphilis. Une disposition particulière est nécessaire pour que cette maladie puisse se communiquer par contagion. Quelques observations font présumer qu'elle est héréditaire.

Symptômes. Un prurit plus ou moins violent, la chaleur, la rougeur et le gonflement du derme chevelu, la tuméfaction des glandes lymphatiques du cou, la céphalalgie, etc., précèdent ordinairement son éruption. Il se forme, entre les cheveux, des pustules ou des vésicules entourées d'une aréole rouge, d'où s'échappent lentement une humeur visqueuse et rougeâtre; ou bien ce sont des tumeurs circonscrites, pisiformes ou coniques, dont le sommet blanchâtre contient une humeur flavescente, visqueuse, fétide, qui, s'échappant par la rupture de l'épiderme, agglutine les cheveux les uns aux autres, et forme, en se desséchant, une multitude de couches croûteuses sous lesquelles existe une sanie putride qui ronge les cheveux, et peut, si on néglige les moyens curatifs, attaquer le tissu du derme chevelu, les os du crâne, et occasionner des engorgemens glanduleux à l'occiput, au cou, aux épaules, etc.

Espèces simples. 1re. *Teigne faveuse.* Elle occupe non-seulement le cuir chevelu, mais aussi quelquefois les tempes, le front, les épaules, etc. Eruption de très-petites pustules prurigineuses, dont la matière purulente forme, en se desséchant, des croûtes jaunâtres, arrondies, déprimées en godet à leur centre, et qui se reforment à mesure qu'on les enlève. L'alopécie est une suite fréquente de cette espèce de teigne.

2e. *Teigne granulée (Teigne rugueuse, Galons).* Elle occupe ordinairement la partie supérieure et postérieure de la tête ; elle se présente sous forme de tubercules irréguliers, inégaux, bosselés, d'un gris obscur, sans excavation à leur centre; d'une odeur analogue à celle du beurre rance, occasionnant un prurit considérable. Ces tubercules ou amas de croûtes sont formés par la suppuration de petits abcès blanchâtres que l'on voit au-dessous quand on met le derme chevelu à nu.

3e. *Teigne furfuracée (Teigne porrigineuse, Porrigo).* Elle n'attaque pas seulement le derme chevelu, mais aussi quelquefois la peau du front, etc. Elle commence par une desquamation légère de l'épiderme de la tête, accompagnée de prurit; il suinte en même temps une matière ichoreuse, qui se dessèche sous forme d'écailles furfuracées, dont les couches s'épaississent par superposition; elles tombent très-facilement lorsqu'elles sont sèches, et laissent la peau dénuée de l'épiderme, lisse, luisante, et de couleur rosée.

4e. *Teigne amiantacée.* Elle occupe la partie supérieure de la tête; elle est caractérisée par de petites écailles très-fines, d'une couleur argentine et nacrée, lesquelles entourent les cheveux et les suivent, en ressemblant à l'amiante.

5e. *Teigne muqueuse.* Elle s'observe spécialement chez les scrophuleux, dans les deux premières années de l'enfance. Elle affecte le cuir chevelu, le front, les tempes, les oreilles, et quelquefois le tronc, les bras et les cuisses. Elle consiste en pustules ou vésicules suivies d'ulcérations superficielles d'où s'écoule une humeur tenace, qui ressemble à du miel corrompu, et d'une odeur de lait passé à l'aigre. Cette humeur épanchée forme, en se desséchant, des croûtes de couleur cendrée, jaune-pâle et souvent verdâtre.

ESPÈCES COMPLIQUÉES. Complication avec la gale, les dartres, la syphilis, les scrophules, etc.

Traitement de la Teigne.

Cette maladie n'exige souvent que des moyens de propreté ou des applications très-simples. C'est ainsi que la teigne porrigineuse peut être guérie avec de simples onctions mercurielles, que l'on fait, par exemple, avec un mélange d'une partie de muriate de mercure doux et de huit parties d'onguent rosat. On frotte une fois le jour les parties affectées avec gros comme un pois de ce mélange, pendant une ou deux semaines, et ensuite deux fois le jour dans les cas les plus invétérés, en portant successivement le topique dans diverses parties. On insiste sur le même procédé pendant deux ou trois semaines après la guérison de la teigne, et on le renouvelle aussitôt qu'elle vient à reparoître. Le régime doit être pris des végétaux.

Quant aux autres espèces de teigne, elles résistent souvent au topique que nous venons d'indiquer. Lorsqu'après avoir enlevé les croûtes par des émolliens, on observe qu'il existe beaucoup d'irritation dans l'organe affecté, on a recours aux corps gras, tels que le beurre frais, le sain-doux. C'est lorsque la chaleur, la douleur et la rougeur sont considérablement diminuées qu'on essaie divers excitans, tels que le soufre, soit seul, soit uni à la poudre de charbon de bois, et converti à l'état de pommade à l'aide d'une certaine quantité de cérat, (*voyez* la 2e partie de cet ouvrage), les carbonates alcalins appliqués sous la même forme, le charbon minéral réduit en poudre, l'application de la gomme ammoniaque ramollie avec le vinaigre, l'oxide de manganèse, les oxides et les sels mercuriels unis à un corps gras, les lotions avec une décoction de tabac ou une dissolution saline plus ou moins irritante, etc. Il paroît que les essais qui ont été faits à l'hôpital St.-Louis par M. Alibert, n'ont pas confirmé les espérances données par Murray sur l'efficacité de la ciguë, tant en cataplasmes qu'en lotions faites avec la décoction de cette plante sur les parties affectées de la teigne. La dépilation, à l'aide de ce qu'on appelle la *calotte*, moyen des plus efficaces, mais très-douloureux, est sur le point d'être abandonnée : c'est une pâte rendue agglutinative avec de la poix (*voyez* la 2e partie), qu'on applique à l'aide de bandelettes de toile claire, et dont on renouvelle l'application tous les deux ou trois jours, jusqu'à ce que l'affection ait disparu. On est souvent forcé d'établir un exutoire, et d'associer aux applications topiques un traitement interne, variable suivant les circonstances et les complications : on doit purger de temps en temps. La teigne étant une maladie de l'enfance, s'éteint, en général, de l'âge de la puberté à l'âge adulte, et souvent l'application des remèdes n'est suivie de succès que vers son déclin.

GENRE XI. *Plique* (*Trichoma*).

Dans cette maladie les cheveux s'agglutinent et s'entortillent sous forme de mèches, de queues, de touffes ou de masses, qu'il est impossible de démêler : de là son nom de *plique*. Elle est endémique en Pologne, en Lithuanie, en Russie, etc. On ne l'observe que très-rarement en France, et seulement parmi quelques quadrupèdes.

Symptômes. Invasion par un abattement universel, un engourdissement dans les membres, des douleurs vagues, comme arthritiques, dans les articulations des pieds et des mains ; le soir, un accès fébrile qui se prolonge très-avant dans la nuit, et se termine par une sueur visqueuse, gluante, très-fétide. A ce début se joignent presque toujours des mouvemens convulsifs, des soubresauts dans les tendons, un tintement d'oreille pénible, une céphalalgie atroce, des vertiges, une pesanteur autour des orbites, des picotemens et une sensation très-incommode de resserrement dans la partie postérieure du cuir chevelu. Bientôt les cheveux se mêlent, s'entortillent, s'agglutinent, se séparent en faisceaux, en petites cordes tournées en spirale, s'allongent en queues traînantes, se hérissent comme les poils d'une bête fauve ou s'entassent en masses informes. A la base de ces touffes, qui fourmillent de poux, on voit une grande quantité d'écailles furfuracées.

La plique attaque non-seulement le cuir chevelu, mais encore les autres parties du corps qui sont pourvues de poils. Elle s'introduit jusque dans les ongles, particulièrement chez les individus qui sont chauves.

Elle semble dépendre essentiellement d'une matière excrétée par les diverses parties qu'elle occupe, matière qui afflue surtout vers la tête, suinte dans les cheveux, exhale une odeur *sui generis*, et est quelquefois sanguinolente, au rapport de certains auteurs.

Cette maladie peut acquérir une grande intensité. Il peut se faire une métastase de la *matière trichomatique* sur le cerveau, sur les organes respiratoires, sur le cœur, sur les viscères abdominaux, etc.; et il peut en résulter des accès épileptiques, l'apoplexie, la manie, l'asthme, l'hydrothorax, les crachemens de sang, la phthisie pulmonaire, le catarrhe suffocant, des palpitations, le flux dysentérique, la diarrhée, des coliques, l'hypochondrie, la mélancolie, etc.

M. Alibert rapporte à trois formes principales les caractères extérieurs des pliques, dont il fait autant d'espèces susceptibles chacune de quelques variétés.

Espèce 1re. *Plique multiforme (Plica caput Medusæ).* Plique dans laquelle les cheveux ou les poils se mêlent et s'agglutinent par mèches séparées, plus ou moins grosses, plus ou moins longues, plus ou moins flexueuses, ce qui les fait ressembler à des cordes, et les a fait comparer à des serpens. Cette espèce de plique est plus fréquente chez les hommes que chez les femmes : on l'a observée quelquefois chez les nouveau-nés.

1re Variété. *Plique multiforme en lanière (Plica caput Medusæ laciniata).*

2e. *Plique multiforme en vrilles (Plica caput Medusæ cirrhata).*

Espèce IIe. *Plique à queue* ou *solitaire (Plica*

longicauda). Plique dans laquelle les cheveux ou les poils ne se divisent pas, comme dans la précédente, en mèches distinctes et nombreuses, mais se réunissent pour acquérir un allongement excessif qui la fait ressembler à une queue de cheval.

1re Variété. *Plique à queue* ou *solitaire latérale*. Une de chaque côté des tempes, ou d'un seul côté.

2e. *Plique à queue* ou *solitaire fusiforme*.

3e. *Plique à queue* ou *solitaire falciforme*.

4e. *Plique à queue* ou *solitaire en massue*.

Espèce IIIe. *Plique en masse* (*Plica cespitosa*). Plique dans laquelle les cheveux ou les poils se mêlent, se collent, et s'agglomèrent ensemble sans jamais se séparer, de manière à n'offrir qu'une masse informe, plus ou moins volumineuse, qui surcharge la tête d'un poids énorme.

1re Variété. *Plique en masse mitriforme*.

2e. *Plique en masse globuleuse*.

Traitement des Pliques.

Traitement interne. La plique doit être regardée comme le résultat d'une crise nécessaire qui doit s'effectuer par les cheveux, les poils, les ongles. En conséquence, la première indication doit tendre à porter son dépôt critique vers la tête ; ainsi, après avoir donné quelques émétiques, suivant l'état de l'estomac, on excite doucement la transpiration par des boissons diaphorétiques. On a très-anciennement recommandé le lycopodium, mais sans fondement : le soufre doré d'antimoine jouit d'une réputation plus méritée. Dès que la matière trichomatique a pris la route des cheveux, ce qu'on reconnoît à leur aspect onctueux, on continue l'usage des légers sudorifiques; en y joignant quelques boissons délayantes et rafraîchissantes. Aux personnes affoiblies par l'âge ou par d'autres causes, on administre des toniques, le quinquina, la gentiane, ou d'autres amers, les eaux ferrugineuses, etc. On modifie le traitement suivant les complications de la maladie.

Traitement externe. Pour faciliter l'éruption de la plique, on a fréquemment recours à des fomentations douces et émollientes, qui apaisent l'irritation du cuir chevelu. D'autres fois, on doit produire un effet contraire, et mettre en usage des topiques stimulans, des vésicatoires, des sinapismes, des emplâtres attractifs : le moxa a quelquefois réussi.

Si ces moyens ne parviennent pas à diriger vers la tête le dépôt de la matière trichomatique, on pratique l'inoculation, comme l'a fait M. Delafontaine. On choisit pour cela un malade chez lequel la plique s'est nouvellement déclarée; on lui fait mettre pour quelques heures un bonnet dont on couvre ensuite la tête de l'autre; et on répète ce procédé autant de fois qu'il le faut pour atteindre le but qu'on se propose. D'après les observations de M. Delafontaine, il est dangereux de procéder à la section de la plique, à moins qu'elle ne soit déjà en partie détachée, et qu'elle ne communique avec les tégumens de la tête que par des cheveux parfaitement sains et nouvellement repoussés.

GENRE XII. *Dartres.*

Prédisp. et caus. occas. Disposition congénitale, délicatesse et grande sensibilité de l'organe cutané; climats chauds, été, usage de mauvais alimens; affections scrophuleuses, syphilitiques, scorbutiques; défaut d'allaitement, suppression du flux hémorrhoïdal, de quelque évacuation habituelle, de la goutte; habitude de la masturbation.

Symptômes. Un sentiment de tension très-incommode, ou d'un prurit plus ou moins violent dans une partie quelconque de la peau; puis éruption de petits boutons rouges abondans, épars ou réunis, et laissant suinter une humeur ichoreuse plus ou moins abondante, se convertissant en légères écailles farineuses ou en larges exfoliations épidermoïques, ou en croûtes épaisses. La matière de la suppuration corrode quelquefois les tégumens. Dans certains cas, ce sont des pustules qui conservent leur forme primitive jusqu'à leur entière dessiccation; dans d'autres, des phlyctènes ou vésicules remplies d'un liquide séreux, qui se développent et s'éteignent avec la rapidité de l'érysipèle. Enfin, quelquefois les dartres simulent tous les phénomènes de l'érythème.

Un caractère remarquable des dartres est de s'étendre, comme en rampant, sur diverses parties de la peau : de là les dénominations *herpes*, *serpigo*, *serpentia ulcera*, etc. Souvent aussi elles disparoissent spontanément pour revenir ensuite sur quelqu'autre partie.

Rarement ces exanthèmes sont accompagnés de fièvres; mais ils occasionnent constamment des cuissons ou des démangeaisons plus ou moins fortes, qui reviennent comme par accès, tandis que toutes les fonctions intérieures s'exécutent avec régularité. Si le vice herpétique fait des progrès, le malade maigrit; quelquefois la rate et le foie s'engorgent, le ventre devient douloureux, les extrémités inférieures s'infiltrent ou sont extraordinairement émaciées, les viscères abdominaux contractent des obstructions incurables, etc.

M. Alibert divise les dartres en sept espèces, à chacune desquelles se rapportent plusieurs variétés.

ESPÈCE Ire. *Dartre furfuracée* (*herpes furfuraceus*). Légères exfoliations écailleuses de l'épiderme, semblables à de la farine ou à du son, occupant une ou plusieurs parties des tégumens, tantôt très-adhérentes à la peau, tantôt s'en détachant avec une grande facilité.

1re Variété. *Dartre furfuracée volante* (*herpes furfuraceus volitans*), ainsi appelée à cause de son caractère ambulant.

2e. *Dartre furfuracée arrondie* (*herpes furfuraceus circinatus*). Elle consiste en plaques circulaires, dont les bords sont plus rudes et plus élevés que le milieu.

ESPÈCE IIe. *Dartre squameuse* (*herpes squamosus*). Exfoliations de l'épiderme en écailles plus larges que dans l'espèce précédente.

1re Variété. *Dartre squameuse humide* (*herpes squamosus madidans*). Exhalant presque continuellement une humeur ichoreuse, plus ou moins abondante, qui ressemble à des gouttes de rosée. Cette dartre occupe ordinairement les oreilles, le nez, la bouche, les parties génitales.

2e. *Dartre squameuse orbiculaire (herpes squamosus orbicularis)*. Le plus souvent sèche, présentant quelquefois l'aspect de plusieurs cercles concentriques, formant des écailles qui tombent et se renouvellent successivement, occupant ordinairement le milieu et le tissu graisseux des joues.

3e. *Dartre squameuse centrifuge (herpes squamosus centrifugus)*. Cercles ou points orbiculaires, plus ou moins nombreux, occupant le creux des mains, résultant du dessèchement de l'épiderme qui blanchit, s'agrandissant du centre à la circonférence jusqu'à ce que la main soit totalement dépouillée; alors l'épiderme se reproduit, et l'affection dartreuse disparoît entièrement.

4e. *Dartre squameuse lichénoïde (herpes squamosus lichenoides)*. Ecailles dures, coriaces, blanchâtres, semblables à des lichens.

Espèce IIe. *Dartre crustacée (herpes crustaceus)*. Croûtes jaunes, grises, blanchâtres ou verdâtres, de formes variées.

1re Variété. *Dartre crustacée flavescente (herpes crustaceus flavescens)*. Elle résulte d'un suintement croûteux, dont la couleur jaune présente l'aspect du miel desséché; elle occupe ordinairement le milieu d'une ou des deux joues : sa marche a quelque analogie avec l'érysipèle.

2e. *Dartre crustacée stalactiforme (herpes crustaceus procumbens)*. Croûte semblable aux stalactites, occupant toujours les ailes du nez.

3e. *Dartre crustacée en forme de mousse (herpes*

crustaceus musciformis). Croûtes d'un gris verdâtre, semblables à des mousses et entourées d'une aréole rouge; observées par M. Alibert sur les mains, au-dessus du genou et sur le visage.

Espèce ive. *Dartre rongeante* (*herpes exedens*). Elle consiste en boutons pustuleux ou ulcères rougeâtres qui fournissent un pus ichoreux et fétide, attaquant et corrodant non-seulement les tégumens, mais encore les muscles, les cartilages et même les os.

1re Variété. *Dartre rongeante idiopathique* (*herpes exedens idiopathicus*).

2e. *Dartre rongeante scrophuleuse* (*herpes excedens scrophulosus*).

3e. *Dartre rongeante vénérienne* (*herpes excedens syphiliticus*).

Espèce ve. *Dartre pustuleuse* (*herpes pustulosus*). Pustules plus ou moins volumineuses, plus ou moins rapprochées, dont la matière, en se desséchant, forme des écailles et des croûtes légères qui tombent, et sont communément remplacées par des taches rougeâtres.

1re Variété. *Dartre pustuleuse mentagre* (*herpes pustulosus mentagra*). Elle occupe le menton.

2e. *Dartre pustuleuse couperose* (*herpes pustulosus gutta rosea*). Elle attaque particulièrement ceux qui abusent des liqueurs spiritueuses, et occupe le nez, le haut des joues, les pommettes, le front.

3e. *Dartre pustuleuse miliaire* (*herpes pustulosus miliaris*). Petits boutons blanchâtres et luisans, semblables à des grains de millet.

4e. *Dartre pustuleuse disséminée* (*herpes pustulo-*

sus disseminatus). Boutons rougeâtres dispersés çà et là sur la peau, plus gros que ceux des variétés précédentes, et très-opiniâtres, laissant, lorsqu'ils viennent à s'éteindre, des taches d'un rouge sale.

Espèce vi^e^. *Dartre phlycténoïde* (*herpes phlyctenoides*). Phlyctènes de forme et de grandeur variées, remplies d'une sérosité ichoreuse, et laissant, après leur dessiccation, des écailles rougeâtres analogues à celles qui suivent la terminaison de l'érysipèle.

1re Variété. *Dartre phlycténoïde confluente* (*herpes phlyctenoides confluens.*). Les vésicules sont répandues en si grand nombre sur toute la surface du corps qu'elles se touchent et se confondent.

2e. *Dartre phlycténoïde en zône* (*herpes phlyctenoides zonæformis*). C'est le *zona*, qu'on place ordinairement au rang des érysipèles. *Voyez* ci-dessus, Genre VI, page 53.

Espèce viie. *Dartre érythémoïde* (*herpes erythemoides*). Elevures rouges et enflammées, produites par le gonflement du tissu cutané, se terminant à la longue par de légères exfoliations de l'épiderme, analogues à celles de l'érythème.

Traitement des Dartres.

Le traitement des dartres est loin d'être toujours efficace. Ces maladies opposent, en général, d'autant plus de résistance aux moyens de l'art qu'elles occupent une plus grande partie des tégumens, qu'elles sont plus anciennes, qu'elles sont compliquées avec le scorbut, les scrophules, la syphilis. On en voit céder à l'usage intérieur, plus ou moins long-temps continué, de la douce-amère (*solanum dulcamara*), de la fumeterre (*fumaria officinalis*), de la patience (*rumex patientia*), du trèfle d'eau (*trifolium fibrinum*), des préparations mercurielles, du soufre, des sulfures antimoniaux. Ces divers moyens sont surtout suivis de succès lorsqu'ils sont secondés dans leur action par les bains mucilagineux, par les bains sulfureux, les lotions sulfureuses, l'application du soufre sous forme de pommade ou de liniment, et le régime végétal. Les fumigations sulfureuses anciennement recommandées, sont remises depuis quelque temps en pratique par M. le docteur Galès: beaucoup de dartres invétérées cèdent à ce moyen, qui est aujourd'hui très-employé à l'hôpital St.-Louis. Les administrateurs de cet hôpital y ont fait établir un appareil propre à donner des bains fumigatoires à douze malades à-la-fois, et dont la construction a été dirigée sur les meilleurs principes par M d'Arcet. Quelques dartres ne peuvent être guéries sans danger; d'autres semblent acquérir de l'intensité par les suites d'un traitement en apparence méthodique; enfin, il en est qui, en disparoissant, entraînent des affections organiques des viscères abdominaux, thoraciques, etc.

GENRE XIII. *Gale.*

Synonymie. Scabies, Sauvages, Vogel, Sagar; *Psora*, Linnæus, Cullen, Frank, etc.

Prédisp. et causes occas. Cette maladie, qui est contagieuse, peut survenir par suite de la communication immédiate ou médiate avec un galeux. La négligence des moyens de propreté, et la délicatesse de la peau sont d'autres circonstances qui en favorisent le développement. Elle se manifeste particulièrement dans les saisons froides et humides. Elle est due à un insecte qui, décrit par Linnæus sous le nom d'*acarus scabiei*, a été ensuite observé par plusieurs entomologistes, et, dans ces derniers temps, par M. Galès (*Essai sur le Diagnostic de la Gale, sur ses causes, etc.* Paris, 1812).

Symptômes. C'est aux mains et entre les doigts, parties les plus exposées aux attouchemens des personnes galeuses, que cette maladie commence pour l'ordinaire à se manifester. On l'observe aussi à l'articulation du poignet, à celle du coude, au pli de l'aisselle, sur le dos, la poitrine, l'abdomen, vers les aînes, à la partie interne des cuisses, au pli du jarret, etc. Invasion par un prurit peu considérable, qui augmente le soir et par la chaleur; ensuite éruption de pustules solitaires ou réunies en nombre plus ou moins grand, dures à leur base, présentant au sommet une vésicule très-petite, qui contient d'abord une sérosité limpide, puis du véritable pus. C'est dans la sérosité qu'on trouve l'insecte : il s'éloigne de la vésicule peu de temps après l'avoir produite. Il occasionne un prurit très-vif.

Les gales qu'on appelle *miliaire* et *boutonnée*, ne diffèrent l'une de l'autre que par le volume des pustules, qui sont très-petites, souvent rapprochées dans la miliaire, et plus grosses dans la boutonnée.

Traitement. Lorsque la gale est récente, on peut se borner à des frictions ou lotions propres à faire périr les insectes qui la propagent : telles sont les frictions faites avec la pommade de soufre, la pommade oxygénée, le savon, l'onguent citrin, les onguens mercuriels, le liniment ammoniacal, les lotions faites avec une décoction de tabac, l'eau de Goulard, l'eau de M. Mettemberg. M. le professeur Chaussier se borne à faire frotter la paume des mains avec une pincée de poudre composée de quatre parties de fleur de soufre, quatre parties de litharge, et deux de sulfate de zinc. Les fumigations sulfureuses qui, comme nous l'avons dit, sont souvent avantageuses dans le traitement des dartres, réussissent surtout parfaitement dans la gale, et sont très-employées depuis les expériences faites récemment par M. Galès. Les bains sulfureux, surtout ceux qui sont très-chargés de sulfure hydrogéné de potasse, comme le conseille M. Jadelot, guérissent aussi très-promptement la gale. On les prépare en faisant dissoudre le sulfure de potasse dans l'eau, dans les proportions d'un gramme (18 grains) par litre (2 livres) d'eau. On fait prendre un bain d'une heure et un quart par jour. Comme on n'a pas toujours la possibilité d'administrer des bains sulfureux aux galeux, on peut remplacer le sulfure de potasse en bains par le même moyen en frictions, comme l'a encore prouvé M. Jadelot. Nous ferons connoître, dans la seconde partie de cet ouvrage, le liniment ou plutôt la pommade qu'il a fait préparer dans ce but. M. Jadelot conseille d'étendre légèrement, deux fois par jour, en se levant et en se couchant, la dose d'une once (3 décagrammes) environ de cette pommade sur les différentes parties du corps, spécialement sur celles où il y a des boutons de gale. La maladie se guérit ordinairement en moins de huit jours, quelquefois en quatre. Le procédé de M. Helmerick, qui consiste en une pommade composée de soufre et de sous-carbonate de potasse (*voyez* la seconde partie), peut aussi être employé. Avant de commencer les frictions, on fait prendre au malade un bain dans lequel on a dissous du savon vert : on le frictionne ensuite trois fois par jour avec une once de la pommade chaque fois. Trois jours de frictions sont quelquefois suffisans. Enfin, on peut guérir la gale à l'aide de frictions faites avec la solution de sulfate de potasse chargée de soufre et d'hydrogène sulfuré, proposée par M. Dupuytren : on dissout quatre onces de sulfure de potasse dans une livre d'eau, à laquelle on ajoute environ une once d'acide sulfurique; le malade se frotte deux fois par jour, à douze heures de distance, avec quatre onces environ chaque fois de la solution. Après quatre frictions, on fait prendre un bain tiède, et on continue de la même manière si cela est nécessaire. Souvent quatre frictions, quelquefois même deux et un bain, suffisent pour obtenir la guérison. Le procédé de M. Jadelot a, sur ces deux derniers, l'avantage de ne point exiger de bains, et de ne point tacher les linges, comme le fait la solution proposée par M. Dupuytren. C'est au contraire une espèce de savon qui facilite beaucoup le blanchiment.

Lorsqu'on traite la gale par des frictions, on doit en général les modérer suivant le degré de sensibilité de la peau, et bien distinguer les éruptions qui sont souvent l'effet même du traitement, d'avec les véritables éruptions psoriques.

GENRE XIV. *Pemphigus.*

Prédisp. et causes occas. Cet exanthème est rare. On paroît l'avoir plus souvent observé chez les enfans que chez les adultes et les vieillards. La grossesse, l'accouchement, la cessation des règles chez les femmes sanguines, l'omission d'une saignée habituelle, une vie sédentaire, l'usage des viandes salées et fumées, etc., semblent être ses causes occasionnelles. Le pemphigus est sporadique.

Symptômes. Invasion par un mouvement fébrile qui n'est pas toujours sensible. Ensuite prurit dans une partie de la peau, promptement suivi de plaques rouges avec tuméfaction, sur lesquelles se forment des vésicules séreuses, transparentes, jaunâtres, du volume d'un lobe de pois à celui d'une amande, qui se terminent, après quelques jours de durée, par l'effusion du liquide qu'elles contiennent et par la dessiccation de leurs bases dénudées. Le pemphigus envahit quelquefois une grande partie des tégumens, et peut même se propager sur quelques portions de système muqueux, ou y déterminer un état inflammatoire.

L'espèce simple se divise, d'après M. Gillibert (*Monographie du Pemphigus*), en trois variétés.

1re. *Pemphigus aigu simultané.*

2e. *Pemphigus aigu successif.*

3e. *Pemphigus chronique.*

Traitement. La diète, le séjour dans le lit, une boisson douce et mucilagineuse, sont indiqués dans les premières périodes, par l'état d'irritation qui les accompagne. La saignée peut convenir, mais rarement, et seulement dans les cas de suppression de menstruation, d'une hémorrhagie habituelle. Vers le déclin, on a recours aux boissons légèrement toniques, telles que les décoctions de chicorée, de patience, auxquelles on joint l'usage des bouillons de viande, et ensuite de légers alimens. On s'abstient des applications topiques. Le pemphigus chronique paroît être souvent la suite d'une constitution détériorée, et exige des soins qui ne peuvent être assujettis à des règles générales.

GENRE XV. *Ephélides.*

Toutes les éphélides ont pour caractères communs de produire des changemens de couleur dans une ou plusieurs parties des tégumens, et le plus souvent sans élévation apparente; elles paroissent être le résultat d'un désordre survenu dans l'exhalation cutanée; elles se développent avec une grande rapidité ou lentement; elles ne sont pas contagieuses.

M. Alibert en admet trois espèces.

ESPÈCE Ire. *Ephélide lentiforme* (*ephelis lentigo*). Taches lenticulaires, éparses ou rassemblées en corymbe, de couleur fauve, roussâtre ou brune, sans aucun prurit : elles affectent en général les parties exposées à l'air ou au soleil.

ESPÈCE IIe. *Ephélide hépatique* (*ephelis hepatica*). Taches isolées ou rapprochées en certain nombre, beaucoup plus étendues que celles de l'espèce précédente, d'une couleur ordinairement safranée, se terminant quelquefois par une légère desquamation. Elles affectent particulièrement le cou et l'abdomen, et surtout la région du foie, les reins, les aînes.

Cette espèce, suivant qu'elle est permanente ou passagère, se divise en deux variétés.

1re. *Ephélide hépatique persistante (ephelis hepatica persistens).*

2e. *Ephélide hépatique fugitive (ephelis hepatica fugitiva).*

Espèce IIIe. *Ephélide scorbutique (ephelis scorbutica).* Taches très-étendues, d'une couleur sale et brunâtre, assez semblable à celle de la suie, qui affectent communément le devant de la poitrine, le dos, la partie externe des bras et des cuisses. Cette espèce présente deux variétés.

1re. *Ephélide scorbutique noire (ephelis scorbutica nigro maculata).*

2e. *Ephélide scorbutique panachée (ephelis scorbutica variegata).*

Traitement des Ephélides.

Il est encore peu connu. Quelques-unes s'effacent par un seul bain, par de simples lotions, par un changement survenu dans l'atmosphère; d'autres restent indélébiles pendant plusieurs années. Quelquefois l'éclat de la peau ne se rétablit que dans certaines portions du système dermoïde, tandis que d'autres portions demeurent constamment altérées.

GENRE XVI. *Psydracia.*

M. Frank a donné le nom de *psydracia* à une éruption psoriforme qui diffère de la gale en ce qu'elle ne doit pas son origine à un insecte, et qu'elle n'est pas contagieuse. La malpropreté, l'usage d'alimens insalubres, le scorbut, la pléthore, etc., peuvent occasionner ces sortes d'éruptions. Elles sont endémiques dans certains pays : elles peuvent être périodiques ; quelquefois elles accompagnent des maladies fébriles, et sont symptomatiques ou critiques. Leur traitement est extrêmement variable, suivant leurs causes et les circonstances qui les accompagnent. Elles exigent souvent les bains, les sucs amers, le soufre à l'intérieur, l'usage des sudorifiques, les purgatifs, etc.

Phlegmasies cutanées gangréneuses.

GENRE XVII. *Pustule maligne.*

SYNONYMIE. Feu persique, Pustule maligne, Bouton malin ; Charbon ; Anthrax, etc.

Prédisp. et causes occas. Cette maladie se propage des animaux vivans ou de leurs dépouilles, à l'homme, soit par un contact immédiat, soit par une sorte d'inoculation, soit par la respiration ou les voies alimentaires. Les tanneurs, les bouchers, les fermiers, les vétérinaires sont les plus exposés à la contracter. Toute espèce d'insecte, en suçant le sang d'un animal mort dans un état charbonneux, peut transmettre ainsi le virus à l'homme, en venant se reposer sur ses mains ou sur son visage.

Symptômes. — *Variété proéminente.* 1°. Démangeaison incommode, mais légère, suivie de la formation d'une vésicule séreuse qui, d'abord de la grosseur d'un grain de millet, croît peu à peu, devient brunâtre, se rompt et laisse échapper une ou deux gouttes d'une sérosité roussâtre. 2°. Formation d'un petit tubercule dur et rénitent, mobile, ayant la forme et le volume d'une lentille ; sentiment de chaleur, d'érosion et de cuisson ; le tissu de la peau s'engorge, sa surface est tendue et luisante ; le tubercule central devient brunâtre, insensible : il est gangréné. 3°. Le mal pénètre dans le tissu cellulaire, fait des progrès ultérieurs, et devient une affection générale qui est accompagnée de symptômes ataxiques. Cette maladie est quelquefois extrêmement rapide dans sa marche ; si elle parvient à son dernier terme, le malade périt dans un état gangréneux, en répandant l'odeur la plus fétide.

Variété déprimée. Prurit assez fort qui dure plusieurs jours. Le 2e jour, point noir semblable à la morsure d'une puce ; phlyctènes circonscrites et régulières, qui se rompent, donnent issue à une sérosité rousse, et laissent à nu une surface noire, comme charbonnée, qui adhère peu aux parties soujacentes. Le 5e jour, angoisses et lipothymies fréquentes. Le 6e, délire taciturne, tuméfaction locale, état gangréneux très-prononcé, mort.

Variété non contagieuse. Elle a son siége au visage ou à la partie antérieure du thorax. Invasion, le plus ordinairement sans signes précurseurs, par une enflure considérable, élastique, incolore, avec une tumeur circulaire au centre, du diamètre de la cornée transparente, très-dure, et présentant au milieu une petite pustule de la grosseur d'un grain de chenevis, à base noirâtre ou livide, sans douleur, sans chaleur et sans fièvre : celle-ci ne survient qu'à l'époque de la suppuration. Le froid des extrémités, l'inégalité du pouls et les frayeurs de la mort l'accompagnent, lors même que la maladie prend une terminaison favorable.

Traitement. Il faut employer aussitôt tous les moyens d'arrêter les progrès de l'infection et de circonscrire la maladie locale. Pour cela, on pratique des scarifications, et on applique des caustiques puissans, tels que les acides sulfurique et hydroclorique (muriatique) concentrés, la potasse, le muriate d'antimoine sublimé. Dès que la gangrène est bornée, on favorise la suppuration. S'il y a complication de fièvre ataxique, il faut joindre aux moyens indiqués pour le traitement de ces fièvres l'usage topique du camphre, du quinquina, de l'alcool aromatique, etc.

ORDRE II.

PHLEGMASIES DES MEMBRANES MUQUEUSES.

Prédisp. et causes occas. Exposition subite au contact de l'air frais, température froide et humide, suppression de la transpiration, d'un épistaxis, des menstrues, du flux hémorrhoïdal, d'un exanthème, d'un ulcère habituel, etc. Ces affections coexistent quelquefois avec les phlegmasies cutanées : telle est l'angine dans la scarlatine, l'ophthalmie dans la rougeole, etc. Elles peuvent être sporadiques, épidémiques et même endémiques : la plupart ne peuvent être occasionnées par contagion.

Symptômes. Douleur sourde et gravative, variable cependant suivant le siége de l'inflammation; chaleur modérée, tuméfaction légère, rougeur très-marquée; d'abord suppression, ensuite augmentation de la sécrétion propre à la membrane affectée; mucus d'abord incolore et visqueux, ensuite consistant, opaque, d'un blanc jaunâtre; mouvement fébrile peu intense, quelquefois à peine sensible. Ces phlegmasies peuvent être aiguës ou chroniques; celles-ci ne consistent que dans une augmentation de sécrétion du mucus qui, en même temps, devient opaque et quelquefois purulent.

Terminaisons. La résolution est la plus ordinaire: la sécrétion muqueuse diminue graduellement, cesse d'être plus abondante que dans l'état de santé, et le mucus reprend son caractère antérieur. Une sueur abondante, une urine sédimenteuse ou autres phénomènes critiques s'observent quelquefois à cette époque. Le passage de la phlegmasie de l'état aigu à l'état chronique n'est pas rare; il survient souvent alors une véritable fièvre hectique: de là les phthisies dites *muqueuses*. Ces inflammations peuvent aussi se terminer par l'induration et le cancer; il est plus rare de les voir passer à la gangrène.

Traitement. On combat l'irritation qui existe dans les deux premières périodes, à l'aide des mucilagineux; on donne des toniques dans la troisième pour remédier à l'espèce d'affaissement dans lequel se trouvent alors les membranes atteintes. On insiste surtout sur ces derniers moyens lorsque la phlegmasie devient chronique.

GENRE Ier. *Ophthalmie.*

SYNONYMIE. *Ophthalmia*, SAUVAGES, LINNÆUS, VOGEL, CULLEN, SAGAR; *Ophthalmitis*, FRANK.

Prédisp. et causes occas. Toute irritation directe de la conjonctive; les coups, les piqûres, la présence d'un corps étranger, le renversement des cils, l'accroissement des poils sur la caroncule lacrymale, les vapeurs acides ou ammoniacales, la fumée, l'exposition continuelle aux rayons solaires, à une flamme vive, aux vents du nord; le séjour prolongé dans les lieux qui réfléchissent une couleur blanche, la lecture trop assidue; la suppression de quelques affections locales ou évacuations habituelles, etc. L'ophthalmie attaque souvent les ouvriers en verrerie, les forgerons, les serruriers, les meuniers, les boulangers, les amidonniers, les vidangeurs, etc.

Cette phlegmasie est ordinairement sporadique, quelquefois épidémique : elle est endémique en Egypte.

Symptômes. Sentiment local de tension et de chaleur; ensuite douleur piquante, souvent accompagnée de prurit; gonflement et rougeur plus ou moins considérables de la conjonctive. Du 2e au 3e jour, augmentation du gonflement et de la rougeur; larmoiement, écoulement d'un mucus d'abord limpide, incolore et comme séreux, ensuite opaque, épais, d'un blanc jaunâtre; paupières entr'ouvertes. En raison du degré d'intensité de l'ophthalmie aiguë, on en distingue deux variétés : l'une foible, exclusivement bornée aux symptômes locaux, et l'autre forte (*chemosis*), qui est accompagnée de fièvre, d'une céphalalgie violente, d'insomnie, avec impossibilité de soutenir la lumière la plus foible, et d'un gonflement tel de la conjonctive, qu'elle dépasse de beaucoup le niveau de la cornée transparente. Ce gonflement s'étend quelquefois jusqu'au bord libre des paupières, qui s'engorge et laisse suinter un mucus opaque, d'un blanc jaunâtre. La maladie se termine par résolution au bout de sept à onze jours, ou passe à l'état chronique, quelquefois avec ulcération du bord libre des paupières.

Traitement. Si l'ophthalmie est légère, le repos, le séjour dans un lieu obscur, les boissons délayantes suffisent pour la combattre; mais l'ophthalmie forte exige, outre ces moyens, l'emploi des topiques émolliens dans le stade inflammatoire, et celui des topiques astringens dans l'état de relâchement qui succède. On doit quelquefois, dans le début, pratiquer des saignées ou appliquer des sangsues au voisinage des yeux, ou à l'anus, ou à la vulve, suivant que l'ophthalmie a paru à la suite de la suppression des hémorrhoïdes ou des menstrues. Si la maladie est chronique, on combat la cause qui l'entretient.

GENRE II. *Coryza.*

Synonymie. Coryza, Hippocrate; *Gravedo* des Latins; *Catarrhus narium*, *Febris catarrhalis* des Allemands.

Prédisp. et causes occas. Les plus ordinaires sont le refroidissement subit, la suppression de la transpiration, d'une ophthalmie ou d'une otite habituelles, etc.

Symptômes. Sécheresse des narines, céphalalgie frontale, sentiment de prurit et de pesanteur dans les sinus; éternuement, larmoiement, sécrétion du mucus nasal d'abord diminuée, puis augmentée. Le coryza passe quelquefois à l'état chronique.

Traitement. Si la maladie est aiguë, on n'emploie aucun moyen particulier, à moins que les symptômes ne soient portés à un degré intense; et alors on dirige des vapeurs émollientes vers les fosses nasales. Si elle est chronique, on combat la cause qui l'entretient.

GENRE III. *Otite.*

Synonymie. Otalgia inflammatoria, Sauvages; *Otitis*, Vogel; *Inflammatio aurium*, Brotbeck; Catarrhe de l'oreille.

Prédisp. et causes occas. Passage du chaud au froid ou de la sécheresse à l'humidité; fraîcheur des nuits; crises de quelques maladies aiguës; métastases; présence d'un corps irritant dans l'oreille; endurcissement du cérumen, etc.

Symptômes. 1re Variété. *Otite externe* (catarrhe du conduit auriculaire). Douleur peu vive, rougeur et gonflement dans le conduit auriculaire, tintemens et bourdonnemens d'oreille; ouïe affoiblie; suppression du mucus auriculaire; bientôt après écoulement d'un liquide d'abord limpide, puis opaque, blanc, et augmentant de consistance jusqu'à la fin de la maladie : celle-ci se termine au bout d'environ quinze jours par résolution, ou passe à l'état chronique.

2e Variété. *Otite interne* (catarrhe de la cavité du tympan). Si l'inflammation se borne à la cavité du tympan, elle produit des tintemens, des élancemens obscurs, et un sentiment de tension peu incommode; mais, le plus souvent, elle se propage du tympan à la trompe d'Eustache : dans ce cas, elle occasionne des douleurs très-vives, qui se portent de l'intérieur de l'oreille à la gorge, et gênent les mouvemens de rotation du cou et la déglutition. Le moindre effort pour tousser, éternuer ou se moucher détermine une sensation douloureuse dans l'oreille; l'ouïe est dure. Il y a enchifrènement, toux sèche, céphalalgie, et tous les soirs un mouvement fébrile. Si les symptômes locaux sont très-intenses, ils peuvent être accompagnés d'insomnie, de délire, d'une attaque d'épilepsie. Tous ces accidens diminuent ensuite par degrés, excepté la dureté de l'ouïe, qui augmente vers la fin de la maladie. Le plus ordinairement elle se termine par l'explosion subite d'une matière fétide et abondante qui sort du méat auditif ou de la gorge. Cette phlegmasie peut passer à l'état chronique; elle peut déterminer la sortie, la carie des osselets, la surdité, un tintement d'oreille continuel.

Traitement de l'Otite. L'otite externe est quelquefois si légère qu'elle n'exige aucun moyen particulier. Lorsque l'inflammation est considérable, on se borne, dans la première période, à diriger des vapeurs tièdes vers le méat auditif, ou on y introduit du coton imbibé d'une huile grasse récente ou d'une eau mucilagineuse; si la douleur est très-forte, il convient d'y ajouter un peu d'opium. Du 12e au 15e jour, on remplace les adoucissans par quelques excitans, tels qu'un alcool aromatique; et si l'affection est rebelle, on est quelquefois forcé de recourir aux rubéfians et aux purgatifs. Dans l'otite interne, ces moyens suffisent lorsque l'affection est légère; si elle est intense et accompagnée de douleurs très-fortes, il peut être utile de pratiquer une ouverture à la membrane du tympan. Lorsque l'humeur est sortie, soit naturellement, soit artificiellement, la maladie marche ordinairement vers la guérison; si elle tendoit à l'état chronique, il faudroit employer les vésicatoires et les purgatifs.

GENRE IV. *Angine gutturale.*

SYNONYMIE. *Angina cum tumore*, BOERHAAVE; *Cynanche tonsillaris et pharyngea*, SAUVAGES, CULLEN.

Prédisp. et causes occas. L'enfance, l'adolescence, le tempérament sanguin; les vicissitudes atmosphériques; le refroidissement subit des pieds et de la nuque; des boissons froides prises pendant que le corps est échauffé; la déglutition de substances irritantes; la suppression de certaines évacuations. Cette maladie peut être sporadique ou épidémique.

Symptômes. 1re Variété. *Angine tonsillaire.* Sentiment de douleur et de chaleur dans l'arrière-bouche; déglutition gênée et douloureuse; une des tonsilles, ou les deux à la fois, ainsi que le voile du palais, rongés, tuméfiés, parsemés de points blancs; suppression de la sécrétion muqueuse de la gorge, puis expuition de mucosités filantes et visqueuses; souvent douleurs vives d'oreilles, qui paroît se transmettre par la trompe d'Eustache; respiration quelquefois difficile et ne se faisant qu'à travers les narines. Terminaison au bout de quatre, sept ou quatorze jours, par la résolution, l'expuition d'un mucus opaque et jaunâtre, la suppuration des tonsilles, la métastase sur quelques viscères, l'induration.

2e Variété. *Angine pharyngée.* Rougeur augmentée du pharynx, qui souvent est parsemé de taches blanchâtres, ce qu'on observe très-bien sur la partie postérieure de ce conduit qui répond aux vertèbres cervicales; déglutition douloureuse et quelquefois impossible, sans aucune gêne de la respiration; les boissons sont souvent rejetées par les narines, et déterminent une toux convulsive. Les autres phénomènes sont les mêmes que ceux de la première variété.

Traitement de l'Angine gutturale. Lorsqu'elle est légère, on se borne aux boissons mucilagineuses, et on dirige des vapeurs tièdes dans la gorge. La maladie est-elle intense, on a recours à tous les moyens qui composent la méthode perturbatrice : tels sont les vomitifs, les lavemens, les purgatifs, les pédiluves irritans, les sternutatoires, les rubéfians : leur usage doit souvent être précédé de saignées générales et locales. On ouvre la veine du pied lorsqu'il y a suppression de la menstruation. A ces moyens on associe, dans la première période, les vapeurs aqueuses, les cataplasmes émolliens : à une époque plus avancée de la maladie, on rend ces applications topiques excitantes, à l'aide de l'alcool, des plantes aromatiques, etc.; on prescrit des gargarismes stimulans. Se forme-t-il un abcès dans les amygdales ou dans l'épaisseur du pharynx, on l'ouvre avec l'instrument tranchant si la nature ne se suffit pas à elle-même. Dans le cas de l'induration des amygdales, on a recours à la résection; mais lorsque l'angine pharyngée se termine de cette manière, l'introduction de la sonde est la seule ressource; encore ce moyen ne fait-il que retarder le marasme et la mort, suites inévitables du rétrécissement du conduit de la déglutition.

GENRE V. *Angine gutturale gangréneuse.*

SYNONYMIE. *Morbus strangulatorius*, *Epidemica gutturis lues*, *Affectus suffocatorius*, *Carbunculus anginosus*, *Phlegmone anginosa*, *Morbus puerorum*, *Tonsillæ pestilentes*, *Aphthæ malignæ*; Garotillo des ESPAGNOLS; *Cynanche maligna*, SAUVAGES, CULLEN; *Angina maligna*, JOHNSTONE; *Angina gangrænosa*, WITHERING; *Cynanche gangrænosa*, *Cynanche ulcerosa*.

Prédisp. et causes occas. Sexe féminin, enfance, adolescence, tempérament lymphatique; affoiblissement par des maladies antérieures ou des évacuations excessives. Cette affection est rarement sporadique, et le plus ordinairement épidémique.

Symptômes. Invasion ordinairement par un vertige et par des frissons ou un sentiment de froid, suivi d'une chaleur vive; ensuite douleur dans le gosier, roideur du cou avec nausées, vomissemens ou diarrhée, fréquence du pouls. La muqueuse buccale prend ensuite une couleur rouge fleurie, surtout aux environs des tonsilles et sur les glandes même, où ces parties sont couvertes de taches étendues et irrégulières, d'un blanc pâle, avec des bords rouges. Vers le 2e jour, gonflement érysipélateux du visage, du cou, de la poitrine, des mains et des doigts; dès-lors cessation des envies de vomir et des déjections. Les taches blanches prennent une couleur cendrée, et l'on voit qu'elles sont de véritables escarres. Cependant, quand la maladie est bénigne, la lésion de l'arrière-bouche se borne à une ulcération superficielle; les parotides deviennent dures et douloureuses au toucher; leurs environs présentent un gonflement œdémateux qui s'étend quelquefois sur la poitrine, et qui, en resserrant le larynx, augmente le danger. Vers la nuit, exacerbation souvent accompagnée de délire, de propos incohérens, ou de stupeur et d'un état comateux, ce qui continue pendant deux ou trois jours et plus. Vers le matin, des sueurs plus ou moins colliquatives ont lieu. Tous les symptômes de la maladie augmentent par la saignée, les purgatifs et les rafraîchissans, qui conviennent dans les angines ordinaires. Cette affection prend une marche favorable lorsqu'au 3e, 4e ou 5e jour la rougeur de la peau disparoît, le gonflement du cou s'affaisse, le pouls est moins fréquent, les escarres tombent, les ulcérations se séparent, l'urine devient trouble et sédimenteuse. Si la maladie conserve son intensité, elle peut s'accompagner de tous les accidens des fièvres graves et devenir funeste.

Traitement. Dans le commencement, on seconde le vomissement par une infusion de thé, de fleurs de camomille ou quelques grains d'ipécacuanha. Si la diarrhée ne cesse pas au bout de douze heures, à compter de l'invasion, on cherche à l'arrêter par l'usage des cordiaux et des aromatiques. On administre d'ailleurs le traitement général des fièvres adynamiques et ataxiques; on insiste, par conséquent, sur l'usage du vin et des autres toniques; on fait appliquer des vésicatoires sur diverses parties du corps, etc. Quant au traitement local, il consiste à favoriser la chute des escarres et à entraîner au dehors la matière des sécrétions de la bouche, à l'aide des gargarismes stimulans, sans employer les instrumens. On fait succéder des gargarismes anti-septiques pour prévenir les progrès de la gangrène et pour déterger les ulcérations.

GENRE VI. *Angine trachéale.*

SYNONYMIE. *Cynanche trachealis*, SAUVAGES, CULLEN; *Cynanche laryngea*, ELLER, etc.; *Angina interna*, TULPIUS.

Prédisp. et causes occas. Les mêmes que celles de l'angine gutturale. Tout âge est disposé à contracter cette maladie.

Symptômes. Cette phlegmasie peut avoir son siége sur les bords de la glotte, dans le larynx, dans la trachée et dans les premières divisions des bronches. Elle s'annonce par une douleur avec ardeur dans le trajet du conduit aérien; la respiration est petite, fréquente et laborieuse; la voie aiguë, sonore (*clangosa*) et sifflante; l'inspiration douloureuse, la toux rauque, l'expectoration d'abord nulle, puis augmentée; le pouls petit et foible; l'agitation et l'anxiété sont extrêmes. Les caractères particuliers de l'angine du larynx sont un sentiment de constriction dans cette partie, une voix aigre et tremblante, une douleur très-vive lors des efforts de la déglutition, à cause de l'élévation du larynx. L'angine trachéale se reconnoît à la voix, qui est aiguë, sonore et sifflante, et à la douleur aiguë qui a lieu dans l'inspiration. L'obscurité encore répandue sur la distinction de l'angine laryngée ou trachéale est d'ailleurs de peu d'importance, l'une et l'autre étant également graves et exigeant le même traitement.

La maladie, quel qu'en soit le siége, se termine au bout de trois à sept jours, par suffocation ou par résolution : l'expectoration devient alors opaque et consistante; il survient une sueur générale et une urine sédimenteuse. L'angine peut passer à l'état chronique et à celui d'ulcération ; elle peut produire une métastase dangereuse, soit à la tête, soit à la poitrine, soit à l'abdomen.

La phthisie laryngée provient du passage de l'angine trachéale à l'état chronique. Dans le premier stade de cette affection, fièvre légère ou nulle, peu de gêne dans la déglutition, aridité de l'arrière-bouche, douleur fixe vers la partie supérieure du sternum, difficulté de respirer en marchant, changement du son de la voix, etc. Le second stade est marqué par la fièvre lente, une augmentation de douleur dans la trachée, une excrétion de mucosités sous forme purulente, la toux, une plus grande difficulté d'avaler, des anxiétés, la maigreur, une voix très-grêle. Les symptômes du troisième stade sont communs à toutes les espèces de phthisies au dernier degré.

Traitement. Il consiste dans l'usage des boissons émulsionnées et nitrées, ou simplement mucilagineuses et acidulées, des fumigations et des fomentations émollientes, etc. A titre de dérivatif, on a recours aux épispastiques, aux sinapismes, aux ventouses scarifiées. Un des moyens les plus efficaces pour dégorger promptement le système capillaire, siége de l'angine, est l'application de dix à douze sangsues autour du cou. Si la phlegmasie ne se termine pas par une résolution bénigne, ou par une évacuation critique, ou une métastase, tout traitement devient inutile.

GENRE VII. *Croup.*

SYNONYMIE. *Cynanche stridula*, WALBOM; *Croup et suffocatio stridula*, HOME; *Angina polyposa*, MICHAELIS; *Cynanche trachealis humida*, RUSH; Croup muqueux, LENTIN, etc.

Prédisp. et causes occas. Cette maladie affecte particulièrement les enfans, depuis la deuxième année jusqu'à l'âge de sept ans, souvent à la suite d'un refroidissement subit, quelquefois sans cause connue. Elle peut devenir épidémique, surtout au printemps et en automne. Le froid et l'humidité sont favorables à son développement. Elle peut attaquer à plusieurs reprises le même individu.

Symptômes. Ceux d'un rhume plus ou moins intense, pendant un ou deux jours; ensuite, voix et toux rauques, léger sentiment de douleur dans le cou, respiration difficile, inspiration sifflante, glapissante, semblable au cri d'un jeune coq, caractère que présente aussi quelquefois l'expiration; expectoration d'abord nulle, puis limpide et visqueuse, enfin consistante, opaque, et présentant souvent des lambeaux membraniformes étendus ou tubulés; pouls petit, foible, quelquefois intermittent; anxiétés, agitations et assoupissemens alternatifs. Rémissions plus ou moins longues; quelquefois intermission complète, d'après les observations de Jurine. Terminaison au bout de quatre ou cinq jours, par résolution, souvent par suffocation.

Traitement. On cherche à supprimer la maladie dès son début, à l'aide de pédiluves chauds, de sternutatoires, de vomitifs, de lavemens irritans; on diminue l'irritation locale à l'aide de sangsues, par l'inspiration de vapeurs tièdes et de l'éther, et souvent par l'application d'un vésicatoire sur le cou. J'ai plusieurs fois arrêté la marche du croup en provoquant dès le début le vomissement, et en appliquant immédiatement après des sangsues et un large vésicatoire sur la partie antérieure du cou qui répond au larynx. Ces moyens doivent être administrés, pour ainsi dire, simultanément. A une époque plus avancée, on fait respirer des vapeurs excitantes, afin de provoquer la toux et l'expectoration de la fausse membrane. L'auteur d'un mémoire qui a concouru au prix proposé par le Gouvernement français, conseille le sulfure de potasse comme un moyen héroïque dans le traitement du croup : il le donne à la dose de six à dix grains, matin et soir, depuis l'invasion jusqu'à la diminution bien marquée de la maladie. Ce médicament a souvent réussi; mais souvent aussi, lors même que son administration a été bien surveillée, il n'empêche pas le croup d'être funeste.

GENRE VIII. *Catarrhe pulmonaire.*

SYNONYMIE. *Pleuritis humida*, STOLL; *Peripneumonia notha*, SYDENHAM, BOERHAAVE, SELLE, etc.; *Peripneumonia catarrhalis*, HUXHAM; *Febris catarrhalis*, FRÉD. HOFFMANN.

Prédisp. et causes occas. Température froide et humide, vicissitudes atmosphériques, passage subit du chaud au froid, suppressions d'évacuations habituelles.

Cette phlegmasie est sporadique, souvent épidémique, et règne endémiquement dans certaines contrées.

Symptômes. Invasion par un léger sentiment de

fatigue et de débilité, face un peu animée, anxiétés, fréquence de la respiration, oppression; sentiment de chaleur, de douleur obtuse, de pesanteur et de tiraillement dans tout le thorax. La douleur et le tiraillement n'augmentent pas par les grandes inspirations ni par la pression extérieure, mais par la toux, qui est plus ou moins opiniâtre. Expectoration d'abord nulle, puis abondante, muqueuse, devenant opaque et plus consistante au déclin; *decubitus* possible sur tous les côtés, peu ou point de fièvre; paroxysmes le soir, souvent accompagnés d'alternatives de chaud et de froid, et pendant lesquels le mouvement fébrile est sensible.

La durée de cette maladie est de quatre, sept, quatorze à vingt-un jours, dans les sujets les mieux constitués; elle peut se prolonger beaucoup plus long-temps chez les personnes affoiblies par l'âge ou d'autres infirmités. Elle se termine, 1° par la résolution, qui est accompagnée de crachats blancs et opaques, de sueurs, d'urine sédimenteuse, et quelquefois d'hémorrhagie nasale, surtout dans la jeunesse; 2° par le passage à l'état de catarrhe chronique et de phthisie muqueuse.

Le catarrhe pulmonaire prend quelquefois un caractère extrêmement aigu et grave, qui lui a fait donner alors le nom de *catarrhe suffocant*. Une gêne très-grande de la respiration, une oppression extrême, un sentiment d'ardeur vers le milieu de la poitrine, l'expectoration nulle, ou sanguinolente, ou muqueuse; la grande fréquence du pouls, l'altération de la face, les anxiétés : tels sont les caractères qui le distinguent. Le catarrhe suffocant survient subitement ou succède au catarrhe ordinaire. Sa terminaison, le plus souvent funeste, arrive ordinairement avant le septième jour, à compter du moment où il a pris le caractère suffocant.

Traitement. Dans le début du catarrhe pulmonaire, on se borne aux mucilagineux; à une époque plus avancée, on remplace les mucilagineux par les infusions aromatiques, telles que celles de sauge, de romarin, de mélisse, etc. On donne surtout avec avantage l'ipécacuanha à petites doses, soit en pastilles, soit en sirop. Vers la fin, l'usage des toniques est nécessaire pour prévenir le passage du catarrhe à l'état chronique. L'établissement d'un exutoire, les frictions sur la peau, l'habitation dans un lieu sec et élevé, l'exercice en plein air, doivent aussi souvent être conseillés dans le même but. Ces derniers moyens et l'usage des toniques sont surtout nécessaires lorsque le catarrhe est chronique.

Dans le catarrhe dit *suffocant*, il faut proportionner les moyens curatifs et la promptitude de leur administration au caractère très-aigu et très-grave de la maladie. Dès le début, un vomitif et les sangsues appliquées au fondement font souvent cesser les accidens. S'ils persistent, il faut se hâter d'appliquer un large vésicatoire sur la poitrine: il est quelquefois nécessaire d'en appliquer un second. On donne les adoucissans et les calmans à l'intérieur.

GENRE IX. *Gastrite.*

SYNONYMIE. *Gastritis*, SAUVAGES, LINNÆUS, VOGEL, CULLEN, etc.; *Febris stomachica inflammatoria*, FRÉD. HOFFMANN; *Inflammatio stomachi*, BOERHAAVE.

Prédisp. et causes occas. Contusions exercées sur

l'épigastre, boisson froide prise après un violent exercice ou après un emportement de colère; emploi imprudent des vomitifs, introduction de quelque substance âcre dans l'estomac, empoisonnement; suppression de la goutte et de différens exanthèmes.

Symptômes. Douleur vive, chaleur ardente, et sentiment de tension et de plénitude dans la région épigastrique; augmentation de ces symptômes par la pression extérieure et l'injection des liquides même les plus doux, qui sont aussitôt rejetés par le vomissement; efforts continuels pour vomir, anxiété extrême, soif brûlante, respiration gênée, pouls petit, fréquent et même inégal; abattement considérable.

Cette maladie, ordinairement très-aiguë, est souvent funeste lorsqu'elle est portée à un haut degré d'intensité. Un grand accablement, le hoquet, des défaillances, des convulsions, le délire, sont le présage d'une mort prochaine. Elle peut se terminer par la résolution, par la suppuration, par la gangrène, par le passage à l'état chronique, à celui de squirrhe et de cancer. L'ouverture cadavérique a quelquefois présenté des traces de l'inflammation de l'estomac, quoique les symptômes de la gastrite ne se fussent pas manifestés pendant la vie.

Traitement. On a recours aux moyens généraux indiqués dans les autres inflammations des membranes muqueuses. A raison de la grande sensibilité de l'estomac, on est souvent forcé d'administrer les médicamens en lavemens. On ne peut combattre le vomissement à l'aide du gaz acide carbonique, de l'opium ou de la racine de colombo, que lorsque l'irritation est diminuée. — Si la gastrite avoit été déterminée par un acide fort, et qu'on fût appelé à temps, on feroit prendre quelque substance terreuse ou alcaline, une eau chargée de savon, de la magnésie, etc. Mais l'effet des poisons corrosifs est si prompt, qu'il importe d'en affoiblir sur-le-champ l'action par les moyens qui se trouvent sous la main, tels que les boissons aqueuses et mucilagineuses. On gorgera donc le malade d'eau, de lait, de décoction de racines de guimauve, de riz, etc.

GENRE X. *Entérite.*

Synonymie. Enteritis, Sauvages, Linnæus, Vogel, Sagar, Cullen; *Intestinorum inflammatio*, Boerhaave; *Febris intestinorum inflammatoria ex mesenterio*, Hoffmann.

Prédisp. et causes occas. Intussusception d'une portion d'intestin dans une autre; endurcissement de matières sèches dans le conduit intestinal; état spasmodique, compression étrangère, hernie; substances âcres, vénéneuses; purgatifs violens pris à l'intérieur; métastase de différens exanthèmes, de la goutte, du rhumatisme; variations brusques de l'atmosphère; nourriture malsaine.

Symptômes. Douleur fixe dans une partie de l'abdomen, avec le sentiment d'une chaleur brûlante; tumeur oblongue et rénitente vers le siége de la douleur; soif, vomissemens, constipation ou diarrhée; fièvre, pouls dur et déprimé, respiration fréquente, urine fortement colorée, hoquet, anxiétés, prostration des forces, et par intervalles mouvemens convulsifs; sentiment de stupeur et quelquefois de froid aux extrémités. L'entérite aiguë se termine par résolution, par suppuration, par gangrène, par induration, ou passe à l'état chronique. Dans l'entérite chronique, la douleur est fixe, la chaleur profonde ; et l'intensité de ces symptômes est modifiée par les périodes de la digestion. La constipation alterne souvent avec la diarrhée ; les matières rendues sont dures ou liquides et séreuses, quelquefois purulentes, sanguinolentes ; le ventre est dur, resserré ou balonné par des gaz ; les digestions sont ordinairement altérées ; les forces diminuent progressivement ; le marasme survient, etc.

Traitement. Il est très-analogue à celui de la gastrite. On diminue la trop grande irritation par des émolliens administrés sous toutes les formes. On n'introduit dans l'estomac que de très-petites quantités de liquides, de crainte de provoquer le vomissement. Les saignées, soit générales, soit locales, sont quelquefois nécessaires. Dans le cas de constipation, on a recours aux laxatifs. Lorsque la maladie est chronique, on se contente, en général, de combattre les symptômes les plus urgens.

GENRE XI. *Diarrhée catarrhale.*

SYNONYMIE. *Diarrhœa pituitosa*, SAUVAGES ; *Diarrhœa mucosa*, CULLEN ; *Pituitaria et leucorrhois*, VOGEL.

Prédisp. et causes. occas. Cette maladie tient à un état d'irritation de la muqueuse intestinale, produite par des matières âcres qu'on a avalées, des poisons, des purgatifs violens ou administrés à contre-temps, ou par la métastase de la matière d'une autre sécrétion supprimée ou diminuée.

Symptômes. Ils consistent dans l'abondance des déjections alvines, ordinairement très-fréquentes, de nature muqueuse, quelquefois très-liquides, accompagnées de coliques et d'un épuisement progressif. La diarrhée catarrhale peut être aiguë ou chronique; elle peut se terminer d'une manière heureuse, ou être suivie d'ulcération, ou d'induration et de squirrhe.

Traitement. Les mucilagineux, l'eau de riz, la décoction blanche de Sydenham sont indiqués tant qu'il existe beaucoup de douleur et de chaleur; lorsque l'irritation inflammatoire a cessé, et que la diarrhée menace de devenir chronique, on leur associe des astringens : ainsi on édulcore l'eau de riz avec le sirop de coing; on fait dissoudre dans cette boisson, ou dans de l'eau de gomme arabique, du cachou ou du kino. On donne l'acide sulfurique étendu, l'angustura, la benoite, l'opium, le quinquina, etc. L'emploi de ces moyens est quelquefois infructueux.

GENRE XII. *Dysenterie.*

Synonymie. *Dysenteria*, Sauvages, Linnæus, Vogel, Cullen, Sagar, etc.

Prédisp. et causes occas. Cette maladie, souvent épidémique et contagieuse, est occasionnée par la chaleur humide, le passage subit d'une température élevée à une température froide; les grands rassemblemens, comme dans les camps, les hôpitaux, les prisons, et à bord des vaisseaux, etc.

Symptômes. — 1re *Période.* Sorte de commotion dans l'arcade du colon, comme s'il s'en étoit détaché une matière portée ensuite dans le conduit intestinal; fièvre peu sensible, langue couverte d'un enduit blanchâtre ou jaunâtre, dégoût pour les alimens, constipation opiniâtre; d'autres fois, diarrhée pendant un ou deux jours, et ensuite vaine et fréquente envie d'aller à la selle, tranchées, resserrement extrême du rectum, avec le sentiment d'une chaleur âcre dans cette partie. — 2e *Période*. (Elle commence du 7e au 10e jour). Déjections liquides plus ou moins troubles, et quelquefois semblables à de la lavure de viande, entremêlées de quelques mucosités; ou évacuations entièrement muqueuses, mêlées de stries de sang, et rendues avec des efforts extrêmes. Point de tension du ventre, qui n'est pas douloureux au contact; sentiment de constriction, comme une espèce de barre, dans le trajet du colon. — 3e *Période*. Cessation ou grande diminution des douleurs; plus grande liberté du ventre, ou plutôt changement de la dysenterie en une diarrhée simple, avec quelques retours vagues de tranchées. Les déjections, devenues plus consistantes, amènent par degrés la solution entière de la maladie et le retour à l'état naturel. La guérison a lieu du 20 au 25e jour, à moins que le malade ne soit affoibli par l'âge, l'intempérance, des écarts de régime, ou quelque maladie antérieure; et dans ce cas il succède quelquefois un dévoiement colliquatif avec tranchées, flux de sang, chaleur âcre et mordicante au rectum, soif et sécheresse de la langue, et une mort plus ou moins éloignée.

Traitement. Au début, on administre ordinairement l'ipécacuanha comme vomitif et comme révulsif. On prescrit ensuite les mucilagineux en boisson, et, s'il est possible, en lavemens. Il est bon d'ajouter des frictions cutanées et l'usage des vêtemens de laine. J'ai très-souvent arrêté la marche de la dysenterie en faisant administrer, dès le début, des demi-lavemens mucilagineux, avec addition de huit à dix gouttes d'opium de Rousseau, ou de douze à quinze gouttes de laudanum liquide de Sydenham. La première de ces préparations est préférable comme plus calmante. L'extrait d'opium donné à la dose d'un grain à un grain et demi dans chaque demi-lavement, peut produire le même effet. Ces moyens ont réussi à plusieurs autres praticiens, et notamment à M. Landré-Beauvais. A défaut d'opium, on peut employer la décoction de quelques capsules de pavots; mais les préparations d'opium sont plus efficaces. La saignée générale peut devenir nécessaire, par la complication de la dysenterie avec la fièvre inflammatoire; et l'application des sangsues à l'anus est indiquée dans le cas de suppression d'un écoulement hémorrhoïdal habituel ou du flux menstruel. Dans la seconde période, on favorise l'évacuation des mucosités intestinales, à l'aide de quelques laxatifs, comme la manne, les tamarins, la casse ou le miel. S'il se manifeste des vers dans les déjections, on a recours aux vermifuges, tels que la coralline de Corse, l'absynthe, la rhubarbe. On nourrit légèrement avec le salep, les crêmes de riz, etc. Dans la troisième période, on donne les amers et les aromatiques, pour relever le ton de l'intestin : tels sont la camomille, le simarouba, la rhubarbe, etc.

GENRE XIII. *Catarrhe vésical.*

Synonymie. Catarrhe de la vessie, Lieutaud, Chopart; *Rarus vesicæ affectus*, Hoffmann.

Prédisp. et causes occas. Cette maladie, qui attaque plutôt les hommes que les femmes, spécialement dans l'âge adulte et la vieillesse, est souvent produite par l'usage intérieur des cantharides, des diurétiques âcres, par les progrès d'une hémorrhagie de l'urètre, par un refroidissement subit, la suppression de la transpiration, la disparition d'un exanthème, du rhumatisme, de la goutte; par la présence d'un calcul, l'application continuelle de la sonde ou des bougies, etc.

Symptômes. Douleurs à la vessie et au bout de l'urètre avant d'uriner ou en urinant; tension à la région hypogastrique, éjection plus ou moins difficile de l'urine, qui est blanchâtre, rougeâtre, trouble, mêlée de mucosités filantes, et quelquefois sanguinolentes, non fétides, qui se déposent promptement au fond du vase. Peu ou point de fièvre.

Cette phlegmasie se termine par résolution, ou passe à l'état de phlegmasie chronique.

Le catarrhe chronique présente des retours de douleurs intolérables à la région du pubis et au périnée, avec des inquiétudes et des anxiétés. Les intermissions sont irrégulières, et peuvent durer quelques semaines. Cette affection peut être accompagnée d'une ulcération des reins ou de la vessie; la mucosité rendue est alors grisâtre ou jaunâtre; elle se dépose lentement, se mêle et se délaye facilement dans l'urine et dans l'eau; elle est peu visqueuse et fétide. Il y a fièvre, douleurs continuelles, amaigrissement progressif jusqu'au marasme.

Traitement. Il est analogue à celui des autres phlegmasies muqueuses. Ainsi le commencement du catarrhe aigu indique l'usage des bains tièdes et des boissons mucilagineuses. Dès la seconde période, on doit recourir aux infusions aromatiques. Comme la douleur est souvent le résultat de la distension de la vessie par l'accumulation de l'urine, il est quelquefois nécessaire d'introduire la sonde.

Le catarrhe chronique est difficile à guérir, et souvent au-dessus des ressources de l'art, surtout dans la vieillesse. S'il est entretenu par la présence d'un calcul ou d'un autre corps étranger dans la vessie, il faut recourir à la cystotomie. S'il dépend de la métastase d'une affection dartreuse, psorique, rhumatismale, on emploie tour-à-tour des remèdes propres à porter à la peau ou au conduit intestinal; on établit un exutoire, et on fait des injections toniques dans la vessie. L'*uva ursi*, le cachou ont été quelquefois employés avec succès. A ces moyens pharmaceutiques on associe ceux de l'hygiène, tels que l'exercice, l'habitation des lieux secs et élevés, l'usage des vêtemens de laine appliqués sur la peau.

GENRE XIV. *Blennorrhagie urétrale.*

Synonymie. *Gonorrhœa*, Sauvages, Linnæus, Vogel, Cullen, etc.; Blennorrhagie, Swédiaur.

Prédisp. et causes occas. Commerce impur, usage intérieur des cantharides, des diurétiques âcres, de la bière; métastase d'une affection arthritique ou dartreuse.

Symptômes. Lorsque la maladie est syphilitique, ils se développent plus ou moins promptement, mais rarement après le sixième jour du commerce impur. D'abord, espèce de titillation ou de léger prurit dans la partie de l'urètre correspondante au frein;

les jours suivans, rougeur et gonflement de l'orifice de l'urètre; nul écoulement, ou celui d'un liquide d'abord limpide, jaunâtre, puis opaque, consistant, et d'un jaune verdâtre. Impression brûlante causée par l'émission de l'urine, envies répétées d'uriner; érections fréquentes et involontaires; quelquefois gonflement des glandes inguinales, ou tension et augmentation de volume du cordon spermatique ou même des testicules; quelquefois courbure du pénis par le gonflement douloureux de l'urètre, qui est comme une corde tendue. L'inflammation peut se propager jusqu'à la vessie et aux uretères. Au bout de trois à sept semaines, suivant la différence du régime ou du traitement, les symptômes d'irritation diminuent, les érections cessent d'être douloureuses, la matière de l'écoulement devient plus consistante et se tarit. Dans le cours de la maladie, l'écoulement peut se supprimer tout-à-coup, et le principe d'irritation qui l'occasionne se porter par métastase sur divers organes, le plus ordinairement sur les testicules, et en déterminer le gonflement inflammatoire; ou sur l'organe de la vue, et occasionner une ophthalmie, avec écoulement d'une matière mucoso-purulente, semblable à celle qui sortoit de l'urètre. La blennorrhagie passe quelquefois à l'état chronique, et continue pendant des mois et même des années entières, sans aucun caractère inflammatoire: c'est ce qui constitue la *blennorrhée*. Il peut, dans certains cas, survenir un état d'ulcération, un rétrécissement ou des callosités dans le canal de l'urètre.

Traitement. Dans la période d'irritation, on donne les mucilagineux, du petit-lait, du bouillon de veau ou de poulet, une décoction de racine de guimauve ou de graine de lin, de l'eau avec du sirop d'orgeat ou de guimauve; des bains généraux, des bains locaux. S'il y a gonflement dans le canal, resserrement dans ses parois, on fait une ou deux saignées générales, puis on applique dix à douze sangsues le long du canal; si la douleur continue d'être vive, on associe les calmans aux mucilagineux; ainsi on donne une tisane de graine de lin et de têtes de pavot; on fait dissoudre un ou deux grains d'extrait aqueux d'opium dans une pinte de la décoction émolliente. On emploie aussi ces mêmes liquides en lavemens. Lorsque la douleur et l'inflammation sont dissipées, on donne une tisane un peu tonique, telle que celle de chicorée, de patience, de bardane, de racine d'asperge, avec un peu de nitrate de potasse. Si l'écoulement continue au bout de quarante à cinquante jours, avec un caractère indolent, on donne à l'intérieur des eaux ferrugineuses, du sirop anti-scorbutique, du quinquina, de la térébenthine cuite, du baume de Copahu. Si l'écoulement persiste malgré ces moyens, on a recours aux injections astringentes, faites avec des décoctions de roses de Provins, de quinquina, des dissolutions de sulfate de zinc, dans la proportion d'un demi-gros à un gros par livre d'eau distillée, de sulfate de cuivre, dans la proportion de vingt-quatre à quarante-huit grains par livre d'eau, etc. On ajoute avec avantage deux gros de vin d'opium composé par chaque livre de ces dissolutions. M. Ansiaux, docteur en chirurgie à Liége, traite les blennorrhagies urétrales, dès leur début, par le baume de Copahu, qu'il donne en potion, d'après la formule de Chopart et

Desault (*voyez* la 2e partie), et ce moyen réussit, ainsi que l'a reconnu M. Cullerier. Mais, dans tous les cas, lorsque la blennorrhée est syphilitique, et que le malade témoigne de l'intérêt à jouir d'une santé irréprochable, M. Cullerier conseille quelques préparations mercurielles à foibles doses, dont il continue l'usage pendant environ douze jours.

Lorsque, à l'occasion de la suppression de l'écoulement urétral, un des testicules s'engorge, on traite cet engorgement par les moyens qui conviennent aux inflammations en général. Il en est de même de l'ophthalmie vénérienne, et on rappelle, dans ce dernier cas, l'écoulement urétral par une bougie emplastique ou de gomme élastique. On ne doit pas, comme le conseille quelques praticiens, recourir pour cela à une contagion nouvelle.

GENRE XV. *Leucorrhée.*

SYNONYMIE. *Fluxus muliebris*, HIPPOCRATE; *Profluvium muliebre*, GALIEN; *Rheumata uteri*, BAILLOU; *Menstrua alba*, SENNERT; *Leucorrhœa*, TRNKA, SAUVAGES, etc.; *Menorrhagia alba*, CULLEN; Blennorrhagie et Blennorrhée de l'utérus et du vagin; Catarrhe utérin, etc.

Prédisp. et causes occas. Irritations fréquentes déterminées sur les organes génitaux, abus des plaisirs vénériens, abus des bains, dérangement des menstrues; suppression de quelque exanthème ou d'une évacuation habituelle; vie sédentaire; écarts de régime; virus syphilitique; vice dartreux.

Symptômes. 1re Variété. *Leucorrhée aiguë.* Sentiment d'un prurit plus ou moins incommode à la vulve, se propageant dans le vagin, et quelquefois jusque dans l'utérus, avec envie fréquente d'uriner.

Vers le 3e ou le 4e jour, écoulement d'un liquide d'abord clair, qui augmente ensuite en quantité, et devient jaunâtre ou verdâtre; ardeur d'urine insupportable; douleur gravative à l'hypogastre, s'étendant vers les fosses iliaques, les aînes, les grandes lèvres, le périnée, et la partie supérieure interne des cuisses. Au 9e ou 10e jour, diminution des symptômes inflammatoires et de l'écoulement, qui devient graduellement plus épais, blanchit, et finit par s'arrêter tout-à-fait du 36e au 40e jour.

2e Variété. *Leucorrhée chronique* ou *constitutionnelle.* Marche irrégulière; absence totale, ou retour irrégulier de l'inflammation; nulle tendance vers la guérison; durée illimitée. Cet état est ordinairement accompagné d'une langueur et d'une pâleur générales; d'un sentiment de tiraillement à l'estomac, de la perte de l'appétit, de la lenteur dans tous les mouvemens.

La leucorrhée peut se terminer par la première menstruation, par les lochies, une hémorrhagie utérine ou intestinale, la diarrhée, le vomissement, le ptyalisme, des sueurs, etc. Elle se change souvent en une autre maladie : l'indifférence pour l'union des sexes, la stérilité sont des accidens de la leucorrhée habituelle, dont la suppression peut donner lieu à l'inflammation de la vessie urinaire ou de l'utérus, à des ulcères utérins, des hémorrhoïdes, des exanthèmes, une fièvre muqueuse, l'hydropisie, la diarrhée, l'entérite aiguë ou chronique, le diabétès, l'hystérie, des ardeurs de poitrine, des douleurs vagues de goutte, la phthisie, etc.

Traitement de la leucorrhée. Dans les leucorrhées

aiguës on modère la violence des symptômes, et on se conduit généralement comme dans la blennorrhagie urétrale. Dans les chroniques, on ranime l'action des organes qui sont le siége de la maladie; on est quelquefois obligé de calmer l'ardeur de l'urine, le prurit, les douleurs hypogastriques, au moyen d'injections, de fomentations, de demi-bains, etc. On combat la constipation par les laxatifs. Lorsqu'il y a foiblesse individuelle, l'exercice, l'habitation des lieux secs et élevés, les toniques conviennent. Le dérangement des fonctions digestives s'opposant au succès du traitement, doit être combattu, lorsqu'il existe, par le régime, les purgatifs amers unis aux aromatiques, aux ferrugineux, etc. On modifie le traitement suivant les causes de la maladie. La suppression subite de l'écoulement exige qu'on le rappelle, si la maladie qui lui succède est plus dangereuse que le flux lui-même.

GENRE XVI. *Aphthes.*

SYNONYMIE. *Aphthæ*, BOERHAAVE, KETELAER, SAUVAGES, LINNÆUS, CULLEN, SAGAR; *Febris aphthosa*, VOGEL.

Prédisp. et causes occas. L'enfance, la vieillesse; l'habitation dans le Nord, dans des lieux marécageux; les saisons chaudes et pluvieuses; un air non renouvelé, une nourriture malsaine.

Les aphthes ont leur siége sur les lèvres, les gencives, dans l'intérieur de la bouche, sur la langue, les amygdales, dans l'œsophage, et même dans l'estomac et les intestins.

Symptômes. APHTHES DES ADULTES. Amas plus ou moins aggloméré ou isolé de tubercules superficiels, ronds : ce sont des follicules muqueux aplatis, qui paroissent avoir à leur centre une petite ouverture; ils sont quelquefois transparens, d'autres fois blancs et plus ou moins denses; ils peuvent aussi prendre une couleur jaune foncée, livide ou noire, et devenir alors plus ou moins graves, surtout par leur complication avec une fièvre adynamique ou ataxique.

Les aphthes, après avoir persisté plus ou moins de temps, se détachent, tombent en petits fragmens, et abandonnent les endroits qu'ils avoient occupés, quelquefois pour se reproduire ailleurs.

APHTHES DES ENFANS *ou* MUGUET. Un sommeil profond, l'agitation des muscles de la face et des lèvres, la dyspnée, la prostration des forces, la foiblesse du pouls, le vomissement : tels sont les signes précurseurs. — MUGUET BÉNIN. Boutons blancs, superficiels, séparés les uns des autres, sans rougeur ni inflammation des interstices, ni du fond de la bouche; chaleur modérée, point de gêne dans la déglutition, sommeil presque naturel, diarrhée légère. Au bout de quelques jours les boutons jaunissent un peu, s'exfolient par pellicules, et se dissipent entièrement vers le 9e ou le 10e jour, surtout quand l'enfant a une nourrice. — MUGUET CONFLUENT *ou* GANGRÉNEUX. Petites pustules serrées et presque contiguës les unes aux autres, répandues sur les lèvres, les gencives, la langue, l'intérieur des joues, le fond de la gorge, et tombant pour faire place à de nouvelles; les lèvres de l'enfant s'appliquant difficilement sur le teton, qui s'excorie quelquefois par leur contact; bouche brûlante, comme tapissée d'une couche épaisse, blanchâtre, qui jaunit ensuite, et forme une escarre dont la chute laisse voir des ulcères gangréneux; déglutition très-gênée; dévoiement verdâtre et continuel; rougeurs très-vives à l'anus, qui dégénèrent souvent en escarres gangréneuses; foiblesse, assoupissement ou insomnie; agitation violente et continuelle; douleur des plus intolérables.

Traitement des Aphthes. Les aphthes des adultes, lorsqu'ils sont peu intenses, n'exigent que des boissons acidulées; lorsqu'ils tendent à la gangrène, on les traite par les toniques. On a préconisé le borate sursaturé de soude en potion. — On combat le muguet bénin par une bonne nourriture; ou, si l'enfant a été sevré en naissant, on lui donne des boissons adoucissantes, et on touche cinq ou six fois par jour les parties affectées avec un pinceau de charpie trempé dans une décoction d'orge, avec addition de miel rosat et de quelques gouttes d'acide sulfurique. — On a recours aux mêmes moyens dans le muguet confluent, dont on combat en outre les accidens. Si l'enfant est foible, on le ranime par des cordiaux en potions. Les ulcères gangréneux doivent être lavés et bassinés avec un mélange d'eau de chaux et de miel rosat, ou d'une décoction émolliente avec le sirop de quinquina, le tout aiguisé de quelques gouttes d'acide sulfurique.

ORDRE III.

PHLEGMASIES DES MEMBRANES SÉREUSES.

L'INFLAMMATION des membranes séreuses est souvent indépendante de celle des organes qu'elles recouvrent. L'arachnoïde, par exemple, est souvent enflammée sans que cet état se propage au cerveau; il en est de même du péricarde par rapport au cœur, de la plèvre relativement aux poumons, du péritoine par rapport aux divers viscères qu'il enveloppe. Cependant l'affection peut attaquer simultanément la membrane séreuse qui recouvre cet organe, et la substance de l'organe lui-même, comme l'inspection cadavérique le démontre quelquefois dans les péripneumonies aiguës, les inflammations, soit aiguës, soit chroniques de l'estomac ou des intestins; mais lors même qu'un tissu seul est affecté dans les maladies aiguës, les fonctions de l'organe sont toujours plus ou moins troublées.

Les prédispositions et les causes occasionnelles des phlegmasies de cet Ordre sont, en général, communes à celles des divers systèmes d'organes; il y a cependant des causes particulières à chaque phlegmasie.

Le début des inflammations des membranes séreuses est marqué par la céphalalgie, des lassitudes spontanées, un frisson violent et de longue durée. La douleur locale est très-vive, et présente quelquefois des rémissions; la rougeur, à peine sensible dans le premier moment, ne tarde pas à devenir plus ou moins vive, comme on peut s'en convaincre sur les animaux vivans. La chaleur est moins intense que dans les phlegmasies des autres tissus; il n'y a ni sentiment de pulsation, ni tumeur, caractères qui distinguent les inflammations du tissu cellulaire et des organes parenchymateux. L'exhalation et l'absorption semblent comme suspendues dans le commencement de la maladie; la membrane affectée exhale ensuite une quantité plus ou moins considérable de sérosité albumineuse, qui a une grande tendance à prendre la forme concrète, et détermine les adhérences que contractent si fréquemment les membranes séreuses atteintes d'inflammation.

La fièvre qui accompagne les phlegmasies des membranes séreuses présente des différences dans son caractère et son intensité, suivant la partie affectée.

Ces phlegmasies se terminent par la résolution, la suppuration, la gangrène, ou passent à l'état chronique. La résolution est souvent accompagnée de quelque évacuation critique.

GENRE Ier. *Phrénésie.*

Synonymie. Phrenitis, Sauvages, Linnæus.

Prédisp. et causes occas. L'insolation, l'ustion, l'application des substances âcres sur la tête; les écarts de régime, les passions violentes, la suppression brusque de quelque hémorrhagie, une forte contention d'esprit, des veilles prolongées, l'abus de l'opium et des liqueurs alcooliques, etc.

Symptômes. A l'invasion, dégoût, soif, insomnie, anxiété et malaise général; ensuite, douleur sourde dans la tête, frissons et horripilations, fièvre; augmentation de la douleur et de la chaleur; quelquefois sentiment de pression d'une bande qui serreroit les yeux; gonflement douloureux des tégumens du crâne; quelquefois érysipèle à la face; conjonctive injectée. Lésions de l'imagination, du jugement et de la mémoire; vociférations, menaces, chant joyeux, regard étincelant; agitation extrême, réponses brusques, emportemens de colère; saillies de gaieté et de plaisanterie; insomnie opiniâtre, ou sommeil troublé par des rêves effrayans et des tressaillemens; peau sèche, chaleur âcre, urine claire et incolore, nausées, vomissemens, constipation opiniâtre.

La phrénésie se termine souvent d'une manière funeste, par l'épanchement d'un liquide séreux et purulent à la surface de l'arachnoïde. Les signes de cette terminaison, qui ont lieu dès le 5ᵉ ou le 6ᵉ jour, sont : des frissons irréguliers, un pouls inégal, des lipothymies, une sueur froide et gluante sur la tête et sur le front, le regard éteint, l'abolition des fonctions des sens, les soubresauts des tendons, le tremblement de la langue, les convulsions, la léthargie ou la catalepsie, des paralysies partielles, l'hémiplégie, la carphologie, etc.

Elle peut se terminer par résolution, qui quelquefois n'a lieu que d'une manière incomplète; et dans ce cas la maladie se change en une affection chronique, caractérisée par la diminution notable ou la perte de la vue, de l'ouïe, ou même un état d'aliénation mentale.

Différences de la Phrénésie et de la Céphalite. Les

plaies, les contusions du crâne et du péricrâne déterminent le plus souvent la phrénésie, qui ne se manifeste guère que onze, douze, quinze ou vingt jours après la blessure; la commotion occasionne le plus souvent la céphalite, et elle a lieu ordinairement deux ou trois jours après l'accident. La phrénésie débute par un frisson subit et souvent intense; la céphalite, par des frissons irréguliers et des douleurs contusives dans les membres. La première, très-prompte dans sa marche, se termine rarement après le 7e jour; la seconde, plus lente, ne se termine que le 11, le 12, et quelquefois le 20e jour. Dans la première, la douleur est vive, poignante, tensive, circonscrite, et répond ordinairement au front. Dans la seconde elle est sourde, vague, profonde, et répond à l'occiput. Le délire de la phrénésie est intermittent, quelquefois léger, et ne se déclare qu'au 3e, 4e ou 5e jour; celui de la céphalite est continu et plus intense, et paroît presque dès le début. Dans la phrénésie, le front est assez fréquemment ridé, l'œil fixe, le regard farouche, la conjonctive injectée; dans la céphalite, la pupille se contracte ou elle est dilatée et insensible à la lumière; l'œil est chassieux et larmoyant. L'état apoplectique et la gêne de la respiration ne surviennent dans la phrénésie que lorsque l'épanchement purulent s'est formé: dans la céphalite, au contraire, le malade est assez communément dans un état d'abattement général, de torpeur, et quelquefois d'apoplexie; la respiration est bruyante, gênée et difficile. Les tégumens de la tête sont plus rarement douloureux au toucher dans la céphalite que dans la phrénésie, etc.

Traitement. Les moyens à opposer à cette maladie, toutefois variables suivant les causes et les circonstances particulières où se trouve le malade, sont les pédiluves chauds, les vésicatoires, les sinapismes appliqués aux pieds ou aux genoux, les frictions sur ces parties; l'usage des lavemens irritans, les émétiques, les purgatifs, la saignée du pied, un dégorgement des hémorrhoïdes, des sangsues appliquées à la vulve, sur les parties latérales de la tête; des fomentations émollientes sur la tête; des boissons rafraîchissantes; la respiration d'un air frais, la position verticale de la tête, l'éloignement de tout ce qui peut frapper les sens. C'est surtout dans les préludes du délire phrénétique que quelques-uns de ces moyens, heureusement combinés, auront le plus grand avantage pour détourner la congestion inflammatoire qui menace l'organe encéphalique, et pour seconder les efforts conservateurs de la nature.

GENRE II. *Pleurésie*.

Synonymie. *Pleuritis*, Sauvages, Boerhaave, Juncker, Linnæus, Vogel, Cullen, Sagar, etc.

Prédisp. et causes occas. Impression subite d'un air froid, ou passage brusque d'un air chaud à un air froid; boisson froide après un violent exercice; suppression de la transpiration ou d'une hémorrhagie habituelle, de la goutte, d'une dartre, etc.; des coups, des chutes sur le thorax, etc.

Symptômes. Frisson suivi de chaleur; lassitudes spontanées; douleur pongitive dans un des côtés de la poitrine, augmentant durant l'inspiration, par les efforts de la toux et par la pression; respiration difficile, inspiration courte et fréquente, toux sèche ou avec peu d'expectoration : décubitus impossible sur le côté douloureux; pommettes rouges; état fébrile; pouls tantôt dur et développé, tantôt petit et concentré; paroxysmes très-marqués le soir ou la nuit.

La durée de cette maladie à l'état aigu est de quatre à quatorze jours. Elle se termine, 1° par résolution, qui est marquée par une sueur abondante, un flux hémorrhoïdal, une urine sédimenteuse, des déjections bilieuses, l'expectoration d'un mucus opaque et blanc, le transport de la douleur au dos, à l'épaule ou aux mains : la plèvre costale, du côté de l'inflammation, contracte presque toujours des adhérences avec la plèvre pulmonaire correspondante. 2°. Par le passage à l'état de pleurésie chronique : dans ce cas, les symptômes diminuent vers le 8e ou 9e jour, persistent ensuite avec opiniâtreté, au lieu de se dissiper entièrement, et s'accompagnent d'une légère fièvre hectique avec des paroxysmes le soir. 3°. Par l'épanchement d'un liquide séreux plus ou moins abondant dans la cavité thoracique : les signes de cet épanchement sont la gêne de la respiration, l'oppression au moindre mouvement, l'impossibilité de se coucher sur le côté opposé au siége de l'inflammation; la suffocation imminente lorsqu'on presse l'abdomen de bas en haut; le son obscur que rendent, par la percussion, les parois du thorax du côté affecté. On peut ajouter à ces signes une sorte d'empâtement du thorax, l'ondulation d'un fluide à travers les muscles intercostaux, le réveil en sursaut, la bouffissure de la face, l'œdématie, et un sentiment de froid dans les membres inférieurs, etc. Cet épanchement s'observe surtout lorsque l'inflammation a passé à l'état chronique.

Traitement. On a recours à la saignée générale, lorsqu'elle est indiquée par la disposition du malade. Souvent on se borne à l'application des sangsues sur l'endroit douloureux, et on fait succéder l'application d'un vésicatoire. On donne à l'intérieur les délayans et les mucilagineux, comme dans les autres phlegmasies.

GENRE III. *Péricardite.*

Prédisp. et causes occas. Le tempérament sanguin; la suppression d'une hémorrhagie nasale, du flux hémorrhoïdal, de l'évacuation menstruelle, de la transpiration; les exercices immodérés du corps; les travaux forcés de l'esprit; les excès vénériens; l'usage des boissons à la glace en été, des liqueurs spiritueuses en tout temps, l'abus des alimens fortement épicés, et en général tout écart du régime; la métastase d'une affection rhumatismale, goutteuse, psorique, etc.; l'action d'un corps contondant sur la région précordiale.

Symptômes. Sentiment de chaleur générale, accompagné d'une douleur vive et brûlante dans tout le côté gauche du thorax, et spécialement dans la région du cœur; respiration haute, gênée et douloureuse; pouls dur, fréquent et rarement irrégulier; rougeur des deux pommettes, et surtout de la gauche. Vers le troisième jour, altération des traits de la face, qui sont tirés en haut; anxiétés, agitations, respiration entrecoupée; pouls petit, fréquent, concentré, irrégulier; défaillances incomplètes, palpitations légères, ensuite frissons fugaces, infiltration générale, mort souvent inopinée.

L'invasion de la péricardite aiguë est brusque, sa marche rapide, sa terminaison presque subite. Celle qui est chronique débute ordinairement d'une manière insensible; sa marche est souvent cachée. La péricardite est le plus souvent compliquée avec la pleurésie, la péripneumonie, la gastrite; et les symptômes de ces dernières affections prédominent souvent sur ceux de l'inflammation du péricarde.

L'adhérence du péricarde au cœur est une suite assez fréquente de l'inflammation de cette membrane : dans ce cas, rougeurs subites à la face, sentiment pénible de tiraillement dans la région du cœur; respiration haute, fréquente, oppressée après le moindre mouvement; défaillances, pouls irrégulier, point de palpitations; contractions du cœur promptes et irrégulières, sourdes, profondes, obscures et comme avortées. Le diagnostic de cette adhérence est d'ailleurs très-difficile à établir.

Traitement. Il est le même que celui de la pleurésie : on a recours, suivant les préceptes de M. Corvisart, aux saignées générales et locales, et on les emploie avec plus de célérité et plus sévèrement dans le premier degré que dans le second, et dans celui-ci que dans le troisième. On applique ensuite des vésicatoires sur le lieu correspondant au siége de l'inflammation.

GENRE IV. *Péritonite.*

SYNONYMIE. *Peritonitis*, VOGEL, LIEUTAUD, CULLEN, FRANK.

Il est bien reconnu aujourd'hui que l'affection désignée sous le nom de *fièvre puerpérale* n'est rien autre chose qu'une inflammation du péritoine qui survient à la suite des couches.

Prédisp. et causes occas. Le tempérament sanguin, la pléthore, l'âge adulte, la compression des viscères abdominaux, l'intempérance, l'abus des liqueurs alcooliques; les passions fortes et violentes; la suppression d'évacuations habituelles, la métastase de la goutte sur l'abdomen; l'habitation des lieux humides et froids, le passage brusque d'une température chaude à une température froide. — Les causes occasionnelles de la péritonite puerpérale sont, *durant la grossesse*, des écarts répétés du régime, une constitution irritable ou pléthorique, la vie sédentaire avec l'habitude de la bonne chère, ou bien une mauvaise nourriture; la négligence des objets de propreté; les chagrins domestiques : *pendant l'accouchement*, un travail long et pénible, ou, d'un autre côté, une confiance extrême inspirée par un accouchement très-heureux : *après l'accouchement*, un libre accès et des entretiens suivis avec ses proches; les commotions de la joie ou une entière sécurité; des contrariétés ou des affections morales tristes; des écarts quelconques de régime; l'exposition à un air froid et humide, la respiration d'un air insalubre et corrompu, comme celui des hôpitaux.

Symptômes. Au début, horripilations vagues ou frisson général, qui se renouvelle quelquefois pendant un ou deux jours; ensuite chaleur plus ou moins forte; douleurs lancinantes dans l'abdomen qui augmentent par la plus légère pression, par les efforts de la respiration, et les mouvemens des membres et du tronc; décubitus sur le dos; abdomen tendu et météorisé; hoquets, nausées, vomissemens; diarrhée ou constipation; pouls dur et serré, presque toujours fréquent; céphalalgie, visage pâle, décoloré; traits comme tirés en haut et portés vers le front; peau sèche ou couverte d'une sueur froide, insomnie, soif, etc.

Dans la péritonite puerpérale, qui se déclare le plus ordinairement du deuxième au troisième jour de l'accouchement, et peut même survenir à toute époque de l'allaitement, on remarque, outre les symptômes ci-dessus, l'affaissement des mamelles et la suppression des lochies.

Cette maladie est ordinairement très-aiguë; sa durée est alors de cinq à dix jours: quelquefois elle est chronique. Elle peut se terminer par résolution, par suppuration ou par gangrène. Les signes de la suppuration sont, après le huitième ou neuvième jour, un sentiment de pesanteur dans l'abdomen, la fréquence et une sorte de mollesse du pouls: la matière de la suppuration est une sérosité mêlée de flocons albumineux; cette matière, quand l'issue de la maladie est heureuse, est en partie résorbée, et le reste se transforme en brides cellulaires. La gangrène s'annonce par un froid qui succède à une chaleur intense, par la cessation brusque de la douleur, un pouls foible et intermittent, l'affaissement des traits de la face.

Nulle phlegmasie des membranes séreuses n'est plus susceptible de se compliquer avec quelques-unes des fièvres primitives, et surtout avec les fièvres bilieuse, adynamique et ataxique.

Traitement. Il rentre dans celui des phlegmasies des autres membranes séreuses. — Saignées générales s'il y a pléthore; application de sangsues à l'anus s'il y a suppression d'hémorrhoïdes, à la vulve s'il y a suppression des menstrues; bains tièdes, boissons mucilagineuses, boissons et lavemens laxatifs s'il y a constipation; tels sont les moyens les plus utiles : on a quelquefois appliqué avec succès un vésicatoire sur l'abdomen. Dans la péritonite puerpérale, on favorise la transpiration au moyen d'une chaleur modérée et de petites doses d'ipécacuanha. On tâche de rappeler les lochies supprimées par l'application des sangsues à la vulve et des fomentations émollientes sur l'abdomen. S'il y a constipation, des ténesmes, des vomissemens, on a recours aux lavemens laxatifs, à l'anti-émétique de Rivière, etc. Si le dévoiement existe avec violence, on prescrit quelques grains de rhubarbe avec un calmant et des demi-lavemens avec quelque préparation d'opium.

ORDRE IV.

PHLEGMASIES DU TISSU CELLULAIRE ET DES ORGANES PARENCHYMATEUX.

Les prédispositions et les causes occasionnelles de ces phlegmasies, sont celles des inflammations en général.

Leur invasion est précédée de frisson et de chaleur; la douleur, d'abord poignante, devient ensuite pulsative; il y a chaleur, tuméfaction, tension et rougeur; augmentation de la sensibilité locale, et lésion des fonctions de l'organe, et même des parties environnantes; mouvement fébrile secondaire qui a des caractères particuliers suivant la partie affectée ou la disposition individuelle. Ces phlegmasies peuvent être aiguës ou chroniques; elles se terminent par résolution, par suppuration, par gangrène, et assez fréquemment par induration, et par une altération organique de l'organe enflammé. Elles peuvent se compliquer avec les phlegmasies des tissus contigus et avec les divers Ordres de fièvres primitives.

GENRE Ier. *Phlegmon.*

Synonymie. *Phlegmone*, Sauvages, Linnæus, Vogel, Cullen, Sagar.

Prédisp. et causes occas. Toute cause irritante interne ou externe, une chaleur vive, un mouvement immodéré, les ligatures, les coups, les fortes compressions, les blessures, l'application des substances âcres.

Symptômes. Rougeur, douleur pulsative, chaleur, sentiment de tension et augmentation de volume de la partie. — Ces symptômes, qui caractérisent toute espèce de phlegmons, sont accompagnés, lorsque la maladie est intense, de quelques phénomènes généraux, tels que la fréquence et la dureté du pouls, la soif, la sécheresse de la bouche, une suspension ou interversion de plusieurs fonctions.

La durée de cette plegmasie est très-variable, suivant l'âge, le tempérament, la saison, les forces de l'individu ou son état de débilité ou d'épuisement, etc.

La résolution, terminaison la plus heureuse, n'est pas la plus fréquente du phlegmon : elle se manifeste par la diminution graduée des symptômes. Le phlegmon se termine le plus ordinairement par la suppuration, qui s'annonce par l'absence des caractères propres à la résolution, par le changement de la douleur, qui, de pulsative, devient gravative, par un point saillant qui se manifeste au centre de la tumeur et qui répond à une collection de pus : la peau qui le recouvre s'amincit et devient blanche; la fluctuation devient sensible, et une ouverture, naturelle ou artificielle, donne issue à la matière purulente. La gangrène et l'induration sont deux autres terminaisons moins fréquentes des inflammations phlegmoneuses.

Traitement. Si la marche du phlegmon est régulière et les symptômes modérés, les délayans suffisent : si le phlegmon est interne, on tâche d'en diminuer l'intensité, et d'en prévenir les suites par la saignée et les révulsifs, tels que les purgatifs, les frictions, les épispastiques, les bains, l'application d'un cautère, d'un séton : on se conforme d'ailleurs aux règles de l'hygiène. — On varie le traitement suivant les complications.

GENRE II. *Oreillons.*

SYNONYMIE. *Cynanche parotides*, SAUVAGES, CULLEN; *Angina maxillaris*, VOGEL; *Angina externa*, RUSSEL.

Prédisp. et causes occas. L'enfance, la jeunesse, l'exposition au froid et à l'humidité. Cette phlegmasie est souvent épidémique; elle attaque rarement deux fois le même individu.

Symptômes. Invasion le plus ordinairement par des frissons et un état fébrile. Tuméfaction plus ou moins considérable sous l'une et quelquefois sous les deux oreilles, avec chaleur, douleur et tension; elle se propage quelquefois sur les parties latérales du cou et de la face. Cet état, accompagné d'une fièvre légère, augmente jusqu'au quatrième jour, diminue ensuite et se dissipe entièrement les jours suivans. La maladie se termine alors par résolution, à l'aide d'une sueur locale ou générale. Elle se termine rarement par suppuration et par induration; mais sa terminaison la plus fréquente est la métastase sur les testicules chez l'homme, et sur les seins chez la femme.

Traitement. On entretient la liberté du ventre à l'aide de lavemens; on couvre les oreillons de flanelle, pour favoriser l'exsudation locale qu'ils présentent souvent. Si cette exsudation s'arrête ou diminue avec un accroissement des symptômes fébriles, on applique des vésicatoires derrière les oreilles et sur toute la surface de la tumeur.

GENRE III. *Céphalite.*

Synonymie. *Cephalitis*, Sauvages; *Sphacelismus*, Linnæus.

La phlegmasie, soit aiguë soit chronique, de la pulpe cérébrale, est établie par des faits positifs; mais l'histoire des symptômes ou lésions de l'entendement qui correspond à cette inflammation n'est pas assez complète pour permettre d'en donner une description générale. Voyez ci-dessus (page 111) la description de la phrénésie, où ses principaux caractères ont été comparés avec ceux de la céphalite.

GENRE IV. *Péripneumonie.*

Synonymie. *Peripneumonia*, Sauvages, Linnæus, Vogel, Sagar, Boerhaave, Junckeb; *Febris peripneumonica*, Hoffmann, Macbride; *Pneumonia*, Cullen.

Prédisp. et causes occas. Les exercices violens du poumon, la course, la lutte, le chant, des cris forcés, une équitation rapide contre la direction du vent; des émotions vives de l'ame, une angine avec oppression de la poitrine, l'impression brusque d'un air froid après un violent exercice, une boisson froide lorsqu'on est échauffé.

Symptômes. Frisson suivi de chaleur; pouls fréquent et dur; sentiment d'ardeur dans la poitrine, douleur latérale pongitive, profonde, n'augmentant pas par une forte inspiration; respiration difficile; toux, expectoration muqueuse et plus ou moins sanguinolente; rougeur de la pommette du côté du poumon affecté; décubitus pénible sur les deux côtés, surtout sur le côté sain, et se faisant presque toujours sur le dos; fièvre; paroxysme le soir.

Cette maladie est ordinairement très-aiguë.

Terminaisons. La carnification du poumon, la résolution, la suppuration, la gangrène.

La première de ces terminaisons est annoncée, dès les premiers jours, par une débilité extrême, la mollesse, la dépression et l'inégalité du pouls, une toux sèche, un sentiment de suffocation avec des anxiétés inexprimables, le délire : cet état est suivi de la mort, du troisième au septième jour.

La résolution est caractérisée, 1° par l'expectoration copieuse de matières blanches, avec diminution de la douleur, un changement favorable de la respiration, le pouls plein et développé; 2° par un flux de ventre; 3° par une urine copieuse avec un sédiment d'abord rouge, et devenu blanchâtre avant le septième jour.

La suppuration est annoncée par l'absence des signes d'une résolution bénigne, la prolongation de la maladie avec un pouls mou et ondoyant. Le commencement de la suppuration est indiqué par des horripilations légères, vagues, la dyspnée qui persiste avec rougeur des joues et des lèvres, la soif; des paroxysmes de fièvre hectique le soir. Les caractères d'une suppuration formée sont, outre les signes précédens, une toux opiniâtre et sèche qui augmente après le repas et l'exercice, un sentiment de pesanteur dans le côté affecté, sur lequel le décubitus devient moins gênant; tandis qu'il ne peut pas se faire sur le côté sain; la continuation d'une fièvre modérée au-delà du second septénaire; sueurs nocturnes, surtout au front et à la partie supérieure de la poitrine; pâleur ou amaigrissement progressif, débilité extrême, etc. L'abcès, une fois formé, peut suffoquer par son volume ou s'évacuer par la trachée-artère, ou s'épancher dans une des cavités thoraciques, ou se déposer, par une sorte de métastase, sur le cerveau, le foie, la rate, ou une autre partie.

La gangrène succède à une péripneumonie intense, dont les symptômes n'ont pu être calmés par aucun moyen. Cette terminaison funeste est marquée par une débilité extrême et subite, le froid des membres, une sputation ichoreuse, livide, noirâtre et fétide.

La *péripneumonie* se distingue de la pleurésie par plusieurs caractères. Dans la péripneumonie, la douleur est profonde et obtuse, et n'augmente pas dans l'inspiration; le sentiment d'oppression et d'étouffement est prononcé. Dans la pleurésie, la douleur est superficielle, très-vive, lancinante, augmente dans l'inspiration, et change quelquefois de siége. Dans la péripneumonie, l'expectoration est toujours abondante, et ordinairement sanguinolente. Dans la pleurésie, la toux est sèche ou n'est suivie que d'un peu d'expectoration qui est toujours muqueuse.

Traitement. Dès le début on emploie la saignée, que l'on réitère une ou plusieurs fois, si la constitution de l'individu le permet, et que les symptômes inflammatoires continuent d'être intenses. Si l'individu est trop foible, on fait succéder à la saignée générale l'application des sangsues sur les parois thoraciques. On donne les mucilagineux en tisane, en potion et en lavement. A une époque un peu avancée de la maladie, lorsque l'expectoration est difficile, on a recours aux préparations scillitiques et au kermès minéral à petites doses. Il est souvent utile d'appliquer des rubéfians ou un vésicatoire sur la poitrine, surtout lorsque la maladie tend à l'état chronique.

GENRE V. *Cardite.*

SYNONYMIE. *Carditis*, SAUVAGES, VOGEL, SÉNAC, MECKEL, M. CORVISART.

Prédisp. et causes occas. Les mêmes que celles de la péricardite, qui coexiste ordinairement avec l'inflammation du tissu propre du cœur. Elles sont souvent entièrement inconnues.

Symptômes. Ils se confondent avec ceux de la péricardite; cependant une douleur vive, poignante, profonde dans la région du cœur, la fréquence plus grande des syncopes sont notées par quelques auteurs comme des signes caractéristiques de l'inflammation essentielle du cœur. Mais on voit ces signes dans la péricardite, à la suite de laquelle on trouve et le péricarde malade et la substance du cœur plus ou moins altérée. Les symptômes de la cardite sont si fréquemment obscurs, que M. Corvisart (*Essai sur les Maladies du Cœur*, 2e édit.) a établi la division de cette phlegmasie en cardite occulte et en cardite manifeste. Il rapporte plusieurs observations de ces variétés, qui peuvent être, l'une et l'autre, aiguës ou chroniques.

Les plus fréquentes des terminaisons de la cardite sont la suppuration, des ulcères et la gangrène.

Traitement. Il doit être le même que celui de la péricardite; mais l'obscurité de cette affection empêche souvent de recourir à un traitement méthodique.

GENRE VI. *Hépatite.*

SYNONYMIE. *Hepatitis*, SAUVAGES; LINNÆUS, VOGEL, SAGAR, BOERHAAVE, HOFFMANN, JUNCKER, CULLEN.

Prédisp. et causes occas. Tempérament mélancolique, passions vives et contrariées; exposition prolongée à un ciel brûlant; présence de concrétions biliaires dans la vésicule du fiel; suppression des hémorrhoïdes ou des menstrues; coup violent sur la région du foie, chute sur cette partie; ou, par une sorte de commotion générale, chute sur les pieds, les genoux ou les fesses; plaies de tête, fracture du crâne; abus des liqueurs alcooliques, des drastiques et des émétiques; répercussion brusque de quelque éruption cutanée.

Symptômes. Douleur sourde et profonde, avec un sentiment de pesanteur et de chaleur dans l'hypochondre droit et dans l'épigastre; décubitus sur le côté gauche plus pénible que sur le côté droit; souvent teinte jaunâtre des yeux ou de la peau; constipation ou selles blanchâtres, urine jaune. Si l'inflammation occupe plus particulièrement la partie concave, la douleur à l'hypochondre n'augmente pas par la pression extérieure; il y a des nausées, des envies de vomir, soif ardente; la langue est recouverte d'un enduit verdâtre. L'inflammation occupe-t-elle la partie convexe du foie, la douleur est plus superficielle; elle augmente par la pression et par la toux, se propage au cou, à la clavicule, à l'épaule; l'hypochondre droit est tuméfié; le décubitus sur ce côté est impossible, la respiration difficile et accompagnée de toux.

L'hépatite est aiguë ou chronique : dans ce dernier cas, elle est souvent difficile à reconnoître.

Terminaisons. Cette maladie se termine, 1°. par résolution, qui a lieu vers le septième jour, et est accompagnée d'une hémorrhagie du nez par la narine droite, d'un flux hémorrhoïdal, de l'apparition des menstrues, d'une urine abondante, de déjections bilieuses, de sueurs. 2°. Par suppuration : elle est annoncée par une chaleur incommode et un sentiment de pesanteur dans l'hypochondre, la gêne de la respiration, des alternatives de sueurs et de frissons, des exacerbations vers le soir, la chaleur de la paume des mains, un sommeil agité. L'abcès peut se faire jour au dehors par l'hypochondre droit, ou pénétrer dans la cavité thoracique, dans les poumons, dans la cavité abdominale, dans l'estomac, les intestins. 3°. Par gangrène. 4°. Par induration.

Traitement. On ne pratique la saignée que lorsque les symptômes inflammatoires sont très-intenses : on applique des sangsues à l'anus, surtout lorsqu'il y a suppression du flux hémorrhoïdal. Il est convenable de seconder le vomissement bilieux qui accompagne cette maladie; les boissons ordinaires doivent être acidulées. Ces moyens et une diète rigoureuse suffisent ordinairement pour amener la résolution. Lorsque la suppuration a lieu, et que l'abcès fait saillie à l'hypochondre droit ou à l'épigastre, on l'ouvre : si le pus se fait jour dans la poitrine ou dans l'abdomen, la guérison est quelquefois au-dessus des ressources de l'art; on se borne à prescrire une diète convenable, des alimens légers, des boissons délayantes, de doux purgatifs, soit en potions, soit en lavemens, et des bains tièdes. Si l'hépatite tend à la gangrène, c'est aux toniques qu'il est urgent de recourir; si elle tend à l'induration, on recommande l'usage des eaux minérales de Spa, de Vichy, etc., un air pur et serein, un exercice modéré, des alimens de facile digestion, des fruits bien mûrs. On a préconisé (*Journal de médecine de Londres*, 1789) le mercure doux à l'intérieur, et des frictions mercurielles sur la région du foie; mais il est fort douteux que les succès obtenus dans l'observation publiée aient été dus à ce traitement.

GENRE VII. *Splénite.*

Synonymie. *Splenitis*, Sauvages, Linnæus, Vogel, Juncker, Sagar, Cullen, etc.; *Lienis inflammatio*, Boerhaave.

Quoique la structure intime de la rate semble la

rendre sujette aux mêmes affections que les autres viscères, l'observation n'a pas encore démontré qu'elle ait été atteinte d'un véritable phlegmon, susceptible de passer à la suppuration; et la série successive des symptômes qui accompagneroient cette phlegmasie est par conséquent un problême. Mais la membrane extérieure de la rate peut devenir cartilagineuse, son tissu renfermer des calculs; elle peut être double, divisée en divers lobes, ou d'un volume extraordinaire; des concrétions osseuses peuvent s'y former à l'intérieur; elle peut acquérir un endurcissement extrême ou tomber dans un état de sphacèle. Enfin, elle acquiert souvent un grand développement à la suite des fièvres intermittentes rebelles.

GENRE VIII. *Néphrite.*

Synonymie. Nephritis, Sauvages, Linnæus, Vogel, Sagar, Cullen; *Febris nephritica*, Hoffmann.

Prédisp. et causes occas. Les principales sont un effort considérable du corps, l'habitude de rester long-temps couché, la danse, une équitation longue et violente, les promenades en voiture sur un chemin raboteux, une contusion; la pléthore, les diurétiques âcres, la cessation ou la suppression d'une hémorrhagie habituelle, l'origine de parens arthritiques ou sujets à des affections calculeuses; des calculs.

Symptômes. 1re Variété. *Néphrite simple.* Au début, frisson et quelquefois refroidissement des pieds et des mains, ensuite douleur pongitive avec une ardeur brûlante et un sentiment de pesanteur dans la région de l'un ou des deux reins; nausées, vomissemens bilieux, éructation continuelle, fièvre aiguë;

urine diminuée, rendue souvent et en petite quantité à-la-fois, rouge ou aqueuse, quelquefois entièrement supprimée; son excrétion difficile et douloureuse; état fébrile. Engourdissement de la cuisse correspondante, surtout quand le mal s'étend au bassinet des reins, aux uretères et à la vessie; douleur à l'aîne; rétraction et douleur du testicule du même côté. Les symptômes sont très-intenses vers le 4e ou 5e jour: si la maladie se termine par résolution, ils diminuent ensuite graduellement; et il survient, avant le 7e ou le 14e jour, un flux abondant d'une urine rousse et épaisse.

Si la résolution n'a pas lieu, que la maladie se prolonge au-delà du 17e jour, la suppuration est à craindre: la rémission de la douleur, qui devient pulsative, le retour réitéré d'un frisson, la pesanteur et l'engourdissement de la partie annoncent qu'elle se fait; elle est formée quand il y a abattement, chaleur, tension dans l'organe affecté, et que le malade rend une urine purulente et fétide. Si cette suppuration dure long-temps, elle occasionne une consomption rénale. Quelquefois l'abcès fait saillie au dehors, et s'ouvre spontanément ou par le secours de l'art; l'ulcère demeure ordinairement fistuleux. Très-rarement le pus se fait une issue par la partie du colon qui lui est contiguë.

La néphrite peut se terminer par induration, et il en résulte ou une paralysie de la cuisse, ou une claudication du même côté, et ce mal incurable amène souvent une consomption lente, l'hydropisie, etc.

Elle se termine quelquefois par gangrène: la violence des symptômes, le défaut de soulagement par les remèdes, la rémission subite de la douleur, une sueur froide, la foiblesse et l'intermittence du pouls, le hoquet, la suppression de l'urine ou l'excrétion d'une urine livide, noirâtre, filamenteuse, fétide; la prostration subite des forces : tels sont les signes qui caractérisent cette terminaison fâcheuse.

2e Variété. *Néphrite calculeuse.* Douleur vive et brusque dans la région lombaire; urine rendue goutte à goutte et avec un sentiment d'ardeur, rémission et retour de ces symptômes par intervalles : ils se renouvellent surtout lorsqu'un mouvement change la position des calculs et augmente l'irritation qu'ils produisent. L'urine est muqueuse, et contient quelquefois de petits calculs inégaux, grenus, anguleux, ordinairement composés d'acide urique ou d'urate d'ammoniaque, et rarement d'oxalate de chaux. Le passage des calculs dans les uretères peut déterminer des mouvemens convulsifs de l'estomac, du diaphragme et des muscles abdominaux. Si le calcul est volumineux ou raboteux, et qu'il ne puisse être expulsé des reins, il occasionne des douleurs vives et profondes, avec un sentiment de constriction, de compression, ou d'une sorte de vrille qui semble percer la substance même des reins; l'urine est mêlée de mucosités visqueuses et quelquefois sanguinolentes. La marche de la maladie est chronique. Il survient de la suppuration, la destruction de la substance des reins, le fièvre hectique et la mort.

Traitement. Dans la 1re variété, on donne les mucilagineux en boissons et en lavemens. Si la douleur est très-vive, avec un sentiment d'ardeur dans la région rénale, on a recours à la saignée du pied ou à l'application des sangsues à l'anus, surtout s'il y a disposition aux hémorrhoïdes. Les anti-spasmodiques sont également utiles. Si la néphrite passe à la suppuration, on propose l'usage du lait, du petit-lait, avec des infusions légèrement excitantes, telles que celles de véronique, de fleurs d'hypéricum, de scabieuse, de lierre terrestre, etc.; mais les moyens de l'art sont en général insuffisans pour arrêter les progrès de cette affection. Dans la néphrite calculeuse, on donne des boissons aqueuses abondantes, les dissolutions alcalines, telles que l'eau minérale alcaline gazeuse, et on recommande une grande sobriété. On défend l'usage des boissons fermentées. On a préconisé la décoction de l'écorce intérieure du tilleul.

GENRE IX. *Métrite.*

Synonymie. *Metritis*, Sauvages, Sagar; *Hysteritis*, Linnæus, Vogel, Cullen; *Inflammatio et febris uterina*, Hoffmann.

Prédisp. et causes occas. Les plus ordinaires sont des manœuvres imprudentes durant un accouchement laborieux, la suppression des menstrues, l'abus des plaisirs vénériens, l'infection syphilitique, la cessation de la menstruation, l'opération césarienne, etc.

Symptômes. Invasion brusque ou précédée de frisson et de chaleur. Sentiment d'ardeur, douleur, pesanteur et tension dans l'hypogastre; altération des traits de la face; pouls foible et dur; débilité très-marquée; douleurs aux seins; céphalalgie; suppression ou altération notable des menstrues ou des lochies; quelquefois vomissement, léger délire ou sorte de rêvasserie ; hoquet, écoulement d'un liquide rougeâtre par les parties sexuelles, ténesme, suppression de l'urine ou dysurie. — Lorsque le fond de l'utérus est enflammé, tumeur douloureuse dans la région du pubis. Si c'est le col de la matrice qui est spécialement affecté, sensibilité très-grande, dureté et rétraction de cette partie ; strangurie et ténesme.

La métrite peut être aiguë ou chronique : elle se termine par résolution, par suppuration, par gangrène et par induration : celle-ci peut passer à l'état de cancer. La métrite aiguë constitue quelquefois ce qu'on appelle vulgairement *fièvre puerpérale ;* elle existe souvent avec la péritonite, et peut se compliquer avec les fièvres essentielles.

Traitement. On cherche à favoriser la résolution par les moyens généraux. La saignée est souvent nécessaire au début. Les sangsues appliquées à la vulve, les fomentations émollientes sur la région du pubis, les lavemens analogues, les bains tièdes, ceux de vapeurs conviennent. On donne à l'intérieur les délayans et les mucilagineux. L'intensité de la douleur force quelquefois à recourir à l'emploi de l'opium. La malade doit garder un repos absolu. On entretient son atmosphère à une douce température, et on la renouvelle souvent.

ORDRE V.

PHLEGMASIES DES TISSUS MUSCULAIRE, FIBREUX ET SYNOVIAL.

Ces phlegmasies sont moins connues que celles des Ordres précédens ; elles attaquent plutôt les hommes que les femmes, les adultes et les vieillards, que les enfans. Une nourriture trop abondante, l'abus des liqueurs alcooliques, l'oisiveté, les plaisirs de Vénus, les évacuations excessives, la suppression d'excrétions habituelles, le refroidissement subit, l'habitation des lieux humides et froids en sont les causes les plus ordinaires. Ces maladies sont souvent héréditaires.

Cet Ordre de phlegmasies est caractérisé par des douleurs variées, ordinairement très-mobiles, qui ont leur siége, tantôt dans la partie charnue des muscles, tantôt dans les tendons, les aponévroses, les ligamens articulaires et les tissus fibreux en général; et tantôt, peut-être, dans la membrane synoviale, avec lésion des organes affectés. Ces symptômes sont quelquefois précédés et accompagnés de fièvre, de la sécheresse de la bouche, de soif, de chaleur et d'aridité à la peau, d'une urine rouge. La marche de ces inflammations est aiguë ou chronique, régulière ou irrégulière : elles peuvent se fixer à une seule partie, ou occuper successivement toutes les portions d'un même système d'organes : elles sont très-susceptibles de se supprimer et de se porter, par métastase, sur des organes intérieurs plus ou moins essentiels à la vie. Elles se terminent par résolution, donnent lieu à des concrétions tophacées ou à une exsudation gélatineuse. Elles ont une tendance aux récidives; et lorsqu'elles sont devenues habituelles, leur marche est en général irrégulière : elles peuvent se compliquer entr'elles, et avec beaucoup d'autres maladies aiguës ou chroniques.

GENRE Ier. *Rhumatisme musculaire.*

SYNONYMIE. *Rhumatismus*, BAILLOU, BOERHAAVE, SAUVAGES, LINNÆUS, VOGEL, CULLEN; *Myositis*, SAGAR; *Dolor rheumaticus*, HOFFMANN.

Prédisp. et causes occas. Age adulte, vieillesse, tempérament sanguin, constitution irritable, saisons froides et humides, vicissitudes atmosphériques; oisiveté ou exercice trop fatigant, intempérance, abus des liqueurs alcoolisées, habitation dans les maisons nouvellement bâties; suppression desévacuations habituelles, sanguines ou autres, refroidissement subit, action prolongée du froid humide.

Symptômes. Invasion ordinairement par un frisson suivi d'anxiétés, de chaleur, d'un pouls dur et fréquent, avec des paroxysmes vers le soir; ensuite douleur dilacérante, fixe ou vague, ayant son siége dans le tissu propre des muscles, se portant successivement, avec la plus grande promptitude, dans les différentes parties du corps, augmentant par le plus léger contact ou la moindre pression, et par les mouvemens, qui sont quelquefois impossibles; état de tension locale, rarement gonflement et changement de couleur à la peau. Le rhumatisme peut être général et vague ou local; et dans ce dernier cas il constitue la *pleurodynie*, le *torticolis*, le *lumbago*, la *sciatique*, etc., selon les parties qu'il affecte. Il est aigu ou chronique. Lorsqu'il est général, les douleurs sont accompagnées de céphalalgie, de coloration de la face, de soif, de sécheresse à la peau, d'une urine rouge, d'insomnie. La durée des symptômes varie de cinq à soixante jours.

La maladie se termine par résolution, par une sorte d'exsudation gélatineuse, et rarement par suppuration. La résolution s'accompagne de sueurs générales, d'une urine briquetée, d'une éruption cutanée analogue à des piqûres de puces, de la desquamation de l'épiderme, etc. Cette phlegmasie passe quelquefois à l'état chronique.

Le rhumatisme chronique n'est ordinairement ni précédé ni accompagné de fièvre; la douleur est moins vive et se renouvelle à des époques irrégulières; elle est accompagnée d'un sentiment de froid ou de chaleur, et d'une foiblesse plus ou moins grande dans les mouvemens. La durée de la maladie est longue et indéterminée : elle est quelquefois suivie d'un état de paralysie.

Traitement. Dans le rhumatisme aigu, des boissons délayantes, une diète sévère, le repos, la douce chaleur du lit, suffisent pour seconder la marche de la nature, qui tend à une résolution bénigne. Mais lorsque la maladie est devenue chronique, on s'oppose à l'espèce d'inertie dans laquelle sont les efforts de la nature, par des remèdes actifs. Le traitement sudorifique proposé par Fowler a souvent opéré une guérison complète ou un soulagement très-marqué. Il consiste à faire prendre la teinture volatile de gaïac (1) à la dose de demi-once dans trois onces d'eau. Cette

(1) On prépare cette teinture en faisant macérer pendant six jours, dans un vase bien fermé, une partie de résine de gaïac dans six parties d'alcool ammoniacal, c'est-à-dire d'un mélange d'ammoniaque caustique avec le double de son poids d'alcool. On aromatise ensuite par l'addition de $\frac{1}{64}$ d'huile volatile.

dose, que l'on porte quelquefois à six gros, est réduite à trois pour les femmes et les jeunes-gens de quinze ans, et à deux pour les enfans de dix ans. On l'administre ordinairement le soir, de deux jours l'un; quelquefois tous les soirs pendant cinq à six jours de suite, et, dans certains cas, soir et matin, alternativement de deux jours l'un. On soutient l'effet sudorifique de ce médicament, en donnant ensuite, chaque demi-heure, une tasse d'une infusion de sauge ou de menthe. On peut aussi, à l'exemple du docteur Quarin (*Animadversiones practicæ in diversos morbos*), recourir aux décoctions des autres plantes sudorifiques, au sulfure d'antimoine, au soufre sublimé, etc.

Diaphragmite.

SYNONYMIE. *Paraphrenesis*, SAUVAGES, LINNÆUS; *Paraphrenitis*, BOERHAAVE, VOGEL; *Diaphragmitis*, SAGAR.

L'inflammation du diaphragme peut exister, malgré l'opinion de Boerhaave et de Stoll, sans paraphrénésie, c'est-à-dire, sans délire tour-à-tour gai et furieux, et sans ris sardonique. Cette vérité a été établie par Dehaën, et surtout par l'auteur d'un des Mémoires de la Société de Copenhague. Il rapporte avoir vu dans un des hôpitaux de cette ville deux hommes qui avoient succombé à l'inflammation du diaphragme sans avoir éprouvé ni délire continu ni ris sardonique. Les symptômes avoient été une respiration très-difficile, des vomissemens fréquens, un sentiment de constriction à la région du diaphragme, une toux sèche et très-incommode, une fièvre continue, un pouls tendu et irrégulier. La mort ne survint pas avant le quatorzième jour, et l'on trouva, à l'ouverture du corps, le diaphragme presque par-tout enflammé.

Rhumatisme du conduit alimentaire et de la vessie urinaire.

L'ordre des symptômes qui appartiennent à l'état inflammatoire des couches musculaires qui entrent dans la composition du conduit alimentaire ou dans celle de la vessie, ne peut être distingué des phénomènes qui dépendent de l'inflammation des membranes interne ou externe de ces parties.

GENRE II. *Rhumatisme fibreux.*

SYNONYMIE. Rhumatisme goutteux de beaucoup d'AUTEURS; *Arthritis rheumatica*, SAUVAGES.

Prédisp. et caus. occas. Les mêmes que celles du rhumatisme musculaire.

Symptômes. Frisson; ensuite douleurs aiguës, déchirantes, qui suivent le trajet des tissus fibreux et suspendent les mouvemens des parties affectées; gonflement des parties voisines, soif, sécheresse de la bouche, céphalalgie, rougeur de la face, insomnie, lésions dans les sécrétions, passage rapide des douleurs d'une partie sur une autre. Cette affection peut être aiguë ou chronique : dans le premier cas, elle est accompagnée d'une fièvre intense, et dure de sept à soixante jours; elle se termine par résolution, jamais par suppuration ni gangrène; elle tend à devenir chronique et est très-sujette aux récidives. Dans le rhumatisme fibreux chronique, la douleur est moins vive; il n'y a pas de fièvre; les articulations sont roides et les mouvemens difficiles. La maladie est d'autant plus rebelle qu'elle est plus ancienne; elle s'exaspère quelquefois par accès, et présente alors tous les caractères du rhumatisme aigu. Elle peut entraîner, chez des sujets affoiblis par l'âge ou par des causes énervantes, l'immobilité des membres affectés, et causer l'ankylose.

Traitement. Il est en grande partie le même que celui du rhumatisme musculaire. On tâche de rappeler les évacuations et autres affections qui sont supprimées. Si la maladie est aiguë, si la fièvre est forte et la pléthore très-grande, on est souvent forcé de pratiquer la saignée. Lorsque la douleur est intense, on fait quelquefois avec avantage des onctions sur la peau avec un liniment camphré, éthéré, opiacé. Dans le rhumatisme fibreux chronique, on a recours aux sudorifiques, à l'application des vésicatoires, aux bains sulfureux ou aux bains de vapeurs, aux frictions faites avec l'alcool de cantharides, avec le liniment ammoniacal, etc. L'application de l'éther acétique a été quelquefois utile.

GENRE III. *Goutte.*

SYNONYMIE. *Podagra*, BOERHAAVE, SYDENHAM, VOGEL, CULLEN; *Arthritis*, SAUVAGES, LINNÆUS, SAGAR; *Dolor arthriticus*, FRÉD. HOFFMANN.

Prédisp. et causes occas. Les plus fréquentes sont une nourriture animale abondante, la suppression d'une hémorrhagie habituelle, l'abus des liqueurs fermentées, une vie sédentaire, l'excès dans les plaisirs de Vénus, les veilles prolongées, des évacuations excessives, la cessation de travaux habituels, l'impression du froid sur les membres abdominaux.

Symptômes. — 1re Variété. *Goutte régulière.* L'inflammation de quelqu'une des articulations constitue un accès de goutte. Invasion, le soir ou la nuit, par un frisson à la partie, et, dans les premiers temps, à l'articulation du gros orteil. A ce frisson succèdent une douleur plus ou moins vive et un sentiment de chaleur. La douleur diminue à mesure que l'articulation malade se gonfle et rougit; elle reprend, pendant plusieurs jours, de l'intensité vers le soir, et se dissipe par degré avec les autres symptômes inflammatoires. L'urine dépose alors un sédiment briqueté, et la transpiration cutanée est plus ou moins abondante. A la terminaison de l'accès, libre exercice des fonctions au moral comme au physique. Lorsque la maladie est récente, les accès ne reparoissent qu'au bout de deux ou trois ans; ils reviennent ensuite deux ou trois fois annuellement, se réitèrent plusieurs fois dans le cours de l'hiver, de l'automne et du printemps, en même temps qu'ils deviennent plus longs et plus violens. Il n'y a, dans le commencement, qu'un pied affecté, puis les deux le sont ensemble ou successivement. La goutte semble se déplacer ensuite, et se porte aux diverses articulations des membres thoraciques. Après les premiers accès, les articulations affectées reprennent leur souplesse et leur vigueur; mais des accès réitérés affoiblissent ces parties dont la rigidité augmente aussi par degrés. Il s'y forme des nodosités ou des concrétions tophacées d'urate de soude, et la maladie présente alors le caractère de ce qu'on nomme *goutte atonique.*

2e Variété. *Goutte irrégulière.* Les articulations sont foiblement affectées ou tout-à-coup délivrées, et les symptômes les plus graves d'une affection interne ne tardent pas à se manifester. Celle de l'estomac est annoncée par des anxiétés, des vomissemens, une cardialgie violente; celle de la poitrine par des palpitations, la dyspnée, des syncopes, la phthisie; celle de la tête par des vertiges, une céphalalgie violente, un état comateux, l'apoplexie, la paralysie, etc.

Traitement de la goutte. Dans la goutte régulière, on maintient l'articulation malade à une douce température et dans une légère moiteur, en l'enveloppant de flanelle et de taffetas gommé. On donne quelques boissons aqueuses propres à favoriser la transpiration cutanée. Dans les intervalles des accès, on a quelquefois obtenu de grands succès de la diète végétale. Si la goutte, dans le cours d'un accès, se déplace et se porte sur quelqu'organe intérieur, on tâche de la rappeler à son lieu primitif par les rubéfians. Les moyens excitans appliqués sur les extrémités des membres affectés, et surtout sur celles des membres abdominaux, sont aussi souvent employés avec succès pour combattre l'accès de goutte lui-même, lors même que la maladie n'a pas quitté les articulations : tels sont les bains locaux et rubéfians que l'on prépare avec l'eau de Gondran (*Voyez* 2e partie, article *Acide hydro-chlorique*); les cataplasmes dans lesquels on fait entrer des substances toniques et aromatiques, tel que celui de M. Pradier (2e partie, article *Solutions alcooliques*). Ce dernier topique, dont les effets immédiats et les résultats ont été bien décrits dans le rapport fait à la Faculté par M. Hallé, et publié par ordre du Gouvernement, accélère souvent la marche des accès de goutte régulière et calme les douleurs qui en dépendent ; il éloigne quelquefois le retour des accès, et peut, comme les rubéfians, rappeler aux articulations la goutte déplacée.

CLASSE TROISIÈME.

HÉMORRHAGIES.

Les hémorrhagies (il ne s'agit ici que de celles qui ont lieu par exhalation) surviennent ordinairement chez les jeunes-gens sains et agiles, mais doués d'une grande sensibilité, amis de la bonne chère, et disposés aux affections tristes ou à la colère; elles dépendent quelquefois d'une disposition héréditaire qui fait comme prédominer l'énergie du système vasculaire. Leur marche a été bien observée par Stahl (*Theoria medica vera*). Les apparences extérieures qui peuvent faire présager l'éruption prochaine d'une hémorrhagie sont non-seulement l'intumescence des vaisseaux artériels et veineux dans la partie qui doit en être le siége, mais encore une sorte de constriction tonique dans des parties éloignées. Le sang coule ordinairement sans trouble et sans excès, et s'arrête de lui-même. L'hémorrhagie ne s'aggrave guère que par des causes morales ou l'influence de l'habitude; lorsqu'elle est modérée, elle ne débilite pas; au contraire, le sentiment de stupeur et de pesanteur qui l'a précédée se dissipe, la gaîté se rétablit, et cette évacuation prévient souvent d'autres maladies.

Stahl ne paroît regarder comme hémorrhagies passives que celles qui sont produites par une violence extérieure; mais l'histoire des hémorrhagies internes force d'en admettre quelques-unes qui diffèrent des hémorrhagies actives, tant par leurs causes que par la série et l'ensemble de leurs symptômes. Une constitution foible, un régime débilitant, des maladies de longue durée, des veilles excessives, des affections organiques des viscères, la lactation trop long-temps prolongée, la masturbation, semblent disposer particulièrement à ces hémorrhagies passives. Les causes directes qui peuvent les produire sont des hémorrhagies actives qui ont précédé, un état scorbutique, les passions tristes, tout ce qui peut, en un mot, entraîner un état d'atonie qui empêche les vaisseaux exhalans de résister à l'abord des fluides dans certaines parties, et de repousser ceux qui leur sont étrangers. Les hémorrhagies passives ne sont précédées d'aucune excitation préliminaire, d'aucune congestion locale; elles sont accompagnées, non de picotement et de sentiment d'ardeur dans la partie, ni de ce qui signale un surcroît d'action vitale, mais de la pâleur de la face, de la foiblesse du pouls, quelquefois de lipothymies, de tintemens d'oreilles et de tous les signes d'une défaillance de forces. Plusieurs de ces hémorrhagies paroissent n'être que des symptômes du scorbut; ou peut-être même le scorbut pourroit-il être rangé dans les hémorrhagies passives.

Les faits observés permettent de distinguer, 1° *des hémorrhagies constitutionnelles* qui tiennent à une disposition naturelle et se développent par le concours de diverses autres causes occasionnelles physiques ou morales; 2° *des hémorrhagies supplémentaires* : elles en remplacent d'autres qui existoient antérieurement et se sont supprimées; 3° *des hémorrhagies critiques* qui ont lieu durant le cours d'une maladie avec une tendance le plus souvent favorable; 4° *des hémorrhagies accidentelles* qui se déclarent sans aucune disposition naturelle et seulement par quelque imprudence grave et une cause inattendue; 5° enfin *des hémorrhagies passives* ou *asthéniques* qui dépendent d'une débilité générale. Cette distinction présente des applications utiles à la prescription du régime et du traitement.

ORDRE PREMIER.

HÉMORRHAGIES DES MEMBRANES MUQUEUSES.

Les prédispositions et causes occasionnelles de ces affections, les symptômes précurseurs et concomitans présentent beaucoup de différences, comme nous venons de le dire. Le traitement doit, en conséquence, beaucoup varier dans l'un et l'autre cas. Lorsque l'hémorrhagie est active et modérée, il convient, le plus souvent, de l'abandonner à elle-même, surtout si elle est critique. On place le malade dans un lieu dont la température est fraîche, et on lui donne des boissons rafraîchissantes, telles que les émulsions nitrées, les acides convenablement étendus. L'hémorrhagie menace-t-elle les jours du malade, ou tend-elle, par sa répétition fréquente, à l'affoiblir et à l'épuiser, on cherche à diminuer et à faire cesser par des révulsifs l'espèce de concentration des forces vitales qui a lieu sur une partie déterminée du système muqueux. S'il existe des marques extérieures d'une constitution pléthorique, et que le pouls continue d'être plein et dur, une ou deux saignées peuvent être utiles, bien moins en diminuant la masse du sang, qu'en changeant la distribution inégale des forces et en diminuant l'excès de sensibilité organique qui semble fomenter l'hémorrhagie. Les narcotiques peuvent être utiles dans les hémorrhagies passives; on doit se proposer de rendre aux exhalans le ton qu'ils ont perdu, pour faire cesser l'hémorrhagie; et chercher, d'un autre côté, à rétablir les forces du malade, pour la prévenir : de là l'utilité de l'application extérieure des styptiques ou des corps froids, et, à l'intérieur, des toniques et des astringens, comme du quinquina et des autres amers. L'hémorrhagie est-elle la suite de chagrins excessifs, on cherche à dissiper les inquiétudes du malade et on éloigne tout ce qui peut produire sur lui une impression triste. Les autres moyens sont facilement suggérés par la nature du mal. Alimens succulens, usage d'un vin généreux, séjour à la campagne, respiration d'un air vif et pur, etc.

Lorsque l'hémorrhagie est l'effet d'une affection organique invétérée, elle n'est guère susceptible que d'un traitement palliatif. Si elle remplace une autre évacuation sanguine, on la fait cesser en rappelant cette dernière : c'est ainsi que le rétablissement des menstrues est le moyen le plus sûr d'arrêter l'hématémèse ou l'hémoptysie qui arrive chez les femmes.

GENRE Ier. *Epistaxis.*

SYNONYMIE. *Hæmorrhagia*, SAUVAGES, LINNÆUS, SAGAR; *Hæmorrhagia narium*, HOFFMANN; *Epistaxis*, VOGEL.

Prédisp. et causes occas. La jeunesse, le tempérament sanguin, la bonne chère, les boissons alcoolisées, les exercices de corps immodérés ou une vie trop sédentaire, l'exposition trop prolongée aux rayons du soleil, l'introduction trop souvent répétée des doigts dans les narines.

Symptômes. Refroidissement des pieds et des mains, sentiment de tension, de chaleur, de prurit dans les cavités nasales; céphalalgies, vertiges, éblouissemens, face gonflée et animée, yeux rouges, battemens des artères temporales; urine pâle, constipation; accablement général; écoulement par le nez d'un sang vermeil et très-coagulable. Si l'hémorrhagie est modérée ou critique, il succède un sentiment de bien-être; si elle s'arrête trop tôt ou qu'elle soit supprimée avec imprudence, il en résulte une céphalalgie gravative, des douleurs dans les membres, quelquefois des coliques néphrétiques ou des affections des articulations. Si elle est périodique ou compliquée avec l'hypochondrie et l'hystérie, elle entraîne par son interruption des phénomènes spasmodiques variés, des anxiétés, le froid des mains et des pieds, la rougeur de la face, et quelquefois le découragement porté au désespoir. L'épistaxis est aussi quelquefois *passive*; elle n'est pas alors précédée de congestion locale, mais elle se joint fréquemment aux différens symptômes du scorbut.

Traitement. L'épistaxis active, si elle est modérée,

doit être abandonnée à elle-même. Il seroit très-dangereux de chercher à la supprimer lorsqu'elle est critique. Si l'hémorrhagie est trop abondante, il convient d'exposer le malade à l'air froid, de tenir la tête et le tronc dans une position verticale, de comprimer la narine d'où le sang coule, d'appliquer de l'eau froide ou des compresses imbibées de vinaigre autour du nez, aux tempes, au scrotum, etc. Si les retours de l'épistaxis sont fréquens, s'ils sont liés à un état pléthorique, on évite tout ce qui peut favoriser la congestion du sang vers le cerveau : on prescrit le régime végétal, des boissons acidulées, un exercice modéré, l'usage des purgatifs salins et acidulés : la saignée du bras est quelquefois indiquée. Si l'épistaxis est passive et immodérée, il faut recourir au vinaigre, à l'acide sulfurique étendu d'eau, à une solution d'alun, etc.

GENRE II. *Hémoptysie.*

SYNONYMIE. *Hœmoptysis*, SAUVAGES, LINNÆUS, VOGEL, SAGAR, JUNCKER; *Hœmoptoe*, BOERHAAVE; *Sanguinis fluxus ex pulmonibus*, HOFFMANN.

Prédisp. et causes occas. L'adolescence, l'âge adulte, une poitrine mal conformée, le cou long, les épaules élevées, les épistaxis; un caractère sensible, irritable, sujet aux emportemens de colère; un régime trop restaurant, le défaut d'exercice, l'amputation d'un membre; la diminution, l'interruption et la cessation d'une autre hémorrhagie ou d'une saignée habituelle; l'impression de vapeurs irritantes sur les poumons, la compression et la gêne de la poitrine, les efforts violens et soutenus de chant ou de déclamation, le froid des extrémités, une nouvelle triste et inattendue, etc.

Symptômes. Si l'hémoptysie est active, un léger refroidissement des mains et des pieds, des horripilations, la pâleur de la peau, la toux, la difficulté de respirer, un sentiment de bouillonnement avec chaleur et pesanteur dans la poitrine, la céphalalgie, la chaleur et la rougeur des pommettes précèdent l'hémorrhagie. Le sang est ensuite expectoré en quantité plus ou moins grande ; il est vermeil et écumeux. La durée de l'hémoptysie varie ; elle peut être aiguë ou chronique ; elle a une tendance à devenir périodique. Lorsqu'elle est passive, elle n'est point précédée des phénomènes indiqués plus haut. L'hémoptysie *constitutionnelle* ou qui dépend d'une disposition originaire, est suivie, à la longue, de dépérissement, de fièvre lente, et de tous les phénomènes de la consomption.

Traitement. Pendant les attaques d'une hémoptysie active et modérée, on se borne au repos, à la diète, à l'usage des boissons émulsionnées, nitrées ou légèrement acidulées. La saignée générale est indiquée si le tempérament est sanguin, et dans le cas de pléthore générale ou locale. Dans les intervalles des attaques, un exercice modéré des facultés physiques et morales, et un régime restaurant et analeptique conviennent. Gilchrist a retiré de grands avantages des voyages sur mer. Si l'hémoptysie a succédé à une autre hémorrhagie, on tâche de la rappeler. L'hémoptysie est-elle passive, c'est à l'acide sulfurique étendu, à l'alun, au cachou, au quinquina et à la bonne nourriture qu'il faut recourir. Des nausées provoquées à l'aide de l'ipécacuanha, la rubéfaction de la région dorsale et même d'autres parties du corps peuvent être utiles. Enfin on varie le traitement suivant que l'hémoptysie est constitutionnelle ou accidentelle, symptomatique ou critique, ou qu'elle succède à une autre hémorrhagie.

GENRE III. *Hématémèse.*

Synonymie. Hematemesis, Sauvages, Linnæus, Vogel; *Vomitus cruentus*, Hoffmann.

Prédisp. et causes occas. Une chute ou un coup sur la région de l'estomac, l'action d'une substance délétère prise à l'intérieur, un purgatif ou un vomitif donné à contre-temps, un mouvement violent de colère, un chagrin profond, la terreur, l'immersion des pieds ou des mains dans l'eau froide, la suppression ou la cessation des menstrues, et l'interruption d'une autre hémorrhagie. Le *melæna* reconnoît à-peu-près les mêmes causes; il peut être la suite de fièvres aiguës, continues ou rémittentes, et avoir lieu avec une altération simultanée dans le tissu de quelqu'un des viscères abdominaux.

Symptômes. Douleur profonde et quelquefois pongitive dans l'hypochondre gauche, refroidissement des pieds et des mains, sentiment d'oppression dans l'estomac; quelquefois syncope, vertiges, éblouissemens, tintemens d'oreille, décoloration de la face. Le sang rejeté par le vomissement et quelquefois en même temps par les selles, à l'état liquide ou caillé, est d'une couleur plus ou moins foncée. L'hématémèse est aiguë ou chronique; elle tend à devenir périodique, et est le plus souvent passive.

Les symptômes du *melæna* ne diffèrent pas essentiellement des précédens; le sang a une couleur noire. Les phénomènes précurseurs et la tendance aux récidives sont les mêmes. Il est quelquefois difficile de distinguer si le sang qui est rejeté par la bouche provient des poumons ou de l'estomac. Celui qui vient de l'intérieur de la bouche sort sans effort et sans toux; s'il vient de la gorge ou des arrières-narines, il peut être rejeté par les efforts qu'on fait pour cracher et quelquefois par la toux. Mais l'hémorrhagie de la gorge est beaucoup plus rare que celle des poumons et de l'estomac; elle survient, en général, chez ceux qui sont sujets à l'épistaxis ou à quelque cause évidente d'érosion; le plus souvent, en examinant l'arrière-bouche, on voit couler le sang de la gorge. Lorsque le sang provient des bronches, il est ordinairement précédé et accompagné de toux et de bouillonnement; cependant le vomissement et la toux s'excitent mutuellement, et peuvent, par conséquent, être fréquemment réunis et rendre le diagnostic difficile.

Traitement. On donne des boissons froides et adoucissantes s'il y a irritation; mais s'il y a atonie, ce qui est le plus ordinaire, on rend les boissons plus ou moins astringentes au moyen de la consoude, du sirop de coing, de l'acide sulfurique, de l'alun, de l'alcool. On applique des sangsues à l'anus ou à la vulve lorsque l'hématémèse provient de la suppression du flux hémorrhoïdal ou des menstrues. Ces considérations s'appliquent au *melæna*. C'est moins l'hémorrhagie qu'il faut combattre que la cause qui l'occasionne. Si cette évacuation étoit excessive, on insisteroit sur les boissons à la glace, les compresses froides sur l'épigastre, un repos absolu et une position horizontale.

GENRE IV. *Flux hémorrhoïdal.*

SYNONYMIE. *Fluxus hemorrhoidalis*, HOFFMANN, etc.

Prédisp. et causes occas. Age avancé, bonne chère; passage subit d'une vie active à l'oisiveté, abus des purgatifs et surtout de l'aloès; emportemens de colère, tristesse habituelle, affections mélancoliques et hypochondriaques.

Symptômes. Douleurs gravatives et sentiment de pression dans le dos et les lombes, léger frisson, pâleur et ensuite déjections alvines d'un sang vermeil, noir, liquide ou coagulé. Cette évacuation revient quelquefois périodiquement tous les mois, et elle est alors nécessaire à la conservation de la santé; elle s'arrête spontanément, ou, si on la supprime, il en résulte des affections nerveuses variées, des resserremens spasmodiques de la poitrine, des coliques violentes, des vertiges.

Traitement. Si la maladie est l'effet d'une pléthore générale, on conseille le régime végétal et un exercice modéré, et on proscrit les liqueurs alcooliques. Tant que le flux hémorrhoïdal existe, on se contente, s'il est excessif, de le modérer par une position horizontale, les boissons rafraîchissantes, l'éloignement de la chaleur, les laxatifs, les fomentations froides sur les lombes, le périnée et l'intérieur des cuisses. Si cette évacuation, devenue habituelle, se supprimoit subitement, il faudroit la rappeler en dirigeant des vapeurs vers le rectum et en faisant appliquer des sangsues à l'anus. Ces moyens réussissent le plus souvent; on peut y joindre l'administration de l'aloès à l'intérieur.

GENRE V. *Hématurie.*

SYNONYMIE. *Hæmaturia*, SAUVAGES, LINNÆUS, VOGEL, SAGAR; *Hæmorrhagia ex urinariis viis*, HOFFMANN; Pissement de sang.

Prédisp. et causes occas. Vieillesse, suppression du flux hémorrhoïdal, de toute autre hémorrhagie ou d'une saignée habituelle. Quelquefois excès de bonne chère et de boisson, vie sédentaire interrompue par un exercice violent. — Etat pléthorique, équitation trop fréquente, usage intérieur des cantharides, de la térébenthine, de la sabine; contusion sur la région des reins, effort pour soutenir des fardeaux.

Symptômes. Ils varient suivant l'espèce de cause occasionnelle. — L'hématurie dépend-elle d'un état de pléthore et de l'équitation, le sang qui sort avec l'urine est pur et abondant. Cet écoulement se déclare soudain et revient par intervalles, sans être accompagné de douleurs dorsales. — Tient-elle à l'abus des médicamens employés contre les calculs rénaux, la douleur et l'hémorrhagie augmentent par l'usage de ces moyens, et diminuent lorsqu'on les suspend. — Est-elle produite par l'usage des cantharides, elle est accompagnée d'une ardeur vive et d'un priapisme violent. — Est-elle due à une chute ou à une contusion, on éprouve une vive douleur dans la partie affectée.

Ils varient aussi suivant le siége de l'hémorrhagie. — Lorsqu'elle tire son origine des reins, on éprouve des anxiétés, le refroidissement des mains, des douleurs aux lombes et au pubis, qui ne cèdent pas au cathétérisme, si le sang s'est coagulé dans les uretères. — Lorsque l'hémorrhagie provient de la vessie urinaire, on éprouve un sentiment de pesanteur et du gonflement au pubis, des envies fréquentes d'uriner, un sentiment d'ardeur à l'anus et de prurit au gland, de la constipation. — L'hématurie de l'urètre se reconnoît à une douleur qu'on rapporte à un des points de ce canal.

L'hématurie est le plus ordinairement passive, et sa durée souvent très-longue.

Traitement. Si l'hématurie est l'effet d'une irritation causée par un calcul rénal, on donne des mucilagineux et de doux laxatifs, parce que la constipation augmenteroit l'irritation existante. Si cette hémorrhagie est passive, on donne les acides et les astringens à l'intérieur, et on applique des compresses imbibées d'eau froide sur la région lombaire, sur l'hypogastre, le périnée, la partie interne des cuisses.

GENRE VI. *Hémorrhagie utérine.*

1°. *Ménorrhagie.*

SYNONYMIE. *Menorrhagia*, SAUVAGES, LINNÆUS, VOGEL; *Metrorrhagia*, SAGAR; *Uteri hæmorrhagia immoderata*, HOFFMANN.

Prédisp. et causes occas. Les plus fréquentes sont une vie sédentaire, un régime trop nourrissant, l'interruption d'une autre hémorrhagie ou d'une saignée habituelle, l'abus des liqueurs alcooliques, un exercice violent ou les secousses d'une voiture pendant la menstruation, une frayeur, un emportement de colère, des attaques d'hystérie.

Symptômes. Sentiment de tension et de gonflement dans les hypochondres, douleurs gravatives et compressives autour des lombes, refroidissement des membres, pâleur de la face, fréquence du pouls, ardeur vive à l'intérieur, constipation, ensuite écoulement de sang par le vagin, ou rétention de ce liquide dans l'utérus.

2°. *Aménorrhée*.

SYNONYMIE. *Amenorrhea*, VOGEL; *Dysmenorrhea*, LINNÆUS, SAGAR; *Menorrhagia difficilis*, SAUVAGES.

Prédisp. et causes occas. Très-variables. Pléthore ou état d'épuisement, refroidissement subit, excès de débauche, coït immodéré, inaction; affections morales; diverses maladies.

Symptômes. Absence, diminution ou irrégularité très-grande de la menstruation. Cet état peut entraîner quelqu'une des fièvres primitives ou des phlegmasies, produire des névroses, des hémorrhagies supplémentaires par la suture sagittale, l'angle de l'œil, les narines, l'oreille, les dents, les poumons, le conduit alimentaire, la vessie urinaire, les extrémités des doigts, etc. L'aménorrhée varie à l'infini quant à sa durée; elle résiste aux moyens de l'art les plus multipliés.

3°. *Accidens de l'âge critique*.

Prédisp. et causes occas. Irrégularité dans les périodes antérieures de la menstruation, couches laborieuses, abus ou privation des plaisirs de l'amour, écarts de régime, vie sédentaire, etc.

Accidens. Ils peuvent être locaux ou généraux. Les premiers sont la métrite aiguë ou chronique, des tumeurs fibreuses, des polypes, la leucorrhée, la ménorrhagie, le cancer, etc. Les seconds consistent dans des maladies très-variées, telles que l'hystérie, l'hypochondrie, la mélancolie, la manie, les convulsions, l'apoplexie, la paralysie, la goutte, le rhumatisme, des catarrhes, l'érysipèle, le psydracia, les dartres, les fièvres intermittentes, etc.

Traitement des hémorrhagies utérines.

La ménorrhagie active, spontanée, que nous supposons être indépendante de la grossesse, de l'accouchement et de tout vice de la matrice, n'est presque jamais dangereuse. Le traitement consiste à éloigner les causes occasionnelles, à prescrire une position horizontale, un repos absolu, le calme moral, l'abstinence de tout excès, des boissons mucilagineuses. On combat la constipation à l'aide de minoratifs. Si la ménorrhagie continue d'être excessive ou qu'elle soit passive, on a recours aux applications froides sur la région hypogastrique, au périnée, à la partie interne des cuisses; on fait même des injections astringentes dans le vagin, et on donne à l'intérieur l'acide sulfurique alcoolisé, l'alun, le kino.

Le traitement de l'aménorrhée varie selon les causes occasionnelles, selon la constitution individuelle, selon que la suppression est subite ou lente. De là vient que les sédatifs, les toniques et les débilitans peuvent également ramener l'évacuation menstruelle, suivant les circonstances. On doit éviter de supprimer les hémorrhagies supplémentaires avant d'avoir rappelé les menstrues.

Les accidens qui peuvent survenir à l'âge critique sont, pour ainsi dire, autant de maladies particulières qui exigent des moyens différens, suivant la nature de chacune d'elles.

ORDRE II.

HÉMORRHAGIES DES TISSUS CUTANÉ, CELLULAIRE, SÉREUX ET SYNOVIAL.

Les hémorrhagies cutanées, dont on trouve beaucoup d'exemples dans les auteurs, sont quelquefois actives, mais beaucoup plus souvent passives et presque toujours symptomatiques. On a vu quelquefois des sueurs de sang dépendre de la déviation de la menstruation; mais le plus souvent cette espèce de sueur est symptomatique d'un état scorbutique ou d'une fièvre adynamique, et elle est d'une couleur plus ou moins foncée et même noire. Il en est de même des hémorrhagies du tissu cellulaire, qu'on observe surtout très-fréquemment dans le scorbut.

L'inflammation qui précède les hémorrhagies des membranes séreuses doit les faire placer parmi les exhalations actives; mais il en est d'autres qui sont évidemment passives : telles sont celles qui dépendent d'une affection organique du cœur, des poumons, de l'utérus.

Quant aux membranes synoviales, on ne connoît pas d'exhalation sanguine dont elles aient été le siége,

CLASSE QUATRIÈME.

NÉVROSES.

Les aberrations du système nerveux qui constituent les névroses, s'annoncent soit par des désordres dans les fonctions de l'entendement et de la contraction musculaire, soit par des concentrations locales, des diminutions ou une abolition du sentiment et du mouvement dans certaines parties, soit enfin par une sorte de stupeur générale avec des lésions plus ou moins marquées de la respiration et du mouvement du cœur et des artères. Leurs phénomènes peuvent avoir lieu dans les sens, les fonctions cérébrales, la voix, la locomotion, la digestion, la respiration, la circulation, les sécrétions, la génération, dans le système nerveux cérébral ou dans celui des ganglions.

ORDRE PREMIER.

NÉVROSES DES SENS.

Les altérations primitives des fonctions des sens sont les seules qui doivent, dans une distribution méthodique, appartenir à cet Ordre. On n'y fera en conséquence pas entrer les lésions du goût, de l'odorat et du tact, qui sont presque toujours symptomatiques.

1er Sous-Ordre. *Névroses de l'Ouïe.*

GENRE Ier. *Dysécie.*

SYNONYMIE. *Dysecœa*, SAUVAGES, VOGEL, CULLEN, *Hypocophosis*, HOFFMANN; Dureté d'oreille.

Prédisp. et causes occas. Eternuemens fréquens, habitude d'entendre des sons bruyans, efforts pour jouer des instrumens à vent; vomissemens répétés, comme à bord d'un vaisseau, surcharge des premières voies; état de grossesse, bains chauds, métastases fébriles, suppression de la salivation ou de quelque hémorrhagie, répercussion d'une affection cutanée, goutte anomale.

Symptômes. L'audition est foible, tandis que le corps sonore et l'air qui propage le son doivent exciter une sensation très-forte.

GENRE II. *Paracousie.*

SYNONYMIE. *Paracusis*, SAUVAGES, CULLEN, SAGAR; Fausse ouïe.

Prédisp. et causes occas. Les mêmes que celles de la dysécie.

Symptômes. Audition confuse lorsque les sons sont aigus et forts, mais faciles lorsqu'ils sont foibles : d'autres fois, audition différente à chaque oreille.

GENRE III. *Tintouin.*

SYNONYMIE. *Syrigmus*, SAUVAGES, SAGAR; *Syringmos*, LINNÆUS; *Susurrus*, VOGEL; *Paracusis imaginaria*, CULLEN.

Prédisp. et causes occas. Les mêmes que celles des deux affections précédentes, et en outre un état de débilité provenant de l'inaction, d'un excès dans les plaisirs de l'amour, d'une longue maladie, ou un état de pléthore, la bonne chère, etc.

Symptômes. Son importun qui ne répond nullement aux vibrations de l'air extérieur.

GENRE IV. *Surdité.*

SYNONYMIE. *Cophosis*, SAUVAGES, LINNÆUS, SAGAR; *Surditas*, VOGEL; *Dysecœa*, CULLEN.

Prédisp. et causes occas. L'absence ou l'atrophie du nerf acoustique; sa compression par des tumeurs dans le cerveau, par un épanchement sanguin ou séreux; l'accumulation du cérumen épaissi dans le conduit auditif extérieur; du sang, du pus, ou des mucosités extravasés dans la caisse du tympan, etc.

Symptômes. Abolition entière des fonctions de l'ouïe, et impossibilité d'entendre les sons les plus foibles, comme les plus forts et le plus long-temps continués.

Traitement des Névroses de l'ouïe.

Le traitement de ces affections doit varier selon les causes qui les occasionnent. Si la dysécie provient de l'atonie de la membrane du tympan, on introduit quelque liquide excitant dans le conduit auriculaire, en même temps qu'on applique des vésicatoires derrière les oreilles : l'électricité et le galvanisme ont été quelquefois d'une grande utilité. On diminue l'incommodité de la dysécie à l'aide de cornets acoustiques. La paracousie, lorsqu'elle est symptomatique du catarrhe de l'oreille, cesse avec l'affection principale. Le tintouin qui provient d'un état de débilité générale, se traite par les analeptiques et les fortifians. On échoue très-souvent dans le traitement de la surdité complète ou cophosie. Quand elle survient après la suppression d'exanthèmes, tels que les dartres, la teigne, il faut chercher à les rappeler, et les eaux minérales sulfureuses ont été quelquefois employées avec succès. Lorsqu'elle est symptomatique de l'hypochondrie, on combat cette dernière affection. On conçoit les moyens qu'il convient d'employer contre la cophosie pléthorique, soit qu'elle ait été occasionnée par la suppression du flux menstruel ou hémorrhoïdal, ou par une vie inactive, les excès de table, etc.

2e Sous-Ordre. *Névroses de la vue.*

GENRE V. *Berlue.*

SYNONYMIE. *Suffusio* des LATINS, de SAUVAGES.

Prédisp. et causes occas. Exposition à l'ardeur du soleil, impulsion violente du sang vers la tête, état pléthorique, suppression du flux hémorrhoïdal, surtout si la rétine est d'ailleurs affoiblie par l'habitude de la lecture, de l'écriture ou d'une suite d'observations faites au microscope.

Symptômes. On croit voir des objets qui ne frappent pas le sens de la vue, tels que des mouches ou d'autres insectes, une sorte de réseau.

GENRE VI. *Diplopie.*

SYNONYMIE. *Diplopia*, SAUVAGES, SAGAR; *Visus duplicatus*, Vue double.

Prédisp. et causes occas. L'ivresse, l'usage de la

jusquiame et de la ciguë, une frayeur vive, une contusion sur la tête, etc.

Symptômes. Vue double des objets qui sont simples.

GENRE VII. *Héméralopie.*

SYNONYMIE. *Hemeralopia* des GRECS; *Visus diurnus*, BOERHAAVE; Vue diurne; *Nyctalopia* de beaucoup de MODERNES; *Amblyopia crepuscularis*, SAUVAGES; *Dysopia tenebrarum*, CULLEN.

Prédisp. et causes occas. Un âge avancé; l'immobilité de la pupille, la diminution de la sensibilité de la rétine ou de la pupille par des excès d'étude, par l'habitude de regarder des objets menus très-éclairés.

Symptômes. On distingue facilement les objets à la grande lumière; mais la vue devient confuse à mesure que le soleil passe sous l'horizon; ses fonctions sont enfin suspendues jusqu'à ce que cet astre répande de nouveau sa lumière.

GENRE VIII. *Nyctalopie.*

SYNONYMIE. *Nyctalopia*, HIPPOCRATE, SAUVAGES; *Amblyopia meridiana*, *Vespertina acies*, FEL. PLATER; *Visus nocturnus*, BOERHAAVE; *Dysopia luminis*, CULLEN.

Prédisp. et causes occas. Extrême sensibilité de la rétine, laquelle est souvent le résultat de l'habitation prolongée dans un lieu obscur.

Symptômes. Faculté de distinguer les objets à une foible lumière ou dans les ténèbres; impossibilité de les distinguer à une grande lumière.

GENRE IX. *Amaurose.*

SYNONYMIE. *Amaurosis*, SAUVAGES, LINNÆUS, VOGEL, CULLEN, SAGAR.

Prédisp. et causes occas. Action des narcotiques, chagrins profonds, emportemens de colère, veilles opiniâtres, études poursuivies sans relâche; impression continue d'une lumière trop vive, impression violente du froid; bains très-chauds; état pléthorique, suppression d'une hémorrhagie habituelle; suite d'une fièvre continue ou intermittente; affection hystérique, blessures quelquefois très-légères dans les sourcils ou au-dessus des orbites; coups, chute sur la tête, abus des plaisirs vénériens.

Symptômes. Abolition de la vue sans vice manifeste. Cette affection survient brusquement ou est précédée de douleurs de tête, de vertiges, d'un état d'engourdissement, de tintement d'oreille. Elle est le plus ordinairement accompagnée de la dilatation et de l'immobilité de la pupille. Elle peut être imparfaite ou parfaite. Dans ce dernier cas, on ne peut distinguer la lumière des ténèbres. Cette névrose est continue et quelquefois périodique, comme dans l'hypochondrie et l'hystérie. Elle est souvent incurable.

Traitement des Névroses de la vue.

L'héméralopie et l'amaurose imparfaite doivent être combattues par les mêmes moyens, dont les plus efficaces sont les vomitifs, le quinquina uni à la valériane, les rubéfians appliqués à la nuque, les vapeurs de carbonate d'ammoniaque dirigées vers la conjonctive. Si l'héméralopie est l'effet de la pléthore, de la suppression de la transpiration, les saignées et les sudorifiques sont particulièrement indiqués : cette méthode a réussi à Scarpa chez trois malades.

Lorsque la nyctalopie est occasionnée par une sensibilité excessive de la rétine, l'application d'une solution d'opium sur la conjonctive peut être utile. Ce n'est que progressivement qu'il faut passer de l'obscurité au grand jour. Si la vue nocturne est le symptôme d'une inflammation de l'œil, on a recours à la saignée locale, aux collyres émolliens, et on place le malade dans un lieu peu éclairé.

On combat la berlue qui provient de l'exposition à l'ardeur du soleil, par des lotions d'eau froide sur la tête et les yeux; on y joint l'usage des bains tièdes pour favoriser la circulation dans toute l'habitude du corps. Si la maladie est symptomatique, son traitement est celui de l'affection principale.

Lorsqu'elle est occasionnée par un état pléthorique, on prescrit un régime rigoureux, des boissons délayantes, et on tâche de ramener le flux hémorrhoïdal ou tout autre écoulement qui auroit été supprimé.

L'art retire souvent un grand avantage du vomissement dans le traitement de l'amaurose, et le tartrate de potasse et d'antimoine est l'émétique que l'on doit préférer : l'expérience prouve que ce médicament, donné ensuite à petites doses répétées, est aussi très-utile comme nauséabond et comme altérant. On passe après cela aux toniques : Scarpa recommande le quinquina et la valériane, dont il fait continuer l'usage pendant cinq semaines au moins; il nourrit en même temps le malade d'alimens succulens, et conseille l'exercice. Il excite l'œil par les vapeurs ammoniacales : il suffit, pour cela, d'approcher de cet organe un vase contenant du carbonate d'ammoniaque, jusqu'à ce qu'il en résulte des picotemens dans la conjonctive; de la rougeur et du larmoiement. L'application d'un vésicatoire ou d'un séton à la nuque, les frictions du sourcil avec l'éther, les sternutatoires peuvent être utiles. L'électricité et le galvanisme ne réussissent guère que dans les cas d'amaurose récente, et lorsqu'ils sont combinés avec d'autres excitans tant internes qu'externes. Cette maladie est souvent incurable, et, lorsqu'elle est susceptible de guérison, on doit souvent varier le traitement, suivant la nature des causes qui ont pu la produire.

ORDRE II.

NÉVROSES DES FONCTIONS CÉRÉBRALES.

Quelque variées que soient les névroses cérébrales, elles peuvent se rapporter aux affections comateuses et aux vésanies.

1er Sous-Ordre. *Affections comateuses*, Comata.

Les affections comateuses se manifestent par les fausses apparences d'un sommeil profond, un état de stupeur et d'insensibilité, quelquefois conjointement avec des convulsions, des spasmes; d'autres fois avec des alternatives de délire et de convulsions. Les pulsations des artères et du cœur, ainsi que la respiration, ne sont pas lésées. Ces affections, presque toujours sporadiques, rarement épidémiques, sont bornées à l'apoplexie, à la catalepsie et à l'épilepsie; mais l'ensemble des symptômes produits par les poisons narcotiques et les boissons enivrantes, appartient au même sous-Ordre, et pourroit peut-être former un ou deux Genres.

GENRE X. *Apoplexie.*

Synonymie. Apoplexia, Sauvages, Linnæus, Vogel, Boerhaave, Juncker, Sagar, Wepfer, Cullen, etc.

Prédisp. et causes occas. Les plus ordinaires sont une nourriture succulente ou des alimens peu restaurans, une vie sédentaire, l'excès dans les plaisirs de l'amour, la suppression des menstrues, des lochies, du flux hémorrhoïdal; l'usage immodéré des bains, une chute, des coups violens sur la tête, une ivresse habituelle, un embarras gastrique, l'usage des narcotiques; des chagrins profonds, une forte contention d'esprit, des emportemens de colère.

Symptômes. L'apoplexie peut se déclarer à des degrés différens; elle peut être légère, ou imparfaite, ou forte. *Premier degré.* Embarras de la langue, sentiment de formication ou d'engourdissement dans les membres d'un côté du corps, difficulté et même impossibilité de les mouvoir; douleur gravative de la tête, somnolence, légère distorsion de la bouche, lenteur et difficulté dans l'exercice de l'entendement. *Second degré.* Diminution très-notable ou même abolition des fonctions des sens et de l'entendement, stupeur profonde ou état comateux, perte plus ou moins complète du sentiment et du mouvement dans une moitié du corps. Peu d'altération dans la respiration, qui devient seulement stertoreuse vers la fin ; pouls fort et développé.

On a distingué l'apoplexie en sanguine, séreuse, nerveuse, asthénique, sthénique, gastrique, etc. ;

mais ces différences ne sont nullement propres à former des caractères spécifiques.

Variété. — *Apoplexie des nouveau-nés.* Elle est toujours le résultat de la compression du cerveau, déterminée soit par la résistance des os du bassin, du col de la matrice, du vagin ou de la vulve au passage de la tête; soit par l'application du forceps ou du levier, soit par la distension outre mesure des vaisseaux cérébraux, le sang ayant été refoulé ou retenu dans la tête par quelques circulaires du cordon ombilical autour du cou ou une autre cause. — Assoupissement profond, immobilité et insensibilité absolues, absence de la circulation et de la respiration ; tuméfaction, rougeur et lividité de la face et des yeux, qui sortent presque des orbites; renversement des lèvres, vergetures au cou et à la poitrine : tels sont les symptômes de cette maladie, toujours des plus graves.

On ne doit pas la confondre avec l'asphyxie des nouveau-nés. (*Voyez* plus loin le genre *Asphyxie*).

Traitement. Lorsque l'apoplexie survient après un repas copieux, et qu'elle a lieu chez un homme robuste, on provoque aussitôt le vomissement; cependant s'il y avoit des signes d'une congestion très-grande vers le cerveau, il faudroit recourir d'abord à la saignée. Le traitement est absolument le même quand l'apoplexie dépend d'un embarras gastrique. Si elle survient chez des personnes d'une grande susceptibilité et mobilité nerveuse, on n'administre les excitans qu'avec la plus grande prudence. Le camphre et d'autres sédatifs analogues sont particulièrement indiqués. Si le malade est âgé, foible, pâle, maigre; s'il se nourrit habituellement d'alimens peu restaurans, on insiste au contraire sur les excitans et les rubéfians. L'individu est-il jeune, fort, d'un tempérament sanguin; la face est-elle rouge, le pouls plein, dur, on réitère l'application des sangsues aux cuisses et aux jambes; on administre en même temps des boissons rafraîchissantes et laxatives; on expose le malade à l'air frais et on le place dans une position presque verticale. — Un exercice modéré, une nourriture saine et facile à digérer, l'habitude d'entretenir la liberté du ventre, d'éviter les affections morales trop vives, sont les meilleurs préservatifs de l'apoplexie.

Dans l'apoplexie des nouveau-nés, il faut se hâter de dégorger les vaisseaux de la tête et de ranimer la circulation, en coupant le cordon ombilical et laissant couler le sang; l'application de quelques sangsues derrière les oreilles est quelquefois nécessaire. Si cela ne suffit pas, on excite la sensibilité générale de l'enfant en le plongeant dans un bain chaud, dont on augmente l'activité par l'addition d'une certaine quantité d'eau-de-vie, de vin ou de vinaigre. On fait des frictions avec des linges chauds sur toute la longueur de la colonne vertébrale. Enfin on tâche de déterminer la première inspiration par les mêmes moyens que dans l'asphyxie des nouveau-nés, c'est-à-dire, en excitant la muqueuse nasale à l'aide des barbes d'une plume, des vapeurs acétiques ou ammoniacales; ou en insufflant de l'air dans les poumons, soit par la bouche ou, ce qui vaut mieux, par l'une des narines.

GENRE XI. *Catalepsie.*

SYNONYMIE. *Catalepsis*, SAUVAGES, LINNÆUS, VOGEL, SAGAR, BOERHAAVE, JUNCKER, etc.; *Apoplexia cataleptica*, CULLEN.

Prédisp. et causes occas. Constitution sensible et mélancolique, forte contention d'esprit, affections morales très-vives, présence des vers dans les intestins.

Symptômes. Immobilité et persévérance dans la position qu'on avoit avant l'attaque, qu'on soit assis, debout ou couché; les yeux restent ouverts ou fermés s'ils l'étoient auparavant. Suspension du sentiment et du mouvement, des fonctions de l'entendement, de la vue et de l'ouïe; pouls petit, respiration rare, chaleur animale peu élevée. La durée de cette affection est indéterminée.

Traitement. Pendant l'attaque on ne donne aucun médicament actif; dans les intervalles, on s'attache à combattre les causes de la maladie. Lorsque les attaques sont fréquentes, le pouls petit, la respiration facile et la physionomie naturelle, Tissot recommande les bains froids. Si la catalepsie est symptomatique, on dirige le traitement vers l'affection essentielle.

GENRE XII. *Epilepsie.*

SYNONYMIE. *Epilepsias*, SAUVAGES, LINNÆUS, VOGEL, CULLEN, SAGAR, BOERHAAVE, HOFFMANN, JUNCKER, etc.

Prédisp. et causes occas. La cause de cette maladie peut avoir son siége dans l'intérieur du cerveau ou bien dans quelqu'autre partie du corps : de là les divisions de l'épilepsie en idiopathique et en sympathique. La première peut être produite, dans l'enfance, par une forte compression de la tête, un épanchement lymphatique, la rétropulsion de certaines affections cutanées, des frayeurs subites; dans l'âge adulte, par des lésions violentes de la tête, par la carie, des exostoses vénériennes des os du crâne, la métastase d'une matière morbifique. — L'épilepsie sympathique peut provenir, dans l'enfance, de la présence des vers dans les intestins, d'une dentition difficile, de l'éruption de la petite vérole, des affections vives de l'ame; et, dans l'âge adulte, elle peut être occasionnée par des douleurs violentes, l'irritation de quelque nerf particulier, un sentiment de terreur, des affections hystériques ou hypochondriaques. — L'épilepsie peut être symptomatique de la syphilis, de l'éruption de la variole, de l'hydrocéphale.

Symptômes. Invasion subite ou précédée de vertiges, de cardialgie, d'assoupissement, d'une couleur plus vive et plus animée de la face. Perte de connoissance, chute si on est debout, renversement du corps; distorsion des yeux par des contractions involontaires des muscles de ces organes; convulsions des membres abdominaux et thoraciques; gonflement successif de l'abdomen, de la poitrine et du cou, avec un sentiment de strangulation; visage d'un rouge pourpre ou violet; convulsions des muscles de la face, le plus ordinairement accompagnées d'écume à la bouche, et quelquefois sans ce dernier symptôme. L'attaque dure de cinq à vingt minutes; elle est précédée, lorsque l'épilepsie est symptomatique, d'un chatouillement, d'une douleur ou d'un engourdissement dans une partie quelconque du corps. C'est ce qu'on a observé à la face, dans le conduit auditif, aux seins, aux épaules, aux bras, aux mains, aux pieds ou aux jambes. Ce symptôme, qui constitue l'*aura epileptica*, est comparé au sentiment d'une sorte de vapeur qui se porte de la partie où il s'est déclaré à la tête; et alors perte totale de connoissance avec tous les symptômes décrits précédemment.

Traitement. Il varie suivant les causes. Il est impossible de guérir l'épilepsie qui provient d'une affection organique; et celle dont la cause est inconnue résiste aussi très-souvent au traitement. — Les médicamens qui réussissent dans certaines circonstances sont la racine de valériane, le quinquina, le camphre, l'opium, l'assa-fœtida, le musc, l'huile animale de Dippel ou pyro-zoonique, les extraits de jusquiame, de stramonium, de belladone, l'oxide de zinc, le sulfate de cuivre et d'ammoniaque, le nitrate d'argent fondu, etc. On peut quelquefois prévenir l'attaque par la respiration de l'ammoniaque au moment où les préludes se manifestent : c'est ce que M. Pinel a obtenu sur trois individus différens. Il est dangereux de présenter, pendant l'accès, un flacon d'ammoniaque soit aux narines, soit à la bouche du malade, parce que la sensibilité étant alors suspendue, et la respiration continuant à se faire, rien ne s'oppose à la libre introduction de la vapeur ammoniacale dans les bronches, qui peuvent en recevoir une quantité suffisante pour être frappées d'une inflammation mortelle. J'ai présenté dernièrement un exemple de cet accident funeste à la Société de la Faculté (*Voyez* Bulletins de la Faculté, an 1815, n° v). Quarin rapporte l'exemple d'une jeune personne très-sensible aux charmes de la musique, et qui par ce moyen prévenoit toujours les attaques. On a essayé, en Angleterre, l'inspiration d'un mélange de gaz oxygène et d'air atmosphérique : les effets ont été quelquefois favorables, d'autres fois indifférens, et même nuisibles. L'application d'un cautère actuel sur la partie antérieure de la suture sagittale paroît avoir quelquefois guéri l'épilepsie idiopathique : mais cette maladie résiste bien souvent aux secours de l'art les mieux administrés. Le traitement de l'épilepsie symptomatique est celui de l'affection essentielle : ainsi l'épilepsie vermineuse cède aux anthelmintiques; la syphilitique aux anti-vénériens, etc.

IIe Sous-Ordre. *Vésanies.*

Les vésanies sont caractérisées par une lésion plus ou moins marquée dans l'exercice des fonctions de l'entendement, comme la perception des objets, le jugement, la mémoire, l'imagination; ou bien dans les facultés affectives, comme l'habitude d'une tristesse profonde, ou des emportemens violens sans causes, une aversion insurmontable ou une passion effrénée pour certains objets; la morosité la plus sombre ou la joie la plus extravagante et la plus évaporée. — Les Genres qui appartiennent aux vésanies sont l'hypochondrie, la mélancolie, la manie, la démence, l'idiotisme, le somnambulisme et l'hydrophobie.

GENRE XIII. *Hypochondrie.*

Synonymie. *Hypochondriasis*, Sauvages, Linnæus, Vogel, Cullen, Sagar; *Morbus hypochondriacus*, Boerhaave; *Malum hypochondriacum*, Hoffmann, Junckee.

Prédisp. et causes occas. Les plus fréquentes sont une disposition héréditaire, l'abus des narcotiques, le passage brusque d'une vie active à un état sédentaire, des excès dans les travaux du cabinet et dans les plaisirs de l'amour, une vive frayeur, une tristesse profonde ; la suppression du flux hémorrhoïdal ou des menstrues ; l'affection d'un ou de plusieurs viscères abdominaux.

Symptômes. Les uns ont leur siége dans l'abdomen : tels sont des tensions et, par intervalle, le gonflement de l'estomac et du conduit intestinal, et quelquefois une sorte de pulsation irrégulière dans quelques parties de l'abdomen ; des nausées, du dégoût avec des alternatives d'un appétit vorace, de l'aversion pour certains alimens, des douleurs gravatives de l'estomac après le repas, des flatuosités incommodes, des éructations, des rapports acides, des coliques vagues, des borborygmes, un état de constipation ou de diarrhée, et par intervalle une urine abondante et limpide. D'autres symptômes se manifestent dans diverses parties du corps : tels sont des resserremens spasmodiques de la poitrine, la dyspnée, des palpitations de cœur, des sentimens irréguliers de chaleur au visage avec expuition fréquente ; de la céphalalgie, des tintemens d'oreille, des vertiges ; des anxiétés, une tristesse profonde, une défiance ombrageuse, des terreurs pour les causes les plus légères, des caprices suivant la variation de l'atmosphère, un trouble fugace dans les idées.

Les symptômes de l'hypochondrie se dissipent et reviennent irrégulièrement.

Traitement. Les moyens tirés de l'hygiène sont les plus efficaces : tels sont le séjour à la campagne, une société choisie et gaie, les voyages, des exercices du corps variés, les frictions, une vie sobre et réglée, l'abstinence des liqueurs alcooliques, etc. On varie d'ailleurs le traitement suivant les causes de l'hypochondrie, la constitution individuelle, le sexe, le genre de vie, le degré ou les complications de la maladie.

GENRE XIV. *Mélancolie.*

SYNONYMIE. *Melancholia*, JUNCKER, SAUVAGES, LINNÆUS, VOGEL, CULLEN, SAGAR; *Delirium melancholicum*, HOFFMANN.

Prédisp. et causes occas. Une disposition particulière, souvent héréditaire, caractérisée par la maigreur, la couleur plombée de la face, un caractère très irascible, des passions fortes. Les autres causes sont les mêmes que celles de l'hypochondrie.

Symptômes. Le mélancolique est comme possédé par une idée exclusive ou une série particulière d'idées, avec une passion dominante et plus ou moins extrême, comme un état habituel de frayeur, des regrets profonds, une aversion des plus fortes, ou une joie folle et rayonnante. Ainsi la panophobie ou frayeur nocturne, la démonomanie ou l'idée d'être possédé par le démon, l'érotomanie ou la passion de l'amour portée au plus haut degré, la nostalgie ou le regret profond d'être éloigné de ses foyers, l'illusion qui fait croire qu'on jouit du bonheur suprême, la crainte superstitieuse des peines d'une autre vie, une aversion insupportable pour le mouvement ou une mobilité extrême et un penchant irrésistible à se mouvoir et à courir continuellement sans but et sans motif, la singularité de se croire changé en chien, en lièvre, en loup, etc., avec des penchans analogues, sont autant de lésions de l'entendement ou des affections morales qui appartiennent à la mélancolie. Quelquefois il y a abattement du courage, choix particulier d'un genre de mort, recherche de la solitude, pour se livrer uniquement à des idées et à des projets de se détruire. D'autres fois on est dans la conviction intime qu'on est privé d'entendement et qu'on ne peut remplir les devoirs de la vie; dans certains cas, le penchant au suicide devient irrésistible.

Traitement. On voit, dans les auteurs, des guérisons opérées par quelque moyen adroit ou quelque artifice propre à détruire l'idée exclusive qui fait l'objet particulier de la mélancolie. Une impression brusque et forte comme celle que produit le *bain de surprise*, a quelquefois été suivie de succès. On recommande un changement notable dans la manière de vivre, des exercices de corps variés, la dissipation, des voyages aux eaux minérales. Dans les cas de mélancolie par suppression de quelque évacuation, on dirige le traitement sur la cause évidente qui a produit la maladie; mais lorsque la mélancolie est invétérée, il y a peu d'espoir de guérison.

GENRE XV. *Manie*.

Synonymie. *Mania*, Boerhaave, Juncker, Sauvages, Linnæus, Vogel, Cullen, Sagar; *Delirium maniacum*, Hoffmann.

Prédisp. et causes occas.. Écarts de régime, travaux forcés, exposition prolongée aux rayons du soleil, excès d'études et de veilles, passions vives et emportées, ambition exaltée, dévotion extatique, éducation négligée, habitude de se livrer à tous les caprices de la jeunesse, suppression d'une évacuation habituelle ou de quelque exanthème. La manie succède quelquefois à une maladie aiguë.

Symptômes. 1re Espèce. *Manie sans délire*. Aucune altération sensible dans les fonctions de l'entendement, mais perversion dans les fonctions affectives; impulsion aveugle à des actes de violence, ou même d'une fureur sanguinaire, sans qu'on puisse assigner aucune idée dominante ni aucune illusion de l'imagination qui soit la cause déterminante de ces funestes penchans.

2e Espèce. *Manie avec délire*. Lésion d'une ou de plusieurs fonctions de l'entendement, avec des affections gaies ou tristes, extravagantes ou furieuses.

La manie est continue ou périodique, avec des retours réguliers ou irréguliers des accès.

Traitement. Comme celui de la mélancolie, il consiste plutôt dans des moyens moraux et hygiéniques que dans l'administration des médicamens. 1°. Dans l'état aigu, et lorsque les symptômes sont très-intenses, le maniaque doit être enfermé dans un lieu obscur pour éviter toute impression propre à agir sur les sens; on lui donne des boissons délayantes, acidulées ou légèrement calmantes, et on le nourrit. Quand l'effervescence est un peu calmée, on lui laisse la liberté de se promener dans un endroit clos, en le contenant simplement avec un gilet de force, si on craint qu'il ne commette quelque acte de violence, ou qu'il ne se blesse lui-même. 2°. Au déclin de la maladie, on permet de plus en plus la liberté des mouvemens, on le sépare de ceux qui sont encore furieux et agités. On continue les mêmes boissons; on fait prendre des bains tièdes deux ou trois fois par semaine, et, si les symptômes se renouvellent, on donne de temps en temps quelques douches légères d'eau froide durant trois ou quatre minutes et seulement vers la fin des bains. C'est surtout dans les intervalles de raison que le traitement moral doit marcher de front avec les autres moyens physiques. On témoigne une bienveillance affectueuse au malade; on le punit de ses écarts et de ses fautes par des privations; mais on revient aussitôt aux voies de douceur et de condescendance. 3°. Dans la convalescence, l'aliénation pouvant se renouveler par les motifs les plus légers, on revient de temps en temps aux bains tièdes et aux boissons délayantes. On fixe l'attention du malade par un travail des mains qui ne le fatigue pas; et ce n'est que lorsque sa raison est parfaitement rétablie qu'on lui permet des communications avec ses parens. — On conçoit que le traitement peut être modifié par divers moyens secondaires qui se déduisent de la nature des causes de la maladie.

GENRE XVI. *Démence.*

SYNONYMIE. *Amentia*, SAUVAGES, VOGEL, SAGAR, CULLEN; *Morosis*, LINNÆUS.

Prédisp. et causes occas. La démence peut être innée ou originaire, ou bien amenée par le déclin de l'âge. Souvent elle est accidentelle, et elle peut être produite par des excès d'intempérance, l'abus des plaisirs les plus énervans, les suites d'une attaque d'apoplexie, des coups sur la tête, une frayeur vive, des excès d'étude dirigée sans méthode.

Symptômes. Succession rapide, ou plutôt alternative non interrompue d'idées isolées et d'émotions légères et disparates; mouvemens désordonnés et actes continuels d'extravagance; oubli complet de tout état antérieur; abolition ou diminution marquée de la faculté d'apercevoir les objets; oblitération du jugement; activité continuelle sans but et sans dessein; sorte d'existence automatique; quelquefois oubli ou confusion des mots et des signes propres à rendre les idées.

La démence se distingue facilement de la manie délirante. Dans celle-ci, la perception des objets, l'imagination, la mémoire, peuvent être lésées; mais la faculté du jugement, c'est-à-dire, celle de l'association des idées existe. Le maniaque, par exemple, qui se croit Mahomet et qui coordonne toutes ses actions avec cette idée, porte en réalité un jugement; mais il allie deux idées sans aucun fondement, c'est-à-dire que son jugement est faux. Au contraire, dans la démence il n'y a pas de jugement ni vrai ni faux ; les idées sont comme isolées, naissent les unes à la suite des autres, et ne sont nullement associées ; ou plutôt la faculté de la pensée est abolie.

Traitement. La démence qui a lieu par le déclin de l'âge est au-dessus des moyens de l'art. Ceux-ci ne peuvent être appliqués avec quelque avantage qu'à la démence accidentelle, à celle qui survient à la suite d'un grand chagrin, d'une profonde mélancolie, par la suppression des menstrues, etc. L'usage des excitans, tant intérieurs qu'extérieurs, peut concourir avec le traitement moral, auquel on a recours dans la manie, à ramener l'usage de la raison.

GENRE XVII. *Idiotisme.*

SYNONYMIE. *Amentia*, SAUVAGES, VOGEL, SAGAR, CULLEN ; *Morosis*, LINNÆUS ; Crétinisme, FODÉRÉ.

Prédisp. et causes occas. Une conformation particulière du crâne, les causes de la démence.

Symptômes. Oblitération plus ou moins absolue des fonctions de l'entendement et des affections du cœur ; quelquefois rêvasserie douce avec des sons demi-articulés ; d'autres fois taciturnité profonde et perte de la parole par le défaut d'idées.

Traitement. Le même que celui de la démence. L'idiotisme est presque toujours incurable, surtout lorsqu'il est originaire.

GENRE XVIII. *Somnambulisme.*

SYNONYMIE. *Somnambulismus*, SAUVAGES, LINNÆUS, SAGAR ; *Hypnobatasis*, VOGEL ; *Noctambulatio*, JUNCKER.

Prédisp. et causes occas. Adolescence, tempérament sanguin ou nerveux, imagination vive, sensibilité morale extrême; quelquefois disposition particulière qu'on ne peut rapporter à aucune cause.

Symptômes. Pendant le sommeil, sorte d'excitation différente de l'état de veille; répétition des actions dont on a contracté l'habitude; quelquefois déterminations vicieuses, paisibles, dirigées sur des objets qui n'ont aucun rapport avec le sujet du rêve. Le somnambule, par exemple, monte sur les croisées, sur les toits, et se dirige vers d'autres objets, qui ne sont pas ceux dont la raison s'occupe. — D'autres fois les déterminations sont dirigées sur les objets qui occupent l'entendement, et alors les mouvemens et toutes les actions s'exécutent avec beaucoup de vivacité et de précision. Les yeux sont fermés ou ouverts, mais sans mouvement. Le somnambule répond ordinairement aux questions qu'on lui fait.

Traitement. On préserve le somnambule des dangers auxquels il peut s'exposer par ses courses nocturnes. L'aspersion d'eau froide, de fortes commotions, la flagellation, peuvent occasionner un réveil subit, et par là supprimer l'accès dès son début. Dans les intervalles, on cherche à combattre les causes particulières du somnambulisme.

GENRE XIX. *Cauchemar.*

SYNONYMIE. *Incubus*, JUNCKER, VOGEL; *Ephialtes*, SAUVAGES, LINNÆUS, SAGAR; *Oneirodynia gravans*, CULLEN.

Prédisp. et causes occas. État pléthorique, indigestion, ou surcharge de l'estomac pendant le sommeil ; hypochondrie, hystérie, présence des vers dans les intestins; hydrocéphale.

Symptômes. Cette affection est caractérisée par un sentiment de pesanteur que l'on éprouve, durant le sommeil, dans la région épigastrique ou à la poitrine, ordinairement avec difficulté de respirer et une sorte de délire. Tout se dissipe par le réveil; mais il reste beaucoup de lassitude et souvent des palpitations.

Traitement. Il varie suivant les causes.

GENRE XX. *Hydrophobie.*

SYNONYMIE. *Hydrophobia*, BOERHAAVE, JUNCKER, SAUVAGES, LINNÆUS, VOGEL, CULLEN, SAGAR; Rage.

Prédisp. et causes occas. La maladie peut être communiquée par contagion ou survenir spontanément. Dans le premier cas, elle est occasionnée par la morsure d'un animal enragé, par l'application de la salive sur la peau au moyen d'un simple lèchement, par la respiration de l'haleine d'un hydrophobe ou d'un animal enragé, ou par une substance infectée de leur salive et portée imprudemment à la bouche.— Les causes les plus ordinaires de l'hydrophobie spontanée sont une frayeur vive, un emportement violent, des écarts extrêmes de régime, des travaux forcés à l'ardeur du soleil.

Symptômes. Si l'hydrophobie est spontanée, l'invasion a lieu le jour même ou peu de temps après la cause qui l'a produite, tandis qu'elle ne s'observe guère qu'au bout de trente ou quarante jours, quand la maladie est occasionnée par contagion. Les phénomènes précurseurs sont un état d'inquiétude, de la tristesse, de la pusillanimité, un sommeil agité par des rêves sinistres, la perte de l'appétit, la recherche de la solitude; le resserrement des tempes, des affections nerveuses variées. Les cicatrices ou les plaies se boursouflent quelquefois avec douleur. Dès que l'affection est déclarée, sentiment d'ardeur et de constriction à la gorge, déglutition difficile, horreur des liquides, agitation continuelle, chaleur brûlante à l'épigastre, visage rouge, voix forte, regard étonné et farouche, respiration gênée, pouls dur, tendu, inégal; quelquefois soif très-vive, mais resserrement douloureux de la gorge; frémissement général et contractions spasmodiques des muscles de la face; bientôt fièvre et délire, anxiétés extrêmes, crachotement fréquent d'une salive écumeuse; quelquefois grincemens des dents, envie de mordre et priapisme. — Renouvellement de ces symptômes par le simple aspect des liquides et des corps brillans. A leur approche, le malade prie ceux qui l'entourent de s'éloigner. La durée ordinaire de la maladie est de trois ou quatre jours : peu à peu le pouls s'affoiblit, la face devient pâle, les extrémités se refroidissent, et la mort survient au milieu des convulsions ou d'une lipothymie.

Traitement. On cautérise les morsures dans les trente-six premières heures, avec un caustique très-actif, tel que le muriate d'antimoine liquide. On dilate d'abord les plaies, si cela est nécessaire, ou on les ouvre si elles sont cicatrisées; on les laisse saigner pendant quelque temps; on les lave avec une dissolution de quelques grains de potasse dans une livre d'eau; on panse avec de la charpie sèche, et le lendemain, à la levée du premier appareil, on promène un pinceau de linge imprégné de muriate d'antimoine sur toute l'étendue des plaies; on les recouvre d'un large vésicatoire, et, à la chute des escarres, on entretient la suppuration pendant trente ou quarante jours. La cautérisation, ainsi pratiquée, est le meilleur préservatif de l'hydrophobie. Lorsqu'une fois cette affection est déclarée, elle est au-dessus des ressources de l'art.

ORDRE III.

NÉVROSES DE LA LOCOMOTION ET DE LA VOIX.

Les névroses de cet Ordre sont surtout fréquentes dans les grandes villes, où elles sont fomentées par les progrès d'un luxe énervant, une vie inactive et sédentaire, l'abus des liqueurs fermentées ou des alimens stimulans, des veilles prolongées, les tourmens de l'ambition, la dissipation, les plaisirs.

1er Sous-Ordre. *Névroses de la Locomotion.*

GENRE Ier. *Névralgie.*

Prédisp. et causes occas. Les plus ordinaires sont l'impression du froid, la lésion ou la contusion de quelque filet nerveux, un tubercule sur le trajet d'un nerf, un vice arthritique ou rhumatismal, des suppressions variées.

Symptômes. Douleur vive et déchirante, quelquefois, et surtout dans son commencement, avec torpeur et formication, plus souvent avec pulsations;

élancemens et tiraillemens successifs, sans rougeur, sans chaleur, sans tension ni gonflement apparent de la partie.—Elle revient par accès plus ou moins longs et rapprochés, souvent irréguliers, quelquefois périodiques; elle est toujours fixée sur un tronc ou sur une branche de nerf, et, dans le temps du paroxysme, elle se propage et s'élance du point primitivement affecté sur toutes ses ramifications, les parcourt rapidement comme un éclair jusque dans leurs dernières extrémités, les suit dans leurs diverses connexions, les affecte toutes ensemble ou successivement les unes après les autres, ou se borne plus particulièrement à un ou deux filets nerveux. — Phénomènes variés, selon les parties auxquelles les filets nerveux affectés se distribuent; de là des spasmes, des frémissemens convulsifs, le gonflement momentané des veines, les pulsations plus fortes, plus grandes et plus fréquentes des artères voisines, l'altération des excrétions qui se font aux environs de la partie, etc.

Espèce Ire. *Névralgie frontale*. Douleur qui part des trous sourciliers, se répand au front, à la paupière supérieure, au sourcil, à la caroncule lacrymale, à l'angle nasal des paupières, et quelquefois à tout le côté de la face; la paupière est souvent fermée, l'œil douloureux et rouge; il y a excrétion de larmes âcres et brûlantes, douleur sourde dans un des sinus frontaux, sécheresse des cavités nasales. — Périodes régulières ou irrégulières.

Espèce II. *Névralgie sus-orbitaire*. Douleur qui part ordinairement du trou sus-orbitaire, se porte à la joue, à la lèvre supérieure, à l'aile du nez, à la paupière inférieure, à l'angle nasal des paupières;

quelquefois aux dents, au palais, à la luette, à la base de la langue ou à toute la face. Il y a quelquefois excrétion de salive, de mucus nasal et contraction spasmodique des muscles. — Périodes ordinairement irrégulières.

Espèce iii. *Névralgie maxillaire.* Douleur qui part du trou mentonnier, se porte au menton, aux lèvres, à la tempe, aux dents, à la langue. — Périodes ordinairement irrégulières.

Espèce iv. *Névralgie ilio-scrotale.* Douleur qui part de la crête de l'ilium, suit le cordon des vaisseaux testiculaires et se porte au scrotum. — Resserrement de ce dernier, rétraction des testicules, nulle altération dans la sécrétion de l'urine.

Espèce v. *Névralgie fémoro-poplitée* (*ischias nervosa postica*, Cotunni). Douleur qui part de l'échancrure ischiatique, se répand au scrotum, à la face poplitée de la cuisse, se propage sur le bord péronier de la jambe jusqu'au dos du pied, pour remonter à la cuisse. — Type d'abord continu, puis intermittent. — Périodes irrégulières.

Espèce vi. *Névralgie fémoro-prétibiale* (*ischias nervosa antica*, Cotunni). Douleur qui part de l'aîne, se répand sur le devant de la cuisse, s'étend principalement sur le côté interne de la jambe, à la malléole interne et au dos du pied.

Espèce vii. *Névralgie plantaire.* Douleur bornée à l'étendue des nerfs plantaires.

Espèce viii. *Névralgie cubito-digitale* (*ischias nervosa cubitalis*, Cotunni). Douleur qui part ordinairement du cou, passe sous l'épitroklée de l'humérus, se porte au dos et au bord externe de la main, se propage quelquefois le long du bras.

Espèce ix. *Névralgie anomale.* Douleur ordinairement chronique, dont le siége varie à l'infini.

Traitement de la névralgie. Il varie suivant les causes déterminantes et les circonstances où se trouve le malade; de là les succès obtenus des moyens les plus disparates, tels que la saignée, les vomitifs, les délayans, le quinquina, l'opium et les autres narcotiques; les bains d'eau fraîche, les eaux salines ou sulfureuses, les frictions douces avec l'éther, les exutoires, les antimoniaux, l'extracto-résine de gaïac, l'arnica, l'aimant, l'électrisation, la section ou la cautérisation du nerf affecté. J'ai guéri par le moxa plusieurs névralgies fémoro-poplitées qui avoient résisté aux vésicatoires et aux frictions faites avec divers linimens. La maladie résiste souvent à tous les secours de l'art. La section du nerf a été quelquefois suivie de spasme et de la mort.—Le régime doit consister dans une nourriture douce et légère, un exercice modéré à cheval ou en voiture, et l'éloignement de ce qui peut exciter des passions vives.

GENRE II. *Tétanos.*

Synonymie. *Tetanus*, Sauvages, Linnæus, Vogel, Cullen, Sagar.

Prédisp. et causes occas. Sensibilité extrême de l'âge tendre dans les premiers jours de la naissance; climat de l'Amérique, impression d'un air froid ou d'un vent de mer; affections vives de l'ame, méditations assidues; action de certains poisons, présence des vers dans les intestins; évacuations abondantes, métastases, fièvres, convalescence d'une blessure ou d'une fracture; luxations, plaies, irritation de quelques nerfs.

Symptômes. Bâillemens, douleurs dans certaines parties, puis resserrement spasmodique des mâchoires; déglutition difficile ou impossible, roideur et immobilité du tronc et des membres. Corps courbé en forme d'arc, soit en avant (*emprosthotonos*), soit en arrière (*opisthotonos*), ou sur un des côtés (*pleurosthotonos*). — Quelquefois lésions des fonctions des sens ou de l'entendement, tremblemens, salivation, syncope; traits de la face plus ou moins altérés, sa couleur plus ou moins vive; lésion de la respiration et de la voix, ou leur état d'intégrité.

Traitement. Il doit varier suivant les causes. C'est ainsi qu'on rapporte des exemples de succès obtenus à l'aide des sudorifiques, du quinquina, du mercure, des anti-spasmodiques, tels que le musc, le castoréum et surtout l'opium, à dose modérée, qu'on renouvelle par intervalles rapprochés et pendant un certain temps. On combat par les laxatifs la constipation que ce médicament détermine. L'expérience n'a pas encore constaté les avantages qu'on peut retirer des bains de lessive de cendres ou de carbonate de potasse.

GENRE III. *Convulsions.*

SYNONYMIE. *Convulsio*, SAUVAGES, LINNÆUS, VOGEL, CULLEN, SAGAR; *Motus convulsivi*, FRÉD. HOFFMANN.

Prédisp. et causes occas. Drastiques, vomitifs, vapeurs délétères, poisons, vers intestinaux; ulcères desséchés, éruption de la petite-vérole, exanthèmes répercutés, douleurs vives, virus hydrophobique; extrême sensibilité, emportemens de colère, terreurs, chagrins profonds, vie sédentaire, éducation molle et efféminée; pléthore, hémorrhagies supprimées ou immodérées; rétention du méconium, accouchement laborieux; luxations, fractures, distension de fibres musculaires ou de nerfs, plaies, exostoses, carie; inspiration du gaz acide carbonique, abus des plaisirs vénériens, épuisement excessif, etc.

Symptômes. Contraction alternative de divers muscles soumis à l'influence de la volonté, sans perte de connoissance, ce qui distingue les convulsions de l'épilepsie; quelquefois seulement avec un délire passager, gai ou sérieux, extravagant ou mélancolique. — Les convulsions peuvent être continues ou intermittentes; les paroxysmes paroissent régulièrement ou se réveillent pour les causes les plus légères. Cette affection devient souvent habituelle quand elle est entretenue par une irritation locale et externe, et elle disparoît lorsque la cause excitante cesse d'agir, ou bientôt après.

Traitement. On combat la cause de la maladie, et on remédie à la susceptibilité et à la mobilité nerveuse par les révulsifs, les toniques, les astringens.

GENRE IV. *Danse de St.-Guy.*

SYNONYMIE. *Scelotyrbe*, SAUVAGES, SAGAR; *Chorea*, LINNÆUS, CULLEN; *Chorea Sancti-Viti*, SYDENHAM, etc.

Symptômes. Cette affection a de l'analogie avec les convulsions, d'une part, et avec la paralysie, de l'autre. Elle attaque surtout depuis l'âge de dix à quatorze ans, et rarement après la puberté; elle se déclare d'abord par une sorte de claudication, ou plutôt par l'impossibilité de conserver une cuisse dans l'état de repos, et par la nécessité de la traîner comme le feroient des paralytiques. La main du même côté, quelle que soit la position qu'on lui donne, ne peut pas la conserver; elle en est bientôt détournée par des mouvemens désordonnés et involontaires, quelqu'effort que fasse le malade pour s'y opposer. Ces mouvemens désordonnés se font d'abord avec une certaine lenteur et se convertissent peu à peu en une mobilité extrême et perpétuelle.

Traitement. On dirige les moyens curatifs sur la cause de la maladie.

GENRE V. *Paralysie.*

Synonymie. Paralysis, Boerhaave, Sauvages; Linnæus, Vogel, Cullen, Juncker.

Prédisp. et causes occas. Pléthore, refroidissement subit, omission d'une saignée habituelle, suppression de quelqu'évacuation, d'un exutoire, d'un ancien ulcère; habitude de l'ivresse, coups sur la tête, terreur, surtout durant la menstruation, chagrins profonds, etc. — La paralysie peut dépendre d'une lésion cérébrale, rachidienne, nerveuse ou musculaire.

Symptômes. Diminution ou abolition du mouvement volontaire, avec état de relâchement, de tremblement ou de contraction des parties affectées, avec ou sans lésion de la sensibilité, qui peut être abolie ou augmentée. La paralysie peut avoir lieu dans tout un côté du corps (*hémiplégie*), dans les membres inférieurs (*paraplégie*), ou se borner à quelques muscles, comme, par exemple, à ceux de la face, des bras, etc. C'est le côté gauche qui est le plus souvent atteint.

Traitement. Les excitans et les toniques sont, en général, indiqués : tels sont les eaux thermales salines en bains et en douches, l'électricité, les frictions avec la teinture de cantharides, ou le liniment ammoniacal, le moxa; tandis que l'on donne à l'intérieur la valériane, l'arnica, le musc, etc.

IIe Sous-Ordre. *Névroses de la voix.*

GENRE VI. *Voix convulsive.*

Prédisp. et causes occas. Encore peu connues.

Symptômes. D'abord difficulté de parler, puis succession de sons discordans, les uns aigus, les autres graves, indépendamment de l'influence de la volonté, et par des contractions désordonnées des muscles qui élèvent et abaissent le larynx, ou de ceux qui concourent à ouvrir et à fermer la glotte.

GENRE VII. *Aphonie nerveuse.*

Synonymie. *Aphonia*, Sauvages, Linnæus, Vogel, Sagar, Cullen; Paralysie des organes de la voix.

Prédisp. et causes occas. Suppression d'une hémorrhagie, chute sur la tête, éruption laborieuse des menstrues, présence des vers dans les intestins; section, ligature ou compression des nerfs récurrens, abus des liqueurs alcooliques.

Symptômes. Impossibilité de rendre des sons,

Traitement des névroses de la voix.

Les moyens curatifs doivent être dirigés sur les causes encore peu connues de ces affections. On peut essayer la respiration de vapeurs éthérées, camphrées, etc., et appliquer des vésicatoires ou le moxa sur les parties antérieures et latérales du cou.

ORDRE IV.

NÉVROSES DES FONCTIONS NUTRITIVES.

1er Sous-Ordre. *Névroses de la digestion.*

Ces affections peuvent tenir à l'hypochondrie ou à l'hystérie, et être, pour ainsi dire, secondaires et purement symptomatiques. Mais nous ne considérons ici que celles qui sont primitives : elles sont très-multipliées et ont beaucoup d'analogie entre elles; elles se trouvent souvent réunies en nombre plus ou moins grand dans le même individu.

GENRE Ier. *Spasme de l'œsophage.*

Synonymie. Motus œsophagi spasmodici, Hoffmann.

Prédisp. et causes occas. Constitution délicate et nerveuse, usage des boissons froides, surtout après des emportemens de colère; un dégoût extrême, une imagination fortement frappée, une irritation étrangère portée sur l'œsophage, dans l'estomac ou dans les intestins.

Symptômes. Déglutition difficile, douloureuse, même impossible si le spasme affecte le pharynx.

Lorsqu'il a lieu dans l'œsophage, la déglutition est aisée; mais le bol alimentaire est arrêté dans la partie moyenne ou inférieure de ce conduit, avec douleur entre les épaules, et quelquefois vomissemens.

GENRE II. *Cardialgie.*

SYNONYMIE. *Cardialgia*, SAUVAGES; *Dolor cardialgicus spasmodicus et flatulens*, HOFFMANN; *Morsus ventriculi*, Mal au cœur.

Prédisp. et causes occas. Les plus ordinaires sont l'affoiblissement par un allaitement prolongé, les poisons, un émétique trop violent ou un purgatif drastique; des affections vives de l'ame, la suppression de quelqu'évacuation, la présence de vers dans le conduit alimentaire.

Symptômes. Sentiment d'anxiété et resserrement douloureux dans l'épigastre, avec tendance à la défaillance. — La *gastrodynie* ou colique d'estomac en diffère en ce qu'il n'y a pas de menace de lipothymie.

GENRE III. *Pyrosis.*

SYNONYMIE. *Pyrosis*, SAUVAGES, SAGAR; *Soda*, LINNÆUS, VOGEL; Crémason, Ardeur d'estomac, Fer chaud.

Prédisp. et causes occas. Usage de viandes salées et fumées, corps sucrés et autres fermentescibles. La pyrosis est souvent symptomatique; ses causes sont d'ailleurs souvent inconnues.

Symptômes. Sensation de chaleur ardente dans l'estomac, laquelle se propage dans l'œsophage jusqu'à la gorge, et jusque dans l'intérieur de la bouche, et est suivie de l'éructation d'un liquide limpide, souvent très-acide.

GENRE IV. *Vomissement spasmodique.*

SYNONYMIE. *Motus ventriculi convulsivus*, HOFFMANN.

Prédisp. et causes occas. Présence de matières étrangères dans l'estomac ou le duodénum, ou dans une partie quelconque du canal intestinal; présence d'un calcul dans un des uretères; suppression d'une affection cutanée; éruption de la variole; état de grossesse.

Symptômes. D'abord douleur vive à l'épigastre, quelquefois anxiétés et hoquet, puis contractions spasmodiques de l'estomac et vomissement.

GENRE V. *Dyspepsie.*

SYNONYMIE. *Dyspepsia*, VOGEL, CULLEN.

Prédisp. et causes occas. Etat de débilité de l'estomac, flatuosités, excès des alimens, leucorrhée, suppression d'évacuations habituelles, excès dans les plaisirs de l'amour.

Symptômes. Digestion lente, pénible, quelquefois douloureuse et accompagnée de lésions locales et générales variées.

GENRE VI. *Boulimie.*

SYNONYMIE. *Bulimia*, SAUVAGES, LINNÆUS, CULLEN, SAGAR; *Bulimus*, VOGEL.

Prédisp. et causes occas. Exercice forcé, présence de vers dans les intestins, fièvre intermittente, convalescence de maladies aiguës, etc.

Symptômes. Faim trop grande relativement aux forces digestives de l'estomac : elle est quelquefois insatiable; d'autres fois, au contraire, la satiété survient plus tôt que l'appétit ne devoit le faire présumer.

GENRE VII. *Pica.*

Synonymie. Pica, Sauvages, Sagar; *Citta*, Linnæus; *Malacia*, Vogel.

Prédisp. et causes occas. Enfance, chlorose, grossesse, scorbut.

Symptômes. Aversion pour les mets ordinaires avec envie de ceux qu'on haïssoit pendant la santé, ou qu'on ne desiroit au moins alors en aucune manière.

GENRE VIII. *Colique nerveuse.*

Synonymie. Colica spasmodica et flatulenta, Hoffmann, Sauvages, Cullen, etc.

Prédisp. et causes occas. Refroidissement subit, surtout des pieds; suppression de diverses évacuations ou de quelque affection cutanée, présence de corps étrangers dans les intestins, flatuosités.

Symptômes. Sentiment de tortillement, particulièrement autour de l'ombilic ou dans le trajet du colon; douleur que la pression n'augmente point et soulage même quelquefois.

GENRE IX. *Colique de plomb.*

Synonymie. Rachialgia, Astruc, Sauvages, Sagar; Colique de plomb, Colique du Poitou, Colique des peintres, Coliques saturnines.

Prédisp. et causes occas. Cette maladie attaque surtout les individus qui manient les différens oxydes de plomb, tels que les peintres en bâtimens, les plombiers, les faïenciers, les fondeurs, les potiers d'étain, les lapidaires, les vitriers, les cartiers, les mineurs, les passe-talonniers, les cordonniers pour femme. Elle peut aussi être occasionnée par l'usage des vins sophistiqués avec des préparations de plomb, etc., et par l'habitation dans des appartemens nouvellement peints.

Symptômes. Douleur abdominale sourde, peu durable; déjections alvines difficiles et douloureuses; puis constipation opiniâtre, tranchées ressenties vers l'ombilic, rétraction de l'abdomen peu ou point douloureux au toucher, nausées, vomissement.— Difficulté ou impossibilité d'uriner, douleurs vagues, paralysie, tremblemens et convulsions, surtout des membres supérieurs; pouls dur et lent, respiration peu ou point gênée. — Ces symptômes cèdent ordinairement, à l'aide d'un traitement méthodique, vers le septième ou le huitième jour; d'autres fois il survient de l'amaigrissement et la fièvre lente.

GENRE X. *Iléus nerveux*.

SYNONYMIE. *Dolor et spasmus iliacus*, HOFFMANN; *Ileus spasmodicus*, SAUVAGES.

Prédisp. et causes occas. Présence de vers et de corps étrangers dans le conduit intestinal, étranglement d'un intestin, endurcissement des matières contenues dans le canal alimentaire, compression de ce conduit, sauts, chute sur l'abdomen durant la digestion; affections morales vives, suppression de différentes évacuations ou de maladies cutanées.

Symptômes. Vomissemens réitérés des matières contenues dans l'estomac et dans les intestins, avec constipation opiniâtre, anxiété et douleur vive autour de l'ombilic, ou dans le trajet du colon.

Traitement des Névroses de la digestion.

Il convient toujours de diriger les moyens curatifs sur les causes occasionnelles. Dans le *spasme de l'œsophage*, on est souvent forcé, lorsque la déglutition est suspendue, d'appliquer des sédatifs à l'extérieur ou de les administrer en lavemens. Un vésicatoire sur le devant du cou a souvent été utile. On a fait cesser cette affection en faisant prendre deux scrupules de camphre dissous dans l'huile d'amande douce.

La *cardialgie* attaque-t-elle les nourrices épuisées par l'allaitement, on a recours aux restaurans.— Le magistère de bismuth (*nitrate de bismuth avec excès d'oxyde*) est recommandé par plusieurs praticiens et m'a souvent réussi; l'éther sulfurique est utile dans la cardialgie déterminée par la suppression de la goutte. Le traitement de la *gastrodynie* ne diffère pas notablement de celui de l'affection précédente : celui de la *pyrosis* est peu connu; les habitans du Nord la calment par l'usage des viandes fraîches, de poisson, de lait doux. Le vinaigre a été quelquefois employé avec avantage. On recommande aussi la magnésie pure ou calcinée.

Le *vomissement spasmodique* doit être combattu par de légers sédatifs, tels que l'éther sulfurique, l'extrait d'opium, l'eau de fleurs d'orange, et surtout par le gaz acide carbonique, qu'on fait dégager dans l'estomac. Le colombo a été quelquefois d'une grande utilité. Les mouvemens convulsifs de l'estomac peuvent être si opiniâtres qu'il soit nécessaire d'appliquer un vésicatoire ou un moxa sur la région épigastrique. La *boulimie* cesse très-souvent d'elle-même, comme lorsqu'elle survient dans le cours d'une fièvre intermittente : c'est spécialement par le régime qu'on combat cette maladie. Le *pica* disparoît avec les causes qui l'ont occasionné. Le traitement de la *dyspepsie* consiste dans une distribution bien coordonnée des alimens et des boissons, un exercice convenable, et l'emploi modéré des amers, des aromatiques et des ferrugineux. La colique nerveuse cède le plus souvent aux anti-spasmodiques.

Le traitement employé à l'hôpital de la Charité, dans la *colique de plomb*, réussit constamment. Voici en quoi il consiste :

Le jour d'entrée on donne le lavement purgatif des peintres : il est composé de quatre gros de feuilles de séné, qu'on fait infuser ou bouillir dans quantité suffisante d'eau ; on ajoute à l'infusion ou à la décoction quatre gros de sulfate de soude, et quatre onces de vin émétique. Pendant la journée on administre la décoction d'une livre de casse en bâton dans deux livres d'eau, dans laquelle on a fait dissoudre une once de sulfate de magnésie et trois grains de tartrate de potasse et d'antimoine ; quelquefois on y ajoute une once de sirop de nerprun ou deux gros de confection Hamech. Le soir, on prescrit le lavement dit *anodin*, composé avec six onces d'huile de noix et douze onces de vin rouge ; on donne à l'intérieur un gros et demi de thériaque, dans laquelle on incorpore, suivant les circonstances, un grain et demi d'opium.

Le deuxième jour, au matin, on administre six grains de tartrate de potasse et d'antimoine, dissous dans huit onces d'eau, à prendre en deux fois. Quand le malade a vomi, on lui donne, pendant la journée, la tisane dite *sudorifique laxative* : on la prépare en faisant bouillir pendant une heure un gros de gaïac, un gros de squine et un gros de salsepareille dans six livres d'eau commune, qu'on réduit à quatre; on ajoute sur la fin de la décoction une once de sassafras, une demi-once de séné et une demi-once de réglisse, et l'on passe à l'étamine. Le soir, on administre le lavement anodin, et la thériaque avec l'opium comme le premier jour.

Le troisième jour, on fait prendre l'eau de casse, mais sans tartrate de potasse et d'antimoine. On donne le lavement purgatif et la tisane sudorifique; le soir, le lavement anodin et la thériaque avec l'opium.

Le quatrième jour, on administre un purgatif composé de deux gros de séné, qu'on fait bouillir dans huit onces d'eau, et qu'on réduit à six par l'ébullition; on y fait ensuite dissoudre une once de sulfate de soude, et on y met un gros de poudre de jalap et une once de sirop de nerprun. On aide l'action du purgatif par la tisane sudorifique; le soir on administre le lavement anodin, la thériaque et l'opium.

Le cinquième jour, le lavement purgatif, la tisane sudorifique, ou l'eau de casse sans tartre stibié; le soir, le lavement anodin et la thériaque avec l'opium.

Le sixième jour le purgatif des peintres : le reste comme les jours précédens. La guérison a ordinairement lieu après l'administration du deuxième purgatif : on le réitère s'il est nécessaire. La boisson ordinaire, durant tout le traitement, est la tisane sudorifique; il faut insister sur son usage, même plusieurs jours après la guérison.

Le traitement de l'iléus nerveux se rapproche beaucoup de celui de la colique nerveuse. Le camphre, l'assa-fœtida, l'éther sulfurique, sont les sédatifs les plus en usage. On doit chercher à établir les déjections alvines à l'aide de lavemens d'abord émolliens, puis légèrement purgatifs; mais il ne faut y recourir qu'avec prudence; car il n'est pas rare de les voir rejeter par le vomissement.

IIe Sous-Ordre. *Névroses de la respiration.*

Ces névroses sont beaucoup moins multipliées que celles de la digestion, et plusieurs d'entre elles, telles que la dyspnée et l'asthme, sont souvent symptomatiques; telle est aussi l'angine de poitrine, qui paroît, d'après les observations de Parry, être le symptôme d'une lésion organique du cœur.

GENRE XI. *Asthme convulsif.*

Synonymie. *Asthma convulsivum*, Sauvages, Cullen, Hoffmann, Floyer; *Asthma spasticum*, Juncker.

Prédisp. et causes occas. Dérangement du flux menstruel ou hémorrhoïdal, suppression d'une saignée habituelle, d'une affection cutanée, de la goutte; impression d'un air froid, hypochondrie, etc.

Symptômes. Ils ont lieu par accès qui se manifestent le plus souvent aux approches de la nuit. Invasion subite et marquée par un resserrement spasmodique de la poitrine; inspiration et expiration accompagnées de sifflement, nécessité de se tenir debout et de respirer un air froid; embarras dans l'articulation des sons; pouls souvent naturel ou légèrement fébrile; urine abondante et peu colorée, visage quelquefois gonflé et rouge, ou pâle avec altération des traits. Continuation de ces symptômes pendant la nuit. Le matin, respiration moins laborieuse et plus développée, expectoration plus facile, urine d'une couleur plus foncée, quelquefois avec sédiment; sommeil tranquille : au réveil et durant le reste de la journée, respiration moins gênée; mais continuation d'un sentiment de constriction du thorax, l'anhélation ayant lieu par la position horizontale ou le moindre mouvement. Après le dîner, tension flatulente de l'estomac, assoupissement. Le renouvellement de l'accès a lieu ordinairement entre minuit et deux heures du matin, pendant plusieurs nuits; mais les rémissions sont peu à peu plus marquées, surtout lorsque l'expectoration, vers le déclin de l'accès, est plus copieuse.

GENRE XII. *Coqueluche.*

Synonymie. Pertussis, Sydenham, Huxham; *Tussis convulsiva*, Hoffmann; *Tussis ferina*; Catarrhe laryngé.

Prédisp. et causes occas. Enfance, constitution détériorée, hypochondrie; passage rapide du vent du nord au vent du midi, répercussion de quelqu'affection cutanée; sucs dépravés dans les voies alimentaires. Cette maladie règne ordinairement d'une manière épidémique et n'affecte qu'une seule fois la même personne.

Symptômes. Invasion par les phénomènes d'un catarrhe pulmonaire. Au bout de quinze jours à trois semaines, efforts extrêmes de la toux et suite non interrompue de plusieurs expirations pour une seule inspiration, avec ou sans excrétion de mucosités ou d'un liquide séreux par l'effet de l'expectoration ou du vomissement. — Retour de la maladie par accès qu'on appelle *quintes,* pendant lesquels il y a gonflement des veines de la tête, pulsation plus forte des artères de cette partie, visage coloré, quelquefois hoquet, éternuement, et par la violence de la toux, déjection involontaire de l'urine et des matières fécales. Ces quintes reviennent irrégulièrement, et peuvent être provoquées par une chaleur extérieure très-forte, la surcharge de l'estomac, une odeur forte, la respiration de la poussière, des affections morales, etc. Lorsque l'accès est terminé, l'enfant n'en reste ordinairement pas sensiblement affecté, et retourne à ses jeux et à ses occupations ordinaires.

La durée de la coqueluche est le plus souvent de un à trois mois; quelquefois elle se prolonge davantage.

GENRE XIII. *Asphyxie.*

Synonymie. *Asphyxia,* Sauvages, Linnæus, Vogel, etc.

Prédisp. et causes occas. 1°. La débilité du nouveau-né et l'amas de mucosités dans l'arrière-bouche et les bronches; 2° la privation d'air respirable comme dans la submersion, la strangulation, la suffocation par un corps étranger, ou lorsque l'air est trop raréfié, comme dans les lieux très-élevés; 3° le défaut d'air respirable, comme quand on respire du gaz azote, du gaz hydrogène, du protoxyde ou du deutoxyde d'azote, etc.; 4° la respiration des gaz très-irritans, comme le chlore (acide muriatique oxygéné) et l'ammoniaque; 5° la respiration de gaz délétères, tels que les gaz hydrogène carburé, sulfuré, arséniqué, l'hydro-sulfure d'ammoniaque; les émanations connues sous le nom de *plomb*, qui s'élèvent des fosses d'aisances pendant la vidange, et sont, d'après les expériences de MM. Dupuytren et Thenard, spécialement formées par le gaz hydrogène sulfuré; celles qui s'élèvent des cimetières, des prisons, des mines, des marais, etc.

Symptômes. Respiration diminuée ou altérée. Bientôt après, suspension de l'action cérébrale, de la respiration, de la circulation et de l'action des différens organes; face livide, gonflée; extérieur du corps conservant plus ou moins de chaleur. Ces phénomènes peuvent être précédés et suivis de lésions variées des sens, de vertiges, de céphalalgie, de délire; ils sont très-souvent accompagnés de mouvemens convulsifs, surtout lorsque l'asphyxie est provoquée par des émanations délétères. Les mouvemens convulsifs s'observent même constamment dans la strangulation.

Dans toutes les asphyxies, la circulation artérielle étant promptement suspendue, le sang noir engorge et distend les cavités droites du cœur et les gros vaisseaux qui en naissent ou qui en partent, comme le démontrent les ouvertures cadavériques. Dans l'asphyxie par submersion, ce n'est pas la petite quantité d'eau reçue dans les bronches qui détermine la mort; la cessation des phénomènes vitaux n'est due qu'à l'état de l'air contenu dans les poumons, lequel, n'étant pas renouvelé, se vicie tellement qu'il ne peut plus servir à la conversion du sang noir en sang rouge. Dans cette espèce d'asphyxie, l'habitude du corps est froide, parce que c'est toujours dans l'eau froide que l'accident arrive, et lorsque l'asphyxié n'a pu être rappelé à la vie, les vaisseaux du cerveau ne sont pas gorgés de sang, et on n'aperçoit pas d'extravasation sanguine dans sa substance. Ainsi la mort des noyés ne ressemble pas à celle des apoplectiques.

Dans l'asphyxie par strangulation, le corps, au lieu d'être froid comme dans l'asphyxie par submersion, présente à-peu-près sa chaleur naturelle, et la conserve long-temps. Le visage est gonflé, les yeux saillans, la langue tuméfiée; il existe un engorgement manifeste des vaisseaux du cerveau, et les ouvertures cadavériques ont quelquefois fait voir un épanchement sanguin ou séreux à l'intérieur du crâne.

Les corps des personnes asphyxiées par la vapeur du charbon (gaz oxyde de charbon et hydrogène carburé) et par plusieurs autres gaz, conservent aussi leur chaleur pendant long-temps.

Il est essentiel de distinguer l'*asphyxie des nouveau-nés* de l'*apoplexie de naissance*. Dans l'une et l'autre de ces affections, l'enfant ne donne, en venant au monde, aucun signe de vie; il est insensible et sans mouvement : mais dans l'asphyxie, l'enfant est sanguin, pâle et flasque, tandis que dans l'apoplexie son visage est d'un rouge noirâtre et plus ou moins gonflé; ses membres, au lieu d'être flasques, ont encore une certaine élasticité, et l'habitude générale présente en conséquence beaucoup moins l'apparence de la mort.

Traitement des Névroses de la respiration.

Asthme convulsif. On a obtenu en Angleterre des effets heureux de la respiration d'un mélange de gaz oxygène et d'air atmosphérique, et même de gaz oxygène pur. L'héther sulfurique et l'opium sont l'un et l'autre employés avec avantage. Les vésicatoires et les cautères sont le plus souvent sans succès. Les boissons rafraîchissantes conviennent; les liqueurs susceptibles de fermenter et les alcooliques sont nuisibles. Le régime doit être, en général, léger, modéré et rafraîchissant, surtout si le malade est jeune et pléthorique; il doit être plus nourrissant si l'asthme existe déjà depuis quelques années. Il convient de recommander un exercice modéré, l'équitation, la navigation et la promenade dans une voiture bien suspendue et sur un terrain uni.

Coqueluche. On emploie la saignée dans les cas de pléthore et d'imminence de la péripneumonie. On combat la constipation à l'aide de doux laxatifs; un vésicatoire appliqué sur le côté a quelquefois été utile; mais les émétiques, administrés à doses vomitives et nauséabondes, sont les moyens les plus efficaces. Le musc a réussi à plusieurs médecins. Miller recommande presque exclusivement l'assa-fœtida; Butter la ciguë; d'autres les cantharides jusqu'à irriter la vessie urinaire; d'autres le quinquina, etc.

Asphyxie. On réveille l'action des organes respiratoires par des odeurs plus ou moins fortes, l'aspersion d'eau froide sur la face et sur la poitrine, l'introduction d'un corps sapide dans la bouche, des lavemens irritans, des frictions sèches et aromatiques, de petites commotions électriques ou galvaniques dans la direction des muscles qui servent à la respiration. On expose l'asphyxié au grand air; on insuffle de l'air atmosphérique ou du gaz oxygène dans ses poumons.

Dans l'*asphyxie par submersion*, on doit se garder de suspendre le noyé par les pieds, dans la vue de lui faire rendre le liquide qui pourroit s'être introduit dans la poitrine. La position horizontale ou un peu inclinée suffit pour permettre à l'eau qui est encore dans la trachée-artère de s'écouler; et il seroit à craindre, en tenant la tête trop basse, surtout pendant un certain temps, de déterminer une congestion cérébrale. Le noyé étant couché sur le côté, on se hâte de le transporter dans un endroit commode; on ôte ou plutôt on coupe ses vêtemens humides, et on le réchauffe par ceux des moyens que l'on peut employer le plus promptement. Le bain de sable, l'étuve sèche, et même l'étuve humide seroient très-convenables. A défaut de ces moyens, on place le noyé dans un lit, on l'enveloppe d'une couverture; on peut conduire de la vapeur chaude sur son corps, appliquer des briques chauffées aux pieds; promener une vessie remplie d'eau chaude, ou des sachets de cendre chaude sur les diverses régions, ou même appliquer immédiatement la cendre chaude sur la peau. On fait des frictions d'abord avec une brosse, ou une flanelle sèche et ensuite imbibée d'une liqueur excitante, telle que l'eau-de-vie camphrée, l'ammoniaque étendue d'eau, le vinaigre. On approche du nez des substances analogues, ou la vapeur du tabac, celle du soufre ou du chlore. On chatouille les lèvres et l'intérieur des narines avec une plume. On administre des lavemens irritans, soit avec une décoction de tabac, soit avec une dissolution de sel marin ou de l'eau et du vinaigre. On peut insuffler de l'air dans les poumons, soit en soufflant avec la bouche appliquée sur celle du malade, ou, ce qui vaut mieux, à l'aide d'un soufflet, dont on insinue un tuyau dans une des narines, en ayant soin de tenir l'autre fermée. On pratique une saignée si la face est rouge, violette, le corps très-chaud et souple. Dès que l'asphyxié commence à respirer, et qu'en conséquence la déglutition peut se faire, on donne quelques cuillerées de vin chaud, d'eau-de-vie affoiblie, d'alcool de mélisse, etc.

Dans l'*Asphyxie par strangulation*, les excitans dont nous venons de parler réussissent quelquefois; mais il n'est pas nécessaire de réchauffer le corps, à moins qu'il n'ait été exposé en plein air et par un temps très-froid, puisque la chaleur s'éteint lentement, comme nous venons de le dire, chez les personnes asphyxiées de cette manière. D'une autre part, l'engorgement des vaisseaux du cerveau réclame la saignée soit locale, soit générale; et on doit la proportionner à la constitution de l'individu et à l'état où il se trouve. — *L'asphyxie par les gaz très-irritans*, comme le chlore ou l'ammoniaque, est au-dessus des ressources de l'art, c'est-à-dire que, si une personne avoit respiré une assez grande quantité de l'un de ces gaz purs pour déterminer la mort apparente, ce seroit en vain qu'on tâcheroit de rappeler l'asphyxié à la vie: mais si l'action du gaz respiré n'avoit fait qu'irriter plus ou moins vivement la muqueuse des organes respiratoires, comme lorsque le gaz est mêlé de beaucoup d'air atmosphérique, alors on emploieroit les mêmes moyens que dans un catarrhe pulmonaire très-aigu; et si l'inflammation est très-violente, ils n'empêcheront pas la maladie de devenir promptement funeste, comme dans l'exemple que j'ai rapporté, pag. 171, en traitant de l'Epilepsie. — Dans l'*Asphyxie par les gaz ou émanations délétères*, on expose l'asphyxié au grand air; on lui ôte ses vêtemens; on fait sur le corps des aspersions d'eau froide; on tâche de faire avaler de l'eau froide acidulée avec du vinaigre; on donne des lavemens excitans; on irrite la muqueuse nasale et on injecte de l'air dans les poumons. L'injection du gaz oxygène ou du chlore très-étendu peut être utile dans l'asphyxie par le gaz hydrogène sulfuré : c'est au moins ce que font espérer les expériences tentées par MM. Dupuytren et Thénard. On peut aussi recourir aux commotions électriques ou galvaniques dirigées à travers le thorax. — Dans l'*Asphyxie des nouveau-nés*, on place l'enfant sur le côté et de manière que la partie inférieure du tronc soit un peu plus élevée que la tête, afin de favoriser la sortie des mucosités qui peuvent embarrasser les bronches; on irrite l'intérieur du nez avec une plume; on fait respirer le vinaigre radical; on introduit quelques gouttes d'eau alcoolisée dans la bouche; on met l'enfant dans un vase rempli de vin tiède animé même avec de l'eau-de-vie; on fait, par intervalles, de légères frictions sur son corps; on a recours à l'insufflation de l'air dans les poumons; on enlève les mucosités qui peuvent se rencontrer dans l'arrière-bouche avec les doigts trempés dans le vin ou le vinaigre; on fait des frictions sur différentes parties du corps avec de la flanelle pénétrée d'une liqueur alcoolique; enfin on ne néglige aucun stimulant.

IIIe Sous-Ordre. *Névroses de la circulation.*

Ces névroses sont, ainsi que celles de la circulation, moins diversifiées que celles de la digestion. Les principales sont les palpitations nerveuses, la lipothymie ou la syncope. Ce seroit une erreur de réunir avec Sauvages, sous un titre générique, et les palpitations convulsives, et celles qui sont occasionnées par une lésion organique du cœur, etc.

GENRE XIV. *Palpitations nerveuses.*

Synonymie. Palpitatio hysterica, Sydenham, Sauvages; *Palpitatio nervosa, sive spasmodica.*

Prédisp. et causes occas. Tempérament nerveux, sexe féminin, enfance, hémorrhagies excessives, affections morales, etc.

Symptômes. Les mouvemens du cœur sont précipités, irréguliers et plus forts que dans l'état naturel. Cet état n'est pas continu; il cesse promptement, mais se renouvelle très-facilement par les moindres affections morales.

GENRE XV. *Syncope.*

Synonymie. Syncope, Sauvages, Vogel, Cullen, Sagar; *Lipothymia*, Linnæus.

Prédisp. et causes occas. Tempérament nerveux, affoiblissement par de longues maladies, par des hémorrhagies excessives; affections morales vives; aspect d'un objet dégoûtant ou effrayant, antipathie, évacuation prompte de grands abcès ou d'une collection séreuse dans l'hydropisie; effort considérable, douleur vive, inanition; présence de vers dans les intestins. — La syncope est souvent le symptôme d'une lésion organique du cœur ou de l'aorte.

Symptômes. Diminution ou suspension des battemens du cœur et du pouls, puis de la respiration, des sensations, de l'entendement, de la voix, de la locomotion et de toutes les autres fonctions. — Cet état est souvent précédé d'un sentiment de malaise dans la région du cœur, d'une petitesse très-grande du pouls, de la pâleur de la face, de vertiges, de tintement d'oreille, du refroidissement des extrémités, et d'une grande foiblesse. Lorsque le malade revient à lui, il éprouve un sentiment d'anxiété dans la région du cœur, quelquefois des vomissemens et même des convulsions.

Traitement des Névroses de la circulation.

On s'occupe, durant les intermissions, d'éloigner les causes occasionnelles et de changer la mobilité nerveuse. Durant les accès, on combat l'intensité des symptômes. Dans les *palpitations nerveuses*, de légers sédatifs et les moyens hygiéniques doivent être mis en usage. Dans la syncope, on emploie les mêmes moyens que dans l'asphyxie : la simple exposition au grand air suffit souvent pour faire revenir le malade à lui.

ORDRE V.

NÉVROSES DE LA GÉNÉRATION.

Ce n'est guère que dans les grandes villes que l'on observe ces affections; elles y sont occasionnées par une vie oisive et efféminée, l'abus des plaisirs, la licence des mœurs, etc. Chez les Orientaux, elles sont dues à l'influence du climat, aux excès de leur jeunesse, et, à ce qu'il paroît, à l'abus des stimulans aromatiques, mêlés avec l'opium.

1er Sous-Ordre. *Névroses génitales de l'homme.*

GENRE Ier. *Anaphrodisie.*

Synonymie. Anaphrodisis, Sauvages, Cullen, Sagar; *Agenesia*, Vogel.

Prédisp. et causes occas. Attouchemens fréquens du pénis, surtout avant la puberté, excès d'onanisme; imagination fortement frappée, amour trop ardent, hémorrhagies répétées, paralysie des muscles ischio-caverneux.

Symptômes. Foiblesse extrême ou impossibilité de l'érection du pénis; sensibilité très-vive, accompagnée le plus souvent d'une émission involontaire de sperme au moindre attouchement.

GENRE II. *Dyspermatisme.*

Synonymie. Dyspermatismus, Sauvages; *Sterilitas*, Linnæus, Sagar; *Agenesia*, Vogel.

Prédisp. et causes occas. Tension trop forte du pénis par excès de vigueur; âge avancé, habitude contractée de l'onanisme, trop grand relâchement dans les organes génitaux de la femme.

Symptômes. Émission tardive ou empêchée du sperme dans l'acte vénérien, quoique l'homme jouisse des attributs de la virilité, et qu'il paroisse remplir les vues de la nature dans l'union des sexes.

GENRE III. *Satyriase.*

SYNONYMIE. *Satyriasis*, SAUVAGES, LINNÆUS, CULLEN, SAGAR.

Prédisp. et causes occas. Continence forcée, abus des plaisirs vénériens, puberté tardive, développement précoce des parties de la génération, crétinisme, malpropreté dans les vêtemens, affection dartreuse déterminée vers l'urètre.

Symptômes. Penchant irrésistible à répéter fréquemment l'acte vénérien, et faculté de le soutenir sans épuisement; odeur forte exhalée par la peau; disposition à tomber dans une sorte de démence ou dans une exaltation qui conduit à la manie, si l'impulsion pour l'union des sexes est contrariée.

GENRE IV. *Priapisme.*

SYNONYMIE. *Priapismus*, SAUVAGES, LINNÆUS, VOGEL, SAGAR.

Prédisp. et causes occas. Usage intérieur des cantharides, irritation produite par un calcul dans la vessie ou une blennorrhagie.

Symptômes. Tension forte et douloureuse du pénis, avec un sentiment d'ardeur brûlante et sans aucun penchant à l'acte vénérien.

Traitement des Névroses génitales de l'homme.

Le traitement se dirige sur les causes de l'affection. Ainsi, dans l'*anaphrodisie,* nécessité de la continence, d'un exercice continuel et des toniques, lorsque l'impuissance est le résultat des attouchemens trop fréquens, surtout avant la puberté. Une nourriture substantielle suffit le plus souvent pour faire cesser l'anaphrodisie déterminée par des hémorrhagies excessives, etc. — Le *dyspermatisme* tient-il à un excès de vigueur et de tension du pénis, on conseille les bains tièdes, l'usage du camphre à l'intérieur, etc. —Dans le *satyriase,* les débilitans, tels que la saignée, les ventouses scarifiées, les bains tièdes, les cataplasmes relâchans et les fomentations de même nature, les boissons rafraîchissantes et calmantes, le camphre, sont indiqués si l'individu est jeune, fort, et s'est abstenu depuis long-temps des plaisirs vénériens. Les toniques sont au contraire employés avec avantage lorsque le satyriase est joint à un état de foiblesse produit soit par l'âge, soit par l'abus des plaisirs vénériens. Les vésicatoires, conseillés par quelques auteurs, pourroient augmenter l'irritation et occasionner le priapisme. On prévient la récidive de la maladie par les moyens de l'hygiène : tels sont l'usage modéré des plaisirs de l'amour, et une direction habituelle de la pensée sur des objets étrangers à ce sentiment; l'étude des sciences, la culture des arts, les travaux du jardinage, l'équitation, la promenade, l'habitation de la campagne.—Dans le *priapisme* occasionné par l'usage interne des cantharides ou des diurétiques âcres, on suspend l'emploi de ces substances et on a recours aux bains tièdes, aux boissons et aux lavemens mucilagineux. Cette affection est-elle entretenue par un calcul urinaire, l'extraction de ce corps étranger est le seul moyen efficace.

IIe SOUS-ORDRE. *Névroses génitales de la femme.*

*GENRE V. *Nymphomanie ou Fureur utérine.*

SYNONYMIE. *Nymphomania*, SAUVAGES, VOGEL, CULLEN, SAGAR; *Metromania*, ASTRUC; *Furor uterinus*, *Tænia*, LINNÆUS; *Melancholia uterina*, NENTER.

Prédisp. et causes occas. Époque de la puberté, lectures lascives, contrainte sévère, état de retraite, habitude de l'onanisme, sensibilité extrême de l'utérus, affection dartreuse fixée sur les organes génitaux.

Symptômes. — *Première période.* Imagination obsédée par des objets lascifs et obscènes; état de tristesse et d'inquiétude; taciturnité, recherche de la solitude, perte du sommeil et de l'appétit, combat intérieur entre des sentimens de pudeur et l'impulsion des desirs effrénés, etc. *Deuxième période.* Abandon à ses penchans voluptueux, oubli des règles de la pudeur et de la bienséance, regards et propos agaçans, gestes indécens, sollicitations, instances à l'approche du premier venu, menace s'il fait de la résistance. *Troisième période.* Aliénation complète de l'esprit, obscénité dégoûtante, fureur aveugle avec desir de frapper et de déchirer. Chaleur brûlante sans fièvre, enfin tous les symptômes d'un état maniaque violent.

Traitement. Le même que celui du satyriase. On éloigne les causes et on donne des bains tièdes, des rafraîchissans, des calmans, le nénuphar (*nymphæa alba*, L.).

GENRE VI. *Hystérie.*

Synonymie. *Hysteria*, Sauvages, Linnæus, Vogel, Cullen, Sagar; *Affectio hysterica*, Willis, Sydenham, Whyt; *Malum hystericum*, Hoffmann, Juncker, etc.

Prédisp. et causes occas. L'époque de la puberté; celle de la cessation de la menstruation; un tempérament nerveux, une grande sensibilité physique et morale, des émotions vives et fréquentes; une vie sédentaire et oisive; la fréquentation des spectacles, les veilles prolongées; les conversations et les lectures voluptueuses; l'application continuelle et trop ardente à la musique; une menstruation laborieuse ou irrégulière; la suppression de cette évacuation, de la leucorrhée ou des lochies; une continence absolue, ou l'abus des plaisirs vénériens et l'habitude de la masturbation; une inclination amoureuse contrariée; l'impression de certaines odeurs, telles que celles du musc, de la tubéreuse, etc.; l'aspect d'une personne hystérique dans un accès, etc.

Symptômes. Les accès hystériques attaquent subitement ou sont annoncés par des bâillemens, des vertiges, des pleurs ou des éclats de rire sans causes, etc.; ils peuvent être rapportés à quelqu'un des degrés suivans : *Premier degré.* Sentiment d'une boule qui semble partir de la matrice, roule dans la cavité abdominale en y faisant éprouver une chaleur plus ou moins vive ou un froid glacial, se porte ensuite à la gorge où elle reste quelque temps, et produit, en comprimant le larynx, un sentiment de suffocation. Respiration plus ou moins gênée, pouls petit et irrégulier; quelquefois gonflement du cou et de la poitrine; dépression ou tension de l'abdomen; borborygmes, éructations, refroidissement des membres inférieurs, tandis que des bouffées de chaleur s'élèvent au visage, qui est alternativement rouge et pâle; intégrité des fonctions intellectuelles. *Deuxième degré.* Augmentation des symptômes ci-dessus; gonflement très-marqué de la poitrine, du cou et de la face, qui est d'un rouge violet; gêne de la respiration portée jusqu'à la suffocation; refroidissement extrême des pieds, pouls presque insensible, sentiment plus ou moins obtus, et quelquefois perte de connoissance; mouvemens convulsifs des membres, du tronc et de la tête. *Troisième degré.* Suspension presque absolue de la circulation et de la respiration; chaleur animale presque entièrement éteinte; pâleur, insensibilité, immobilité, mort apparente et quelquefois réelle, mais dans des cas très-rares.

L'hystérie peut présenter des formes si variées, que Sydenham l'a comparée à un *Protée.* Il n'est, pour ainsi dire, aucune maladie qu'elle ne puisse simuler; elle se manifeste tantôt sous la forme d'une apoplexie, tantôt sous celle d'une paralysie, d'une néphrite, etc. Le ventre se gonfle quelquefois de manière à en imposer pour une véritable grossesse. Souvent les malades éprouvent dans un point du crâne, surtout au front ou à l'occiput, une douleur fixe, poignante, que l'on a désignée sous le nom de *clou hystérique*.

La durée des accès varie depuis quelques minutes jusqu'à plusieurs jours. L'état syncopal que l'on remarque dans le troisième degré a quelquefois duré assez long-temps pour être regardé comme une mort réelle. Lorsque les accès se prolongent, il y a ordinairement des momens de rémission. Dans le premier degré, dès que la boule ne se fait plus sentir, le malaise se dissipe à mesure que des flatuosités s'échappent par la bouche et le rectum, et la malade reprend promptement son état naturel. Dans les attaques plus violentes, les symptômes se dissipent par degrés : les malades restent quelque temps dans un état de stupeur et de sommeil apparent ; elles reprennent ensuite peu à peu l'usage de leurs sens et de leurs facultés intellectuelles ; le pouls se développe, la chaleur devient uniforme ; l'éréthisme général est suivi d'un relâchement qui permet aux excrétions de reprendre leurs cours. Les malades conservent pendant quelque temps un sentiment de lassitude, un air d'étonnement, et n'ont aucun souvenir de ce qui leur est arrivé pendant l'accès.

L'hystérie peut être compliquée avec l'hypochondrie, la mélancolie, et même l'épilepsie.

Différences entre l'hystérie et l'hypochondrie. La vie sédentaire et les excès dans les travaux du cabinet sont les deux sources principales de l'hypochondrie. l'hystérie succède presque toujours au trouble des fonctions de la génération ou des fonctions exclusives au sexe. L'hystérie n'est jamais déterminée par ces altérations organiques que l'on observe souvent chez les hypochondriaques. L'hystérie se développe particulièrement à l'époque de la puberté et à l'époque critique; l'hypochondrie n'arrive jamais avant l'âge adulte. L'hystérie est exclusive à la femme; les causes qui la font naître déterminent souvent l'hypochondrie chez l'homme; et cette maladie s'observe rarement chez les femmes. Dans l'hystérie, l'invasion est plus ou moins brusque, ou les symptômes les plus violens peuvent se manifester promptement après les symptômes précurseurs : l'hypochondrie est remarquable par la lenteur de son développement, et ce n'est qu'après plusieurs années que les symptômes arrivent à leur plus haut période. Les accès hystériques sont ordinairement séparés par des intervalles d'intermittence plus ou moins longs; tandis que l'hypochondrie est une maladie continue avec des exacerbations. Une odeur fétide, le son de la musique, la compression des carotides ont souvent fait cesser des accès hystériques; tandis que les exacerbations de l'hpochondrie ne cèdent jamais à ces moyens. Une légère compression sur la région épigastrique apporte du soulagement dans l'hystérie et augmente l'état pénible de l'hypochondriaque. Les maux imaginaires, les terreurs paniques, la tension des hypochondres n'appartiennent qu'à l'hypochondrie. Le globe et le clou hystérique, la perte de la parole, la suspension des fonctions de l'entendement, les convulsions, le gonflement du cou, le sentiment de strangulation, le trismus, sont des symptômes exclusifs de l'hystérie. Enfin, l'hypochondrie est plus rebelle aux moyens curatifs que l'hystérie.

Différences entre l'hystérie et l'épilepsie. La perte

de connoissance et de sentiment et les convulsions qui caractérisent l'épilepsie, n'ont lieu que dans les attaques très-fortes d'hystérie, et n'arrivent jamais d'une manière aussi brusque que dans l'épilepsie. Dans celle-ci, le malade tombe tout-à-coup dans quelque endroit qu'il se trouve; dans l'hystérie, la perte de connoissance n'est jamais subite, ensuite la bouche n'est pas écumeuse comme dans l'épilepsie: dans celle-ci la respiration et la circulation nè cessent jamais, tandis que ces fonctions sont à peine sensibles dans les fortes attaques d'hystérie. Dans l'épilepsie, la face, livide et gonflée, offre constamment un aspect hideux qu'elle ne présente pas dans l'hystérie. Au reste, on est souvent forcé de recourir à l'examen des causes pour bien distinguer ces deux maladies, et l'on voit quelquefois l'hystérie dégénérer en épilepsie.

Traitement. On doit combattre les causes et réunir les circonstances hygiéniques les plus propres à s'opposer au renouvellement des attaques. Celles-ci n'exigent pas des moyens particuliers lorsqu'elles sont au premier ou au deuxième degré, si ce n'est lorsqu'elles sont trop intenses: c'est ainsi qu'on emploie quelquefois avec avantage les gommes-résines fétides, surtout en lavemens. La respiration de l'acide acétique et celle de l'ammoniaque exaspèrent ordinairement les accès. Si la femme est forte, sanguine, que sa face soit enflée, rouge, violette, que la gêne de la respiration soit considérable, il est convenable de recourir à la saignée, et l'agitation de la malade oblige de recourir de préférence aux sangsues. Dans le troisième degré, il faut réunir les moyens les plus propres à rappeler la malade à la vie.

CLASSE CINQUIÈME.

LÉSIONS ORGANIQUES.

PARMI les affections qui portent atteinte à la structure intime des parties ou la dénaturent entièrement, il en est qui appartiennent à la nosographie chirurgicale : tels sont les plaies, les ulcères, différentes maladies des voies urinaires ou de la génération, plusieurs altérations des organes des sens, les fractures, etc. Celles de ces lésions qui appartiennent à la nosographie interne sont par cela même renfermées dans des limites circonscrites. — Ces lésions se divisent naturellement en deux ordres : l'un comprend les altérations qui peuvent s'étendre indirectement à toutes les parties ; l'autre renferme les maladies qui consistent dans l'altération de quelque système, de quelque organe et de quelque tissu.

ORDRE PREMIER.

LÉSIONS ORGANIQUES GÉNÉRALES.

LES maladies de cet Ordre peuvent, lorsqu'elles sont invétérées, infecter toute la constitution et dénaturer en entier le tissu et la structure organique des parties où elles portent spécialement leur action. On ne sauroit, par exemple, déterminer dans certains cas de scorbut, si les muscles, les vaisseaux sanguins, la peau, le tissu cellulaire, le fluide lymphatique sont plus affectés les uns que les autres. La gangrène et le cancer peuvent aussi s'étendre l'un et l'autre à toutes ces parties. La phthisie finit par entraîner le dépérissement de tous les organes; enfin la syphilis n'étend-elle point ses ravages sur les membranes muqueuses, les glandes, la peau, le tissu des viscères, etc.?

GENRE Ier. *Syphilis.*

SYNONYMIE. *Syphilis*, SAUVAGES, LINNÆUS, VOGEL, CULLEN, SAGAR; *Lues venerea*, BOERHAAVE, HOFFMANN, JUNCKER, ASTRUC; Mal vénérien, Maladie vénérienne, Vérole.

Prédisp. et causes occas. Le virus vénérien se communique par un contact immédiat aux parties génitales, à l'anus, à la bouche, aux mamelles des nourrices, ou par inoculation au-dessous de l'épiderme; ou de père en fils par la voie de la génération.

Symptômes. — *Première période.* Développement soit aux parties génitales, soit aux amygdales, à la bouche, à la langue, etc., d'ulcérations dont le centre est d'un blanc sale et les bords élevés, durs, épais, avec suintement d'un liquide ichoreux. — La syphilis peut se manifester à la peau et y produire ou des taches, des pustules transparentes, puis couvertes de croûtes écailleuses; ou des ulcérations semblables à celles dont nous venons de parler, ou des espèces de végétations qui, en raison de leurs formes très-variées, reçoivent les noms de *crêtes*, de *condylomes*, de *verrues*, de *poireaux*, de *choux-fleurs*. — Les glandes lymphatiques de l'aîne, de l'aisselle ou des coudes peuvent être le siége d'un engorgement inflammatoire susceptible de résolution ou de suppuration. *Deuxième période.* On peut la rapporter aux affections des parties plus profondément situées, comme des os, du périoste, des aponévroses, des tendons, des ligamens : telles sont des exostoses, des périostoses, des douleurs ostéocopes plus ou moins vives, avec des exacerbations nocturnes, des douleurs musculaires ou articulaires, qui ressemblent à celles des rhumatismes chroniques. Hunter a vu la maladie se porter dans l'oreille interne et déterminer la surdité avec des douleurs plus ou moins vives. *Troisième période.* Les douleurs ostéocopes ne font que s'exaspérer ; les os deviennent le siége de caries, ou se ramollissent, se fracturent pour les causes les plus légères, deviennent spongieux, développent des fongosités comme dans les affections scrophuleuses.— Quand la syphilis constitutionnelle a duré long-temps, souvent la fièvre hectique se déclare avec les symptômes propres au viscère affecté, et il en résulte le dépérissement, le marasme, le dévoiement colliquatif et la mort.

La maladie syphilitique peut se compliquer avec les scrophules, le scorbut, la goutte, l'hypochondrie, les dartres, la gale, etc.

Traitement. Les moyens les plus efficaces sont les mercuriaux et les sudorifiques. Les préparations mercurielles les plus employées sont le protoxyde de mercure (oxyde de mercure noir), le sous-chlorure de mercure (muriate de mercure doux) et le chlorure de mercure (muriate de mercure au maximum d'oxydation) (*Voyez*, pour les doses, la 2e section de la 2e partie de cet ouvrage, *de l'Usage et des Doses des médicamens*). Les meilleurs sudorifiques sont la salsepareille, *smilax sarsaparilla*, L. ; le gaïac, *guaja-*

cum officinale, L.; le *carex arenaria*, L.; l'*astragalus exscapus*, L. On les donne en décoction très-concentrée et en sirop; ils sont surtout indiqués dans les maladies syphilitiques invétérées, et dans celles qui ont résisté aux mercuriaux.

GENRE II. *Scorbut.*

Synonymie. Scorbutus, Sauvages, Linnæus, Vogel, Cullen, Boerhaave, Sagar, Hoffmann, Lind, Milman.

Prédisp. et causes occas. La cause occasionnelle la plus active réside dans l'humidité de l'air, et surtout dans une humidité froide. Les autres circonstances qui disposent au scorbut sont une nourriture grossière ou fermentée, l'usage des viandes salées et fumées, la disette, l'usage d'alimens altérés ou peu propres à réparer les pertes, la foiblesse, suite de maladies antécédentes, de fatigues excessives ou d'une inaction trop prolongée; des affections tristes, la malpropreté, etc.

Symptômes. — Première période. Pâleur de la face avec une teinte d'une couleur livide plus ou moins marquée, lassitude générale et débilité au moindre mouvement, douleurs vagues, gencives rouges, gonflées et disposées à saigner au moindre frottement; taches rouges, bleuâtres et livides sur les membres, etc. *Deuxième période.* Impossibilité de marcher, souvent contracture des muscles fléchisseurs de la jambe, ou enflure quelquefois monstrueuse des mêmes extrémités, avec de grandes ecchymoses plus ou moins livides; syncopes fréquentes au moindre mouvement et quelquefois par une simple exposition à l'air frais; tendance à des hémorrhagies copieuses par le nez, les gencives, les intestins ou les poumons; gencives fongueuses, avec de vives douleurs, une couleur livide et une odeur très-fétide; ulcérations plus ou moins douloureuses aux jambes ou aux pieds; ou bien simple induration du tissu cellulaire de ces parties. *Troisième période.* Ulcères sordides, fongueux aux membres abdominaux; quelquefois sorte de fièvre adynamique avec des sueurs fétides, des pétéchies, des hémorrhagies copieuses par les selles, l'urine, les poumons, le nez; toutes les horreurs de l'hypochondrie et le plus profond abattement; oppression extrême, hydrothorax ou ascite. Lors de l'autopsie cadavérique, on a trouvé, en général, un liquide séreux, jaunâtre, plus ou moins épais et infiltré, du sang en caillots épanché dans le tissu cellulaire sous-cutané, dans celui qui occupe les interstices des muscles, quelquefois dans le tissu même de ces organes. On a vu un liquide épais et comme gélatineux épanché dans l'articulation du genou. Dans le plus grand nombre de cas, les poumons ont été trouvés durs et gorgés de sang. Lorsque la maladie avoit atteint sa dernière période, le tissu des muscles fléchisseurs de la jambe étoit mollasse, facile à déchirer en filamens, ou même réduit, par une sorte de décomposition, en une espèce de liquide mêlé de sang.

Traitement. Les moyens curatifs sont tirés en grande partie de l'hygiène : tels sont les soins de propreté, l'habitation dans des lieux secs, éclairés par les rayons solaires; l'usage d'alimens végétaux ou animaux de bonne qualité, celui de bon vin, un exercice modéré, des affections morales agréables, la distraction. Les végétaux âcres de la famille des crucifères paroissent devoir être employés de préférence dans le premier et le second degré de la maladie, et les fruits sucrés et acides dans le troisième.

Le traitement local doit varier selon les symptômes. On touche les ulcères de la bouche avec l'acide hydrochlorique (muriatique) étendu; on frotte les ulcères cutanés avec du vin, de l'alcool ou du vinaigre aromatiques et camphrés; on combat les hémorrhagies passives avec l'acide sulfurique, l'alun, etc.

GENRE III. *Gangrène.*

Synonymie. *Gangræna*, Sauvages, Linnæus, Vogel, Cullen, Sagar, Boerhaave.

Prédisp. et causes occas. Ligature des veines ou leur compression par une tumeur; froid intense, action de répercussifs sur une tumeur, phlegmasie violente externe ou interne; plaies, fractures, luxations, application de bandes trop serrées, contusions fortes exercées sur de grands nerfs, sur l'épine du dos, la moelle épinière; pression long-temps exercée sur certaines parties, surtout durant des fièvres délétères; scorbut, variole confluente, âge très-avancé, débilité extrême.

Symptômes. Si la gangrène succède à une inflammation violente, les phénomènes inflammatoires se calment subitement avant que la maladie ait parcouru ses périodes; le sentiment de la partie devient obtus; sa couleur, plus pâle, devient successivement cendrée, livide, noire; la partie est dans un état de relâchement; il s'y forme des vésicules remplies d'une sérosité ichoreuse ou légèrement teinte en rouge. Si la gangrène provient d'un froid intense, quelquefois l'extrémité du nez, les lobes des oreilles, les doigts des pieds ou des mains deviennent pâles, puis d'un rouge pourpré et enfin noirs. Le sphacèle semble être le dernier degré de la gangrène; il est marqué par une odeur cadavéreuse. Ses effets à l'intérieur sont l'insouciance, le délire, des syncopes, des spasmes, une sueur froide, une affection comateuse et la mort.—La gangrène sénile ou sèche commence par les extrémités les plus éloignées du centre de la circulation; elle affecte les orteils, où souvent elle se borne; quelquefois cependant elle envahit les régions voisines. Elle peut être presque locale et seulement accompagnée d'une foiblesse générale; mais elle se complique aussi fréquemment avec les fièvres adynamiques.

Traitement. Si la gangrène menace de succéder à une inflammation violente, il faut tâcher de la prévenir en calmant les symptômes de cette dernière. Si un membre est frappé d'un froid intense qui y a suspendu la circulation et la vie, on le plonge dans l'eau froide, qu'on échauffe graduellement, tandis qu'on donne à l'intérieur quelques cordiaux pour rétablir la circulation du centre à la circonférence. Les détails ultérieurs appartiennent à la chirurgie.

GENRE IV. *Cancer.*

SYNONYMIE. *Cancer*, SAUVAGES, VOGEL, CULLEN, SAGAR, BOERHAAVE.

Prédisp. et causes occas. Cessation des menstrues, irritations locales, suppression d'évacuations habituelles.

Symptômes. Le cancer peut être précédé d'une

éruption particulière, d'une ulcération ou d'un état squirrheux. La douleur est lancinante et la chaleur brûlante. Les bords de l'ulcération, qu'elle soit primitive ou secondaire, sont durs, ridés, gonflés, inégaux, douloureux, renversés ou tournés en dedans; le fond inégal, fongueux, de couleur cendrée, livide, noire; il s'en écoule un sang fétide ou une sanie noire, fétide, âcre, qui excorie et même détruit les parties contiguës; les veines sont variqueuses, l'affection ne tarde pas à devenir générale. Alors tuméfaction des glandes lymphatiques du voisinage, fièvre hectique, trouble dans les digestions, amaigrissement, sécheresse et couleur jaune plombée de la peau, friabilité des os.

Espèce Ire. *Cancer de l'estomac.*

Prédisp. et causes occas. Usage immodéré des boissons fermentées, surtout pendant qu'on est à jeun; compression habituelle exercée sur l'épigastre; affections morales vives.

Symptômes. Douleur plus ou moins vive et lancinante dans l'estomac; tuméfaction de la partie affectée, quelquefois perceptible à la région épigastrique, à travers les parois abdominales; anxiétés, rapports acides, vomissement de matières alimentaires et de substances d'abord visqueuses, puis brunâtres, noires et fétides, lequel survient ordinairement plusieurs heures après le repas; amaigrissement progressif, fièvre lente, décoloration particulière de la peau.

Espèce II. *Cancer des intestins.*

Prédisp. et causes occas. En grande partie les mêmes que celles du cancer de l'estomac.

Symptômes. D'abord sensibilité, douleur sourde et gravative en quelque point de l'abdomen, dont les retours plus ou moins fréquens tiennent particulièrement à des affections morales, à la quantité de nourriture prise, etc.; ensuite douleurs gravatives constantes; tuméfaction quelquefois perceptible au toucher dans un des points de l'abdomen; constipation ou diarrhée, vomissement ou déjections alvines de matières noirâtres; fièvre lente, amaigrissement, couleur jaune de la peau.

ESPÈCE III. *Cancer de l'utérus.*

Prédisp. et causes occas. Époque de la cessation des menstrues, irritation locale, abus des plaisirs vénériens, manœuvres imprudentes pendant l'accouchement, métrite, affections syphilitiques, etc.

Symptômes. Gonflement et rénitence de l'orifice utérin, d'abord indolent, puis douloureux au toucher; sentiment de pesanteur dans la matrice; douleurs lancinantes qui se renouvellent à des époques plus ou moins rapprochées, et deviennent ensuite constantes; irrégularité ou suppression de la menstruation; écoulement d'une sérosité sanieuse, et quelquefois de sang plus ou moins fétide par le vagin; difficulté des déjections avec douleur et sentiment d'une sorte de poids qui comprime le rectum; excrétion douloureuse de l'urine; fièvre hectique, dépérissement progressif.

Symptômes de l'affection cancéreuse devenue générale.

Cet état, que MM. Bayle et Cayol (Dictionnaire des Sciences médicales) appellent *Cachexie cancé-*

reuse, consiste dans les caractères suivans : il survient ordinairement, mais en général fort tard, une fièvre hectique qui manque quelquefois entièrement. Le plus souvent cette fièvre, au lieu d'être continue avec un ou deux paroxysmes chaque jour, comme celle qui accompagne la cachexie tuberculeuse, se présente sous la forme d'une fièvre intermittente erratique sans frissons : elle est, pour l'ordinaire, accompagnée de douleurs vagues dans les membres, et quelquefois de véritables douleurs ostéocopes. La peau des cancéreux a une couleur jaune terne qui se distingue également du teint blême des phthisiques et de la couleur jaune pain d'épice qu'on remarque chez les sujets affoiblis par une fièvre ancienne. La maigreur et le desséchement des chairs ne sont jamais portés aussi loin que dans la cachexie tuberculeuse, à l'exception des cas où les malades meurent d'inanition, comme dans le cancer de l'œsophage et dans certains squirrhes de l'estomac. Les tissus sont mous, flasques, et tendent à l'œdème plutôt qu'au desséchement ; le système nerveux est fréquemment affecté ; de là le malaise général, les douleurs vagues, l'insomnie et quelquefois les convulsions : beaucoup de cancéreux meurent de fièvre ataxique. La perte de l'odorat, l'ophthalmie chronique et la toux, désignées par la plupart des auteurs comme des symptômes caractéristiques de la *diathèse cancéreuse consécutive* ou *cachexie cancéreuse*, sont des épiphénomènes assez rares.

Traitement du cancer.

Le cancer peut être extirpé lorsqu'il est à l'extérieur, récent, isolé, sans adhérence, surtout avec les grands vaisseaux ; qu'il provient d'une cause externe, et que l'état général du malade est sain; mais on ne doit jamais affirmer que l'opération sera suivie de guérison. Le cancer de l'utérus, celui de l'arrière-bouche, du palais, des glandes axillaires et inguinales ne sont pas susceptibles d'opération. Lorsque celle-ci n'est pas praticable, on se borne à calmer les symptômes et à retarder les progrès du mal : on obtient ces effets par les narcotiques, les boissons mucilagineuses, le lait, une nourriture végétale, l'usage de quelque léger purgatif administré de temps en temps. Les saignées, soit générales, soit locales, souvent répétées, sont quelquefois utiles, comme le prouvent les exemples rapportés dans le Traité de M. Féaron sur le cancer.

La ciguë a été préconisée par Storck, et l'on ne peut révoquer en doute les succès qu'il a obtenus dans beaucoup de circonstances; mais il est probable que la maladie n'étoit pas alors de nature cancéreuse. Le cancer des voies digestives ne peut être rendu stationnaire que par l'usage des substances mucilagineuses ou sucrées prises en petite quantité, et souvent répétées à titre d'alimens, par de légers calmans et des bains tempérés. Dans le cancer de l'utérus, on fait faire des injections sédatives avec l'infusion de morelle, d'opium, de belladone, etc.

GENRE V. *Phthisie tuberculeuse* (1).

Synonymie. Phthisis scrophulosa, Sauvages, Portal; *Phthisis tuberculosa,* Cullen, etc.

Prédisp. et causes occas. Vice originaire de conformation, application très-forte et long-temps continuée à l'étude, chagrins profonds; abus des liqueurs alcooliques, hémorrhagies ou autres évacuations excessives; épuisement par l'allaitement; suppression de quelques exutoires anciens, d'un ulcère, d'une leucorrhée, etc.

Symptômes. La disposition prochaine à la phthisie (*première période*) peut présenter trois formes différentes : 1° engourdissement, inertie générale, douleur gravative de la tête, avec des retours plus ou moins fréquens d'une affection catarrhale de la membrane pituitaire, somnolence, relâchement des muscles du thorax avec expectoration difficile, douleurs gravatives de la poitrine, quintes violentes de toux

(1) Les dégénérescences tuberculeuses peuvent, d'après les recherches de M. Bayle (Journal de Médecine, Chirurgie et Pharmacie), attaquer la plupart des systèmes organiques, mais surtout les poumons, le mésentère, les glandes lymphatiques, le foie, la rate, les reins, la prostate, l'épididyme, le tissu cellulaire sous-péritonéal, etc. Elles peuvent être enkystées, non enkystées ou accumulées; elles ont des caractères communs, quel que soit leur siége, et des caractères particuliers dans chaque organe; mais nous nous bornons ici, avec M. Pinel, à la description des deux maladies tuberculeuses les plus connues et les plus fréquentes, celle des poumons et celle du mésentère, connues sous les noms de *phthisie tuberculeuse* et de *carreau*.

qui augmentent par l'exercice, par les boissons froides; dyspnée; 2° habitude du corps délicate, membres grêles, constitution irritable et spasmodique, conformation vicieuse du thorax, soit d'origine, soit par accident; perte d'haleine au moindre mouvement, mélancolie, disposition aux emportemens de colère, ardeur pour les plaisirs de l'amour, excès d'intempérance, hémoptysie, chaleur chronique et incommode, surtout à la plante des pieds ou à la paume des mains; oppression de la poitrine, excès dans l'étude et les travaux du cabinet, etc.; 3° habitude du corps opposée à la précédente, c'est-à-dire, sensibilité obtuse et difficile à exciter, quelquefois avec un vice scorbutique ou scrophuleux, une mauvaise conformation du thorax. Matière expectorée le matin, abondante et visqueuse avec un goût salé; perte graduée de l'appétit, abattement de l'ame, quelquefois induration des glandes du cou, toux incommode; soulagement passager par une sorte de transport de la matière morbifique dans quelques articulations ou à la surface du corps. *Deuxième période* ou *phthisie déclarée*. Toux particulière très-incommode, augmentant surtout la nuit, avec titillation au larynx; gêne de la respiration augmentée par le moindre mouvement; changement de la voix, qui devient rauque, grêle ou beaucoup moins sonore; soif, inappétence; après le repas, douleur gravative de l'estomac, et exaspération de la toux, quelquefois au point de faire rejeter les alimens qu'on a pris. C'est cette disposition à vomir, jointe à la soif, qui, suivant Morton, est le signe le plus certain d'une phthisie déclarée... Expectoration quelquefois épaisse et blanche, d'autres fois transparente, d'une couleur cendrée ou verdâtre, d'une odeur fétide, d'un goût salé ou doux, etc. Petite fièvre qui paroît surtout le soir, avec ou sans frissonnement, avec chaleur aiguë et rougeur des pommettes; insomnies qui augmentent graduellement le mouvement fébrile; dépérissement, marasme. *Troisième période*. La fièvre hectique devient continue avec un pouls petit, dur, fréquent, et chaleur âcre et mordicante qui se fait sentir au doigt de celui qui le touche. Durant l'exacerbation fébrile, la toux, la dyspnée, l'oppression, sont au plus haut point; quand elle cesse, le malade dort d'un sommeil tranquille, reprend des forces et l'espoir de guérir. Il retombe dans l'abattement quand la fièvre se rallume. Il survient des sueurs colliquatives; un dévoiement opiniâtre s'établit; il y a expectoration purulente, ardeur brûlante vers les amygdales et les organes de la déglutition, fétidité de l'haleine, foiblesse extrême, marasme, œdématie des extrémités; la face devient hippocratique et le malade succombe.

Traitement. Dans la première période de la maladie, la méthode curative doit varier d'après les distinctions établies ci-dessus. L'individu disposé à la phthise est-il doué d'une constitution irritable et spasmodique, on doit lui faire habiter des vallées, des lieux bas et humides, le mettre à l'usage des boissons émulsionnées, des fruits doux bien mûrs, des farineux, du lait coupé avec de l'eau d'orge ou le gruau d'avoine; lui donner des bains tièdes, lui faire éviter les passions vives, etc. Est-il d'un tempérament lymphatique et disposé aux affections catarrhales, l'habitation dans un lieu élevé, la respiration d'un air pur, les voyages, la navigation, l'équitation lui conviennent. Il se fera établir un exutoire, évitera un sommeil prolongé, usera avec sobriété d'un vin généreux, d'une nourriture succulente et tonique, etc. Dans les seconde et troisième périodes, on ne peut que modérer les symptômes les plus fatigans. Les plantes crucifères, le quinquina, le polypode amer, l'ipécacuanha et les antimoniaux à dose nauséabonde, les térébenthines, les baumes, la myrrhe, la digitale pourprée, les semences du *phellandrium aquaticum*, l'acétate de plomb, l'opium, qui ont été tour-à-tour préconisés, n'ont pu être réellement efficaces que dans les catarrhes chroniques, qui très-souvent en imposent pour la phthisie pulmonaire développée.

GENRE VI. *Carreau*.

SYNONYMIE. *Atrophia infantilis*, *Scrophula mesenterica*, SAUVAGES, CULLEN; *Tabes infantum*, SYDENHAM; *Contabescentia infantilis*, JUCH; Chartre, etc.

Prédisp. et causes occas. Erreurs de régime dans l'enfance, répercussion de quelques maladies cutanées; toutes les causes des scrophules.

Symptômes. Première période, ou *dispositions qui doivent faire craindre la maladie.* Mauvaises digestions, flatuosités, dévoiement avec des intermissions, bouffissure du ventre, surtout le soir; urine lactescente, odeur acide de la transpiration, respiration inégale, douleurs gravatives des lombes, crampes des extrémités, débilité habituelle. *Deuxième période*. Intumescence gravative de l'abdomen, avec des indurations isolées sensibles au toucher; perte de l'appétit ou extrême voracité; malaise et distension du ventre après le repas, évacuations alvines irrégulières avec des intervalles de constipation; déjections d'une couleur cendrée ou blanchâtre, souvent avec complication de vers; induration des glandes lymphatiques du cou. *Troisième période.* Dégénérescence tuberculeuse des glandes lymphatiques du mésentère et perte de leurs fonctions; déjections de matières blanchâtres et d'alimens à demi-digérés; fièvre lente, marasme, dévoiement colliquatif; quelquefois hydropisie ascite.

Traitement. On a recours aux moyens propres à ranimer l'activité du système lymphatique : tels sont les bains froids et surtout ceux de mer, les frictions sèches; on administre les amers à l'intérieur. On a préconisé la rhubarbe, l'acétate de plomb, les oxydes de mercure. On doit suivre surtout les principes de l'hygiène; mais c'est dès le début de la maladie qu'il faut agir pour la combattre; car le carreau au troisième degré est incurable, et son traitement échoue souvent à la seconde période.

GENRE VII. *Scrophules.*

SYNONYMIE. *Scrophula*, SAUVAGES, VOGEL, CULLEN, SAGAR; *Struma*, LINNÆUS; Écrouelles, Humeurs froides, etc.

Prédisp. et causes occas. Enfance; tempérament lymphatique, habitation des lieux humides, mauvaise nourriture, vie indolente, affections morales tristes. — Cette maladie est héréditaire, mais ne paroît pas susceptible de se développer par contagion. Les signes extérieurs d'une constitution écrouelleuse dès l'enfance sont, le gonflement de la lèvre supérieure, le nez rouge et douloureux, la chassie des yeux ou un suintement des oreilles, la blancheur de la peau, etc.

Symptômes. Première période. Tuméfactions dures, irrégulières, indolentes des glandes lymphatiques du cou, sans changement de couleur à la peau; fréquence du pouls, augmentation de la chaleur générale, symptômes d'excitation auxquels succède bientôt l'atonie. *Deuxième période.* Augmentation progressive des tumeurs glanduleuses, qui s'amollissent ensuite par degrés. La peau qui les recouvre s'altère, devient d'un rouge bleuâtre, s'ouvre dans divers points, et donne issue à une matière puriforme délayée avec quelques concrétions blanchâtres éparses. Les plaies dégénèrent en ulcères qui durent plus ou moins long-temps, ou se renouvellent après s'être cicatrisées; les glandes sous-clavières, sous-scapulaires, axillaires, etc., peuvent présenter une altération analogue. *Troisième période.* Le vice scrophuleux peut, en se portant sur les poumons, donner lieu à la phthisie; s'il attaque les glandes mésentériques, il peut donner lieu au carreau. Dans ces deux cas, le malade passe par tous les degrés du marasme et de la fièvre hectique avant de succomber. Cette affection peut s'associer à la syphilis, au rachitis, au scorbut, et offrir alors des symptômes variés.

Traitement. Dans la première et la seconde périodes, les toniques sont avantageux : tels sont les oxydes de fer combinés avec le muriate d'ammoniaque ou le carbonate de potasse; les amers, comme l'élixir anti-scrophuleux de Périlhe, le quinquina avec la noix muscade, suivant la prescription de Fothergill, une forte décoction de houblon : on a aussi reconnu l'utilité de l'usage de l'eau de mer et du muriate de chaux. On a préconisé la digitale pourprée, les fleurs d'arnica, la douce-amère, les antimoniaux, les mercuriaux, etc. Le muriate de baryte a été employé avec succès; mais il agit lentement, et c'est un remède dangereux. L'effet des médicamens doit être secondé par les moyens de l'hygiène, tels qu'une habitation salubre, le changement de climat, les frictions sèches, l'exercice en plein air, l'insolation, l'usage des alimens nourrissans et de facile digestion.

GENRE VIII. *Rachitis.*

Synonymie. Rachitis, Sauvages, Linnæus, Vogel, Cullen, Sagar, Boerhaave, Hoffmann; Rachitisme, Portal; Ostéomalacie, Duncan.

Prédisp. et causes occas. Enfance, principalement depuis six mois jusqu'à sept ans; habitation dans des lieux humides; affection syphilitique, scorbutique, scrophuleuse, arthritique; suppression de maladies cutanées, masturbation, castration.

Symptômes. Maigreur du corps, aridité de la peau, gonflement du ventre, foiblesse des membres, lésion de la digestion, raccourcissement et ramollissement des os longs; gonflement de leurs extrémités; déviation du rachis, difformité du thorax et du bassin. Intelligence très-grande ou état de stupidité. — Atrophie, fièvre lente, dévoiement colliquatif, hydropisies crânienne, thoracique et abdominale, etc.

Traitement. Alimens légers et faciles à digérer, vin pur, bière de bonne qualité, vêtemens chauds, couchette composée avec des plantes aromatiques desséchées; habitation dans la partie la plus élevée de la maison, exercices suivant les forces et les progrès de l'âge; frictions sèches avec de la flanelle imprégnée de parfums aromatiques, surtout le long de l'épine; moxa, cautère, vésicatoires. Usage du sirop de Belet et du sirop anti-scorbutique. Les immersions dans l'eau froide ont eu du succès en Angleterre.

GENRE IX. *Eléphantiasis des Grecs.*

SYNONYMIE. Éléphantiasis des GRECS, VOGEL, SAUVAGES; Lèpre tuberculeuse, Lèpre.

Prédisp. et causes occas. Une disposition héréditaire; la contagion, la malpropreté, l'usage d'alimens de mauvaise qualité, etc.

Symptômes. Diminution progressive des fonctions des sens, foiblesses, lassitudes spontanées; chute des poils et des cheveux; voix foible et enrouée, haleine fétide, respiration difficile; front ridé, face difforme; peau recouverte de tubercules durs, inégaux, plus ou moins volumineux, passant par degré à un état d'ulcération qui ronge les ongles et fait tomber les doigts; urine jumenteuse, inappétence, etc.

Traitement. Régime humectant et propre à favoriser l'excrétion cutanée; usage des légumes, et des bouillons faits avec les viandes les plus saines. Les exercices du corps sont d'autant plus utiles que les malades sont enclins à l'inaction. — Sucs épurés des plantes; bouillons aux herbes avec des sels neutres; bains médicamenteux avec des plantes émollientes et un peu aromatiques, ensuite avec l'eau de mer ou des eaux thermales; bains de vapeurs. Usage interne de la décoction des bois sudorifiques, etc. Application de topiques excitans et toniques.

GENRE X. *Éléphantiasis des Arabes.*

Synonymie. Lèpre des Arabes, Maladie glanduleuse, Maladie glandulaire de Barbade, par Hendy, etc.

Prédisp. et causes occas. Peu connues. Cette maladie n'est ni contagieuse ni héréditaire. On voit dans le Traité que M. Alard en a publié, qu'il n'est pas rare de l'observer en Europe.

Symptômes. Cette affection peut se porter sur toutes les parties indistinctement; mais elle se fixe de préférence sur les membres; elle revient par accès. On ressent d'abord une douleur plus ou moins vive dans une glande ou sur le trajet des principaux troncs des lymphatiques; presque toujours une corde dure, noueuse et tendue, ressemblant tantôt à un amas de petites phlyctènes, tantôt à un chapelet de petites glandes tuméfiées, suit la même direction que les douleurs. La partie affectée rougit, se gonfle, prend une apparence érysipélateuse, et, dans certains cas, phlegmoneuse; l'articulation voisine est maintenue roide, et fléchie par la contraction des muscles fléchisseurs; et si le bas-ventre est le siége du mal, cette contraction produit un sentiment d'étouffement. Il existe une fièvre concomitante, surtout remarquable par un frisson prolongé qui a le singulier caractère de redoubler au moindre mouvement : il est accompagné de nausées et de vomissemens, surtout quand l'accès est un peu marqué : ces symptômes fatiguent beaucoup les malades. Après les vomissemens, qui cependant ne rejettent que les liquides avalés, le malaise et l'anxiété diminuent; la soif est grande et quelquefois inextinguible; la chaleur qui succède aux frissons est intense, les sueurs sont copieuses. Si le malade se remue dans le second stade de l'accès, le frisson, le vomissement, les douleurs se renouvellent aussitôt, et ces symptômes sont alors réunis à la chaleur et à la sueur. Cette fièvre, après une durée très-variable, cesse, et laisse dans la partie affectée du gonflement et de l'inflammation. Celle-ci se dissipe au bout de quelques jours; mais le gonflement, quoiqu'il diminue d'abord avec elle, augmente bientôt de jour en jour dans les deux ou trois premiers mois qui suivent. Au commencement de la maladie, la tumeur paroît œdémateuse; mais dans la suite elle devient très-dure, et ne cède pas à l'impression du doigt. Lorsqu'une glande lymphatique a été engorgée, elle reste quelquefois comme squirrheuse, ou bien tombe en suppuration, qui peut amener la gangrène ou donner lieu à des ulcères rebelles. Lorsque la maladie attaque l'extérieur de la tête, l'engorgement se dissipe plus facilement que dans les membres inférieurs, et il arrive alors un écoulement par le nez, par les yeux ou par la bouche; ou bien il paroît sur la poitrine une éruption de boutons d'une nature particulière, d'où sort, sans douleur, un liquide séreux; quelquefois l'engorgement devient permanent, et alors il rend la figure plus ou moins difforme. Quand la maladie se fixe au scrotum, les douleurs sont très-vives; l'inflammation peut se propager au testicule et le rendre squirrheux; mais sa suite la plus ordinaire est un épanchement qui donne à la partie un volume monstrueux. Lorsque la maladie se porte aux membres, et surtout aux membres inférieurs, ce qui est le plus fréquent, elle leur donne une forme plus ou moins bizarre et des dimensions énormes.

Traitement. Dans la période inflammatoire, la saignée peut modérer les symptômes; mais elle a été quelquefois dangereuse : toute application locale est inutile; des mouchetures peuvent convenir. Le spasme de l'estomac exige les sédatifs. Lorsque le gonflement est devenu très-considérable, un bandage serré devient nécessaire; on en seconde l'effet par l'acétate de plomb, le sulfate de zinc, etc.; on recommande le quinquina seul ou mêlé avec l'opium; on cherche à détruire la tendance de la maladie aux retours périodiques; l'amputation n'est d'aucune utilité.

GENRE XI. *Yaws.*

Synonymie. *Frambœsia*, Sauvages, Cullen.

Prédisp. et causes occas. La jeunesse, l'enfance. Cette maladie attaque particulièrement les nègres; elle est contagieuse et sujette à des récidives.

Symptômes. Apparition de taches d'abord petites et isolées, qui s'étendent ensuite peu à peu, s'élèvent en pointe et se changent en phlyctènes ou en pustules, sur lesquelles il se forme une sorte d'escarre furfuracée, dont la chute fait voir un fongus rougeâtre qui pullule comme une fraise; son siége peut avoir lieu dans toute l'habitude du corps; mais il affecte surtout la face, les aînes, les aisselles Plusieurs de ces fongus prennent le volume d'une mûre et paroissent composés de petits lobes; les poils des parties affectées deviennent blancs ou diaphanes. Le yaws peut aussi se porter sur les membranes muqueuses, dégénérer en ulcères phagédéniques, produire des écoulemens de matière puriforme par les yeux, le nez, les oreilles; affecter les os, causer des douleurs très-vives, donner lieu à des exostoses, des caries. Les caractères distinctifs du yaws sont faciles à saisir, par la simple inspection, dans les deux premières périodes; mais après la formation des ulcères, on peut d'autant plus facilement le confondre avec la maladie vénérienne, que ces deux affections se contractent de la même manière et cèdent aux mêmes remèdes.

Traitement. Il est purement empirique. 1°. Lorsqu'il n'y a que de simples taches, on administre des bols de fleurs de soufre et de camphre jusqu'à la maturité des pustules; 2° on donne l'hydroclorate de mercure (muriate de mercure doux) dans la vue d'exciter et de soutenir une salivation modérée pendant quelque temps, et de faire ainsi tomber les fongosités en écailles furfuracées; 3° on emploie un électuaire où entrent l'oxyde de mercure sulfuré noir, le gaïac, la thériaque, etc.; et si le fongus devient rebelle, on l'attaque avec un escarotique mercuriel. Il est sans doute inutile, comme l'ont remarqué Lorry et M. Pinel, de pousser l'usage du mercure doux jusqu'à la salivation, et on pourroit tirer peut-être un plus grand avantage de la décoction des bois sudorifiques, des eaux sulfureuses, etc.

ORDRE II.

LÉSIONS ORGANIQUES PARTICULIÈRES.

1er Sous-Ordre. *Lésions organiques du cœur et des vaisseaux.*

GENRE Ier *Anévrysme du Cœur.*

Symptômes. La dilatation du cœur est, ainsi qu'il résulte des observations de M. Corvisart, ou active ou passive : dans la dilatation active, les parois du cœur sont épaissies, la force de son action est augmentée ; le contraire a lieu dans la dilatation passive. Les symptômes communs à ces deux espèces d'anévrysme sont les suivans :

Premier degré. Étourdissemens ; sentiment de vapeurs chaudes qui semblent monter de la poitrine vers la tête ; céphalalgie ordinairement fréquente et opiniâtre ; tristesse, impatience, irascibilité. Son également bon par la percussion des différentes régions du thorax ; souvent un sentiment douloureux à la région du cœur ; palpitations plus ou moins vives et fréquentes ; battemens du cœur qui ne se font sentir que dans une petite étendue ; pouls ordinairement très-développé, mais souvent fort ou foible, dur ou mou, suivant l'espèce d'anévrysme ; régulier si la maladie est simple, irrégulier dans certaines complications ; respiration haute, courte, difficile, essoufflée au moindre exercice, et forçant le malade à suspendre sa marche, surtout quand il monte un escalier ; disposition singulière à contracter des rhumes, avec une toux vive et sèche qui revient par accès; presque constamment sentiment de constriction vers la gorge; fonctions digestives souvent plus actives que dans l'état naturel; s'il survient une indigestion, elle est ordinairement produite par la violence ou la continuité de la toux. L'état le plus ordinaire du ventre est la constipation; urines rouges, briquetées, sédimenteuses, mais sécrétées en quantité naturelle.

Deuxième degré. Figure bouffie, joues et lèvres colorées en rouge vif ou tirant sur le violet; pendant la station, tuméfaction des pieds et du bas des jambes, laquelle se dissipe pendant la nuit. Son rendu par la percussion des diverses régions de la poitrine également clair, excepté à la région du cœur, où il est ordinairement obscur. — Étourdissemens plus fréquens, quelquefois suivis de lipothymies. Sentiment de constriction violente vers la gorge, que l'on peut comparer à la boule hystérique; sommeil interrompu par des rêves effrayans qui occasionnent des réveils en sursaut; mécontentement; impatience à la moindre contrariété. — Palpitations plus fortes, plus fréquentes; battemens du cœur se faisant sentir dans un espace plus étendu, souvent même vers le côté droit de la poitrine et dans la région épigastrique; pouls dur, vibrant, fréquent, quelquefois serré dans l'anévrysme avec épaississement; mou, assez fréquent, foible, facile à étouffer dans la dilatation passive; assez souvent hémorrhagies nasales. — Respiration extrêmement gênée, impossible dans la position horizontale; inspirations longues, souvent renouvelées, parce que les poumons engorgés et comprimés ne peuvent admettre qu'un très-petit volume d'air. Le malade est obligé, pour rendre la respiration un peu moins difficile, de se mettre sur son séant, de courber son corps en avant, en appuyant, pour ainsi dire, sa poitrine sur ses genoux. Il ne peut monter trois ou quatre degrés de suite sans éprouver un essoufflement extrême qui le force à s'arrêter promptement. Toux forte, fréquente; expectoration peu ou très-abondante, ordinairement visqueuse, souvent sanguinolente. Digestion pénible si le malade satisfait son besoin de manger; quelquefois même vomissement excité par la toux, douleur d'estomac, augmentation de la dyspnée : quelquefois cependant soulagement par la plénitude de l'estomac; assez ordinairement dévoiement plus ou moins abondant. — Urines rares par intervalles, ce qui rend l'état du malade plus pénible. Extrémités inférieures infiltrées, surtout après la station ou la progression; mollesse, flaccidité des parois abdominales qui annoncent l'épanchement prochain d'un liquide; bouffissure du visage, pâleur, flaccidité de toute l'habitude du corps, signes précurseurs d'une infiltration générale.

Troisième degré. Augmentation de la bouffissure du visage, qui disparoît quelquefois pour faire place à une maigreur extrême; la peau est alors flasque et tremblotante au moindre mouvement de la tête ou au plus léger attouchement; souvent vergetures violettes sur les parties latérales de la poitrine et sur les tégumens de l'abdomen; la percussion fait rendre un son obscur aux parois de la cavité thoracique; mais cet examen exige une attention particulière, parce qu'il est contrarié par l'épaississement et l'infiltration des tégumens de cette partie. — Quelquefois délire, surtout la nuit; abattement inexprimable; sens émoussés; insomnies; réveil en sursaut aussitôt que le malade s'endort; anxiété continuelle; souvent désespoir furieux qui porte à desirer et à demander la mort. — Quelquefois disparition presque complète des battemens du cœur, qui sont alors réduits à un bruissement étendu, à un tumulte obscur et profond; ou s'ils conservent encore de la force, ils se font avec une précipitation extraordinaire; pouls, dans presque tous les cas, petit, fréquent, inégal, intermittent, insensible et souvent vermiculaire; veines gonflées, surtout au cou; suffocation à chaque instant plus imminente; inspirations forcées qui sont vaines, et d'autant plus difficiles que le malade n'a pas la force de prendre les positions qui, dans la seconde période, en facilitent l'acte. Toux sèche, comme convulsive; matière de l'expectoration quelquefois très-abondante, souvent sanguinolente, ou même formée de sang pur, caillé, noir et comme charbonné; d'autres fois muqueuse et puriforme, ce qui ne doit pas en imposer pour une affection des poumons. Appétit nul, facultés digestives anéanties, ou digestions extrêmement lentes. Déjections alvines fréquentes et séreuses, ou constipation qui ne cède ni aux lavemens ni aux laxatifs. — Urines épaisses, sédimenteuses et en très-petite quantité; quelquefois cependant augmentées par le traitement, ce qui soulage le malade et lui donne un vain espoir. Infiltration de toute l'habitude du corps, des muscles, etc.; quelquefois formation de crevasses qui donnent issue à beaucoup de sérosité, d'où résulte aussi un soulagement momentané. Il n'est pas rare de voir l'intumescence extérieure disparoître en partie dans les derniers jours, et alors la sérosité s'amasse en quantité plus remarquable dans les grandes cavités, et particulièrement dans la poitrine. — Quand la maladie parcourt tous ses degrés, le malade s'éteint souvent insensiblement, ou la mort est précédée de légers mouvemens convulsifs. Lorsque la mort survient dans le second degré, elle est presque toujours prompte, subite, inopinée.

Espèce 1re. *Anévrysme actif ou avec épaississement des parois.*

Prédisp. et causes occas. Tempérament sanguin, constitution robuste, vigueur de l'âge, caractère violent; effort, ou exercice immodéré long-temps continué; course, lutte, danse forcée, contusion extérieure, acte vénérien, équitation, port des fardeaux; usage des instrumens à vent, chant, cris; toux, rhumes violens, pleurésie, pneumonie, etc.; alimens succulens, usage et abus du vin, des liqueurs alcooliques; affections morales vives, etc.

Symptômes. Figure rouge, vultueuse (1), yeux injectés; battemens du cœur brusques, secs, violens, sensibles à la vue, soulevant la main appliquée

(1) M. Corvisart entend par *face vultueuse* la rougeur du visage avec son augmentation de volume, comme on l'observe dans les maladies inflammatoires en général; il regarde cette espèce de coloration comme provenant de l'afflux du sang dans les capillaires artériels, tandis que celle qui constitue la *face injectée*, telle qu'on la remarque dans diverses maladies chroniques, lui paroît tenir à l'engorgement du sang dans les vaisseaux capillaires veineux.

sur la région du cœur, et même les couvertures, si on observe le malade au lit. Pouls fréquent, fort, dur, vibrant, et tel que la pression du doigt ne peut effacer le calibre de l'artère; pulsations des carotides et des artères des membres souvent très-sensibles à la vue. La percussion du thorax fait entendre un son obscur dans un espace peu étendu.

ESPÈCE IIe. *Anévrysme passif* ou *avec amincissement des parois*.

Prédisp. et causes occas. Tempérament lymphatique, constitution foible, cacochymie, caractère sans énergie; maladies chroniques, telles qu'un engorgement, une débilité; toutes les affections morales tristes, et par conséquent débilitantes, telles que les chagrins profonds, cachés, long-temps soufferts, surtout chez les sujets sensibles, délicats, nerveux; enfin, état contre nature, avec foiblesse de l'organe pulmonaire ou un obstacle quelconque qui se forme lentement dans le cours de la circulation; rétrécissement de l'une des ouvertures du cœur.

Symptômes. Figure ordinairement pâle, fatiguée, quelquefois injectée et violette; palpitations foibles, quelquefois plus rares, plus lentes, plus sourdes. En appliquant la main sur la région précordiale, on ressent l'impression d'un corps mou qui vient soulever les côtes et non les frapper d'un coup vif et sec, comme il arrive dans l'anévrysme actif; il semble qu'on affoiblit les battemens par une forte pression; tandis que, dans la dilatation avec épaississement des parois, le cœur semble s'irriter contre la pression et réagir plus fortement encore. — Le pouls est foible, plus ou moins fréquent, mou, souvent peu sensible, facile à étouffer par la moindre pression; mais il présente, comme dans la dilatation active, diverses irrégularités suivant les complications de rétrécissement, d'ossification, etc. La poitrine, du côté gauche, ne résonne pas du tout dans un grand espace, parce que, dans ce cas, la dilatation, soit partielle, soit totale du cœur, est toujours très-remarquable, et que le plus souvent la diathèse séreuse prédominant, il y a plus ou moins d'eau dans la cavité thoracique gauche, et spécialement dans le péricarde.

Signes d'après lesquels on peut juger quelle est la cavité du cœur qui se trouve affectée d'anévrysme.

Ces signes sont incertains. La pulsation de la veine jugulaire, regardée par Lancisi comme un signe certain de la dilatation du ventricule droit, a été observée sur des sujets dans lesquels les cavités gauches ont été trouvées dilatées; d'ailleurs, cette pulsation peut être confondue avec celle des carotides; cependant elle peut, quand elle est réunie à plusieurs autres signes, faire raisonnablement soupçonner quel est le côté du cœur qui se trouve malade.

Les battemens du cœur qui se manifestent plus sensiblement du côté droit de la poitrine, peuvent indiquer avec d'autres signes, la dilatation du ventricule droit; mais ce signe isolé n'a aucune valeur.

La régularité constante du pouls, réunie d'ailleurs aux signes généraux de l'anévrysme du cœur, peut être donnée comme un indice de la dilatation des cavités droites ; mais ce signe est de même incertain, puisque la dilatation des cavités droites est assez souvent accompagnée d'un rétrécissement à l'orifice du ventricule gauche ou à celui de l'aorte, lésion qui occasionne toujours une irrégularité du pouls proportionnée au degré de ce rétrécissement : d'ailleurs, la régularité constante du pouls est excessivement rare dans les dilatations confirmées, actives ou passives du cœur.

C'est dans les organes qui sont sous la dépendance des deux circulations qu'on observe les phénomènes les plus propres à faire connoître quelles sont celles des cavités du cœur qui se trouvent dilatées. La circulation et l'organe pulmonaires semblent plus affectés dans l'anévrysme du ventricule droit ; l'essoufflement est, en général, plus considérable, l'hémoptysie plus fréquente ; la figure est violette, presque noire, en raison de la stase du sang plus prompte à paroître dans la veine cave supérieure, dans les jugulaires, dans les faciales, qui ne peuvent se dégorger facilement dans l'oreillette droite.

Dans l'anévrysme des cavités gauches, au contraire, les phénomènes de la maladie paroissent plus marqués dans les parties soumises à l'influence de la grande circulation; la figure est d'un rouge vif, surtout quand la dilatation est active : cette différence de coloration s'explique assez bien par la différence de couleur du sang veineux et du sang artériel.

Dans l'anévrysme des cavités droites, la peau du visage paroît comme ecchymosée; dans l'anévrysme des cavités gauches, elle est seulement injectée en un rouge vif et très-intense.

Quand la maladie est arrivée à la fin de la seconde période, la bouffissure générale survient toujours, quelle que soit l'espèce de l'anévrysme; mais elle est plus tardive lorsque les cavités gauches sont le siége de la maladie. Le développement plus prompt de la diathèse séreuse dans les dilatations des cavités droites, paroît dû à l'engorgement pulmonaire qui les accompagne toujours, et ne permet point au sang d'être dans le poumon exactement et pleinement soumis à l'influence réparatrice de la respiration; de manière que le sang sort du poumon et rentre dans la grande circulation sans avoir perdu ce qu'il doit perdre, ni acquis tout ce qu'il doit acquérir.

Traitement des Anévrysmes du cœur.

Les moyens curatifs ne sont pas indifféremment applicables aux anévrysmes actifs et aux dilatations passives, et ils ne sont guère efficaces que dans la première période de ces affections. Les deux autres périodes ne sont susceptibles que d'un traitement palliatif. Enfin la curation d'un anévrysme actif, dans la première période de la formation, paroît, toutes choses égales, moins difficile à obtenir que celle d'une dilatation passive. En effet, la méthode débilitante dont les indications sont très-faciles à remplir, fait la base du traitement de la première lésion; tandis que, pour guérir la seconde, il faudroit ajouter à l'organe des forces inhérentes à son organisation, et qu'il a perdues, ce qui est, pour ainsi dire, impossible.

On doit, dans l'une et dans l'autre espèce d'anévrysme, attaquer la cause de la maladie. Ainsi, un flux quelconque a-t-il été supprimé, il faut y suppléer le plus promptement et le plus complètement possible. Une humeur dartreuse, psorique, goutteuse, rhumatisante, s'est-elle portée sur le cœur ou sur ses annexes, on doit chercher à la rappeler dans le lieu qu'elle occupoit. Il est impossible au médecin d'empêcher certaines affections morales vives, et de s'opposer à leur action sur le développement des anévrysmes du cœur. Mais lorsque la cause de la maladie existe dans la profession du malade (telles sont les professions de tailleur, de tanneur, etc.), les conseils du médecin peuvent contribuer à faire avorter la maladie naissante. Quoique les anévrysmes actifs et passifs paroissent également survenir à la suite d'un état pléthorique constant, la méthode d'Albertini et de Valsalva, qui consiste à réduire le malade par des saignées multipliées et une diète rigoureuse et prolongée, à un état d'exténuation considérable, ne convient que dans les dilatations actives : encore cette méthode n'est applicable qu'à la première période de la maladie. On peut rapprocher de la méthode de Valsalva celle que Morgagni dit avoir employée avec quelque succès, et qui consiste à dériver une certaine quantité de sang de l'organe central de la circulation, en plongeant souvent les membres, et particulièrement les supérieurs, dans un bain chaud. Dans l'anévrysme passif, on a recours aux toniques sagement administrés. Dans l'une et l'autre espèce, lorsque la maladie est parvenue au deuxième ou au troisième degré, on cherche à combattre l'hydropisie en employant des diurétiques et des purgatifs alternativement avec des toniques, etc.

GENRE II. *Rétrécissement des orifices du cœur.*

Prédisp. et causes occas. Peu connues. La syphilis paroît produire quelquefois les végétations qu'on observe sur les valvules.

Le rétrécissement de l'une des ouvertures du cœur est presque toujours compliqué de l'anévrysme, qui en est le principal résultat.

Symptômes. Ceux des anévrysmes en général. Lorsque le rétrécissement a lieu dans les orifices des cavités droites, on sent par l'application de la main sur la région du cœur, un bruissement particulier, difficile à décrire ; le même bruissement se remarque dans le pouls, qui n'est ni régulier, ni fort, ni plein, ni dur. — L'irrégularité du pouls est moins marquée quand le rétrécissement a lieu dans l'ouverture auriculo-ventriculaire droite qu'à l'embouchure de l'aorte : ce dernier cas est souvent accompagné de palpitations fortes et fréquentes. Mais le rétrécissement n'est pas toujours permanent ; il peut être aussi momentané et dépendre alors d'une excroissance ou d'une concrétion polypiforme qui vient se présenter à l'ouverture. Quand cet état a lieu aux valvules mitrales, les signes sont les mêmes, si ce n'est qu'ils peuvent disparoître pendant un temps plus ou moins long pour reparoître ensuite. Si ces végétations flottent à l'ouverture aortique et abaissent les valvules, elles l'oblitèrent entièrement, et occasionnent des lipothymies fréquentes et incomplètes, des battemens réitérés, des palpitations violentes et momentanées, l'insensibilité et l'irrégularité du pouls.

Traitement. Cette maladie est au-dessus des ressources de l'art : les aperçus de M. Corvisart et de quelques autres praticiens relativement à la nature syphilitique des excroissances des orifices du cœur, font espérer que dans certains cas les mercuriaux pourroient être utiles.

GENRE III. *Anévrysme de l'aorte.*

Prédisp. et causes occas. Les mêmes que celles des anévrysmes du cœur ; mais surtout l'augmentation de la force impulsive de cet organe ; un obstacle au cours du sang au-delà du point dilaté ; tout ce qui peut déterminer ou favoriser une désorganisation ou un affoiblissement des parois de l'aorte : tels sont les efforts violens, les coups portés sur l'extérieur de la poitrine, la suppression de la gale, d'une dartre, etc.

Symptômes. Si l'anévrysme ne fait pas saillie au-dehors, on sent par le toucher, outre les battemens du cœur, un bruissement un peu au-dessus du siége de ce dernier. Le son qui résulte de la percussion du côté gauche de la poitrine est mat ; le pouls est très-irrégulier, et souvent il n'est pas le même aux deux bras. — La tumeur est-elle perceptible au toucher ou à la vue, on y sent des pulsations qui sont isochrones à celles des artères. Les signes sont en général très-douteux lorsque l'anévrysme s'étend vers la colonne vertébrale. La tumeur peut comprimer la trachée, l'œsophage, les vaisseaux qui se portent au cerveau ou qui en viennent ; de là un sifflement qu'on fait entendre en respirant, la dysphagie, la tendance à l'apoplexie : elle peut aussi se rompre dans la trachée ou l'œsophage, et faire périr le malade des suites de l'hémorrhagie.

Traitement. Si le malade, dans le début de l'affection, vouloit se soumettre à la méthode de Valsalva, elle pourroit être avantageuse. — Lorsque la maladie est avancée, on se borne aux moyens palliatifs, qui consistent dans un régime sévère, et l'usage des saignées, des bains chauds des pieds et des bras. Lorsque l'anévrysme fait saillie au-dehors, on peut en retarder la marche par des applications froides ou astringentes.

GENRE IV. *Tumeurs hémorrhoïdales.*

Prédisp. et causes occas. Tempérament sanguin, bilieux ou mélancolique; disposition héréditaire. Irritation ou compression fortement et long-temps exercée sur le rectum et l'anus, comme par une constipation opiniâtre, la chute fréquente et permanente de l'anus, une équitation fréquente et long-temps prolongée, la gestation, le calcul ou des tumeurs de la vessie, de l'utérus et du vagin, etc. Affections morales tristes; usage trop répété des purgatifs âcres.

Symptômes. Les tumeurs hémorrhoïdales sont des tubercules arrondis, lisses, rénitens, d'un rouge violet, plus ou moins douloureux, qui ont leur siége à la circonférence de l'anus ou dans la partie inférieure du rectum, et constituent dans le premier cas les hémorrhoïdes externes, et dans le second les hémorrhoïdes internes. Ces tubercules commencent quelquefois par être mous et vésiculeux, mais finissent toujours par être rénitens et durs. Lorsqu'ils sont internes, l'introduction du doigt dans le rectum y fait reconnoître une sorte de bourrelet formé d'éminences séparées les unes des autres par des sillons dans lesquels on peut placer le doigt, mais en déterminant de vives douleurs : ces tumeurs se montrent souvent au dehors par les efforts qu'on fait pour aller à la selle. — Les hémorrhoïdes, soit externes, soit internes, peuvent être fluentes ou non fluentes : dans le premier cas, il succède à leur formation un écoulement plus ou moins considérable de sang, assez souvent précédé ou suivi et rarement accompagné par une excrétion de mucosité blanche. Lorsqu'elles ne sont point fluentes (*hémorrhoïdes aveugles*), elles sont assez souvent sujettes à des attaques périodiques d'irritation inflammatoire.

Les hémorrhoïdes peuvent être purement locales ou bien constitutionnelles : dans ce dernier cas, elles sont précédées de lassitudes, de pesanteur de tête, de tristesse, de flatuosités, de maux d'estomac, de constipation, d'un peu de prurit ou de chaleur à l'anus ; d'autres fois d'horripilations légères, de douleurs gravatives du dos et des lombes, de l'engourdissement des membres inférieurs, etc. L'éruption des hémorrhoïdes a lieu ensuite, et elle est suivie d'un écoulement de sang pur ou mêlé de mucosité. Peu à peu les douleurs diminuent ainsi que l'écoulement ; les tumeurs hémorrhoïdales se flétrissent, et elles restent plus ou moins long-temps indolentes, jusqu'à ce que la même série de symptômes se reproduise dans une nouvelle attaque. La suppression subite du flux hémorrhoïdal peut occasionner divers accidens, tels qu'un resserrement spasmodique de la poitrine, des coliques fréquentes, des vertiges.

Traitement. L'observation exacte des règles diététiques peut retarder la maladie et même la rendre presque insensible, lorsqu'elle est héréditaire; et dans quelques cas, le régime seul a guéri radicalement, lorsque la maladie n'étoit pas trop invétérée. La nourriture doit spécialement se composer de plantes potagères, de fruits acidules. Les boissons échauffantes, telles que le café, les liqueurs spiritueuses, les vins nouveaux ou acerbes ne conviennent pas. On prend un exercice modéré; on évite les siéges échauffans, on éloigne toutes les affections vives de l'ame. Si la tuméfaction des hémorrhoïdes est due à un état de débilité locale ou générale, on conseille des topiques astringens. La douleur est-elle très-vive, il est souvent nécessaire d'y appliquer des sédatifs, tels que le camphre, le safran, l'onguent populéum, l'huile de jusquiame, etc. Si le flux hémorrhoïdal s'arrête subitement, on le rappelle à l'aide de bains de vapeurs locaux et de sangsues appliquées à l'anus, etc. S'il est excessif, il faut éviter de trop affoiblir et de trop exciter.

IIe Sous-Ordre. *Lésions organiques particulières du système lymphatique, ou hydropisies* (hydropes).

GENRE V. *Anasarque.*

Synonymie. *Anasarca*, Boerhaave, Hoffmann, Sauvages, Linnæus, Vogel, Cullen, Sagar; Hydropisie cellulaire.

Prédisp. et causes occas. Constitution délicate, molle et lymphatique; séjour prolongé dans une atmosphère humide avec privation de l'influence de la lumière ; vie sédentaire, mauvaise nourriture, jeûne prolongé ; évacuations abondantes, suppression ou dérangement des menstrues, des lochies, des hémorrhoïdes, des sueurs, etc. ; abus des médicamens dans les maladies aiguës ou chroniques, dans les fièvres intermittentes ; répercussion d'un exanthème ; usage des astringens dans une diarrhée séreuse ; rétention d'urine ; hystérie ; lésion de quelques-uns des viscères abdominaux ; affections morales tristes.

Symptômes. La maladie commence ordinairement par les membres abdominaux : d'abord gonflement des pieds, qui devient moins sensible quand on est couché ; l'enflure s'élève ensuite par degré aux cuisses, aux lombes, au ventre ; elle gagne le thorax, les bras, les mains et la face. La peau est d'un blanc laiteux, et souvent plus froide que dans l'état naturel ; elle n'est pas douloureuse au toucher et conserve l'impression du doigt. Le pouls est petit, mou et lent.

Cette description appartient à l'anasarque passive ; celle qui est active est particulière, comme l'a observé M. Breschet, au tempérament sanguin et musculaire, aux constitutions robustes. Elle est occasionnée par les exercices violens, les intempéries de l'air, l'action de l'air froid, les irritations extérieures, les écarts de régime, les affections morales vives et subites, un rhumatisme aigu, etc. — L'invasion de cette espèce d'anasarque est brusque. Tout le corps ou quelques parties seulement sont tuméfiés, tendus, rénitens, plus ou moins luisans : la peau est chaude, d'une teinte rouge ou rosée, quelquefois de couleur naturelle, mais avec un peu de sensibilité au toucher; elle cède sous le doigt qui la presse, mais en offrant plus de résistance que dans l'anasarque passive, et l'impression disparoît très-promptement. Le pouls est plein, dur, fort, parfois vibrant, tantôt plus fréquent, tantôt plus lent que dans l'état de santé. Le visage est rouge, tuméfié; les yeux sont brillans, les selles rares; l'urine est rendue en petite quantité et d'une couleur rosée, quelquefois briquetée. Il y a fièvre locale ou générale, mais continue. La langue est rouge, sèche, la soif vive; l'appétit est perdu. La fièvre présente le soir ou la nuit du redoublement. Si l'on saigne le malade, le sang se recouvre promptement d'une couenne inflammatoire. Ces symptômes sont augmentés par les purgatifs drastiques et les diurétiques irritans.

Traitement. Il doit être subordonné aux causes. Dans l'anasarque passive, on a recours aux purgatifs hydragogues et aux diurétiques, qu'on fait alterner avec les stimulans et les toniques. L'usage précipité des hydragogues pourroit produire l'inflammation des intestins, ou accroître un état de débilité nuisible. On échoue dans le traitement de l'anasarque qui tient à un vice organique du cœur. L'anasarque active a été traitée avec succès par les antiphlogistiques et la saignée.

GENRE VI. *Hydrocéphale.*

Synonymie. *Hydrocephalus*, Boerhaave, Sauvages, Linnæus, Cullen, Sagar; *Hydrocephalum*, Vogel.

Prédisp. et causes occas. En général, l'enfance

depuis l'âge de deux ans jusqu'à celui de dix; des coups sur la tête; la suppression de la scarlatine, de la variole, de la rougeole, etc. La maladie suit une marche chronique ou aiguë.

Symptômes de l'hydrocéphale chronique. Volume extraordinaire de la tête de l'enfant avec une sorte de transparence, surtout à l'endroit des fontanelles; écartement des sutures; hébêtement, affoiblissement des sens, convulsions, vertiges, exténuation graduée de l'entendement; souvent paralysie des membres abdominaux et thoraciques.

Symptômes de l'hydrocéphale aiguë. Première période. Nulle augmentation du volume de la tête; céphalalgie, nausées, vomissemens; fièvre qui paroît souvent avec les caractères gastriques; douleurs dans les bras, les jambes ou la nuque; sommeil inquiet, morosité, agitation, grincement des dents, réveil en sursaut; prurit dans le nez, face pâle et abattement; yeux égarés, très-sensibles à la lumière et affectés en même temps de strabisme et de mouvemens convulsifs; peu d'appétit, urine déposant un sédiment muqueux, blanchâtre. *Deuxième période.* Pouls lent et irrégulier, augmentation de la céphalalgie, des nausées et des vomissemens; angoisses, inquiétude continuelle; sueurs partielles ou générales très-abondantes; strabisme; mouvemens convulsifs et irréguliers des yeux; regard fixe ou égaré; pupille immobile à la lumière, mais se contractant et se dilatant alternativement d'une manière spontanée; assoupissement; sommeil léger; gémissemens; augmentation du grincement des dents, de la démangeaison du nez; pâleur et rougeur alternatives du visage; légères convulsions de différentes parties du corps. *Troisième période.* Pouls fréquent et foible ; augmentation de tous les symptômes ; assez souvent paralysie d'une moitié du corps et convulsions du côté opposé ; palpitations, respiration convulsive, interrompue par des hoquets. La mort, terminaison la plus constante de cette maladie, survient ordinairement vers la fin du premier septénaire ou dans le courant du second.

Traitement. L'hydrocéphale chronique ou avec dilatation du crâne est au-dessus des ressources de l'art. On peut porter un bonnet de cuir afin d'éviter des compressions inégales du cerveau. Le traitement le plus convenable dans l'hydrocéphale aiguë consiste dans l'usage des vésicatoires, des diurétiques, et surtout des scillitiques, et dans les excitans, tels que le vin et l'ammoniaque. On a préconisé les mercuriaux et surtout le sous-chlorure de mercure (muriate de mercure doux). On doit mettre ces moyens en usage dès l'apparition des premiers symptômes.

GENRE VII. *Hydrorachis.*

SYNONYMIE. *Hydrorachitis*, MORGAGNI, SAUVAGES, CULLEN, SAGAR ; *Spinosa*, LINNÆUS ; *Spina bifida*, VOGEL.

Prédisp. et causes occas. Peu connues ; l'épanchement paroît généralement commencer, comme dans l'hydrocéphale, par les ventricules du cerveau, et se former secondairement dans le conduit du rachis par la communication qui règne entre ces cavités.

Symptômes. Tumeur molle et transparente qui occupe quelqu'une des régions du rachis ou colonne vertébrale, et présente de la fluctuation. Quelquefois il existe deux tumeurs séparées qui communiquent entre elles. Elles sont formées par un amas de sérosité qui distend les enveloppes de la moelle épinière; il y a écartement ou destruction d'une partie des vertèbres, et quelquefois paralysie des membres abdominaux.

Traitement. On se borne à appliquer un bandage avec une sorte de paume concave propre à contenir la tumeur et à prévenir sa rupture. La ponction est, en général, funeste.

GENRE VIII. *Hydrothorax*.

SYNONYMIE. *Hydrothorax*, SAUVAGES, VOGEL, CULLEN, SAGAR; Hydropisie de poitrine.

Prédisp. et causes occas. Débilité produite par une hémorrhagie excessive ou l'abus des saignées; chagrins profonds; atmosphère humide; vie sédentaire; abus des liqueurs alcoolisées; fièvres intermittentes; phlegmasie aiguë ou chronique; asthme; lésions organiques du cœur et de l'aorte.

Symptômes. Face pâle, fatiguée, amaigrie; yeux ternes et languissans; lèvres pâles; respiration courte, gênée, tranquille, avec possibilité de se coucher sur les côtés et même sur le dos. Le côté de la poitrine qui est le siége de l'épanchement, rend, lorsqu'on le percute, un son mat; ce côté est bombé et affecté d'œdème; battemens du cœur mous, foibles, tranquilles, réguliers; point de palpitations; pouls plein, mou, tranquille, régulier; point de réveil en sursaut.

Moyens de distinguer les lésions organiques du cœur d'avec l'hydrothorax.

Dans l'hydrothorax essentiel, confirmé et simple, la figure est pâle, fatiguée, amaigrie, sans bouffissure; les yeux sont ternes, languissans; les lèvres pâles et comme amincies. Dans toutes les maladies du cœur, la face est rouge, violette, bouffie, souvent même infiltrée; les yeux sont rouges, vifs, larmoyans, les lèvres gonflées, violettes, noirâtres. — Dans l'hydrothorax, la poitrine, du côté de l'épanchement, est ordinairement plus bombée; les espaces intercostaux sont constamment, sur la fin de la maladie, élargis par l'écartement des côtes. Rien de semblable dans les maladies du cœur et des gros vaisseaux : on voit quelquefois une tumeur anévrysmale soulever les parois thoraciques; mais la tuméfaction qu'elle produit n'occupe jamais tout un côté de la poitrine, comme dans le premier cas. — Dans l'hydrothorax, les tégumens de la poitrine du côté malade sont, sur la fin de la maladie, œdémateux, infiltrés; et cette infiltration, réunie dans un petit nombre de cas à celle du bras du même côté, est isolée de celle des membres abdominaux et de la diathèse séreuse générale. Dans les maladies du cœur, les parois de la poitrine ne sont infiltrées qu'autant que la maladie, par son ancienneté, a déterminé la leucophlegmatie générale. — Dans l'hydrothorax, le défaut de résonnance qu'on observe, en percutant la poitrine, le malade étant sur son séant ou dans une position horizontale, a lieu sur le seul côté malade; et, quand la cavité thoracique n'est qu'en partie remplie, l'absence du son ne s'observe, le malade étant sur son séant, que jusqu'au niveau du liquide épanché. Dans les maladies du cœur, la poitrine ne résonne pas en devant vers la région du cœur, dans une étendue plus ou moins considérable; mais sur tout le reste des parois de la poitrine, même à gauche et en arrière, le son est ordinairement naturel. — Dans l'hydrothorax, les malades se couchent toujours horizontalement, quelques-uns sur le côté sain, le plus grand nombre sur le dos. Dans les maladies du cœur, jamais le coucher n'est horizontal; les malades, étendus sur le dos, élèvent leur poitrine et leur tête de manière à être, pour ainsi dire, assis dans leur lit; d'autres fois, ils restent tout-à-fait sur leur séant, souvent encore courbés en avant. — Dans l'hydrothorax, le malade jouit, jusqu'à la mort, de tous ses sens, de toutes ses facultés intellectuelles. Dans les maladies du cœur, surtout vers la fin, il survient assez souvent des rêvasseries et même un léger délire. — Dans l'hydrothorax, on sent à la région du cœur des battemens mous, foibles, tranquilles, réguliers, quelquefois lents ou un peu fréquens: il n'y a jamais de palpitations. Dans les maladies du cœur, ces battemens sont secs, vibrans, étendus, fréquens, irréguliers, intermittens, bruissans, variables comme les lésions elles-mêmes; il y a toujours des palpitations plus ou moins fortes et plus ou moins fréquentes. — Dans l'hydrothorax, le pouls est le plus souvent plein, un peu mou, lent, tranquille et régulier. Dans les maladies du cœur, le pouls est dur, vibrant, fréquent, irrégulier, très-intermittent, ondulant, etc. — Dans l'hydrothorax, la respiration, quoique courte et gênée, se fait cependant assez tranquillement; la toux est peu considérable, sèche ou avec peu d'expectoration; il n'y a jamais de réveil en sursaut; les urines sont presque toujours naturelles. Dans les maladies du cœur, la respiration est toujours difficile, entrecoupée et très-agitée; la toux est souvent violente, opiniâtre, très-fatigante; l'expectoration abondante, muqueuse, visqueuse, quelquefois sanguinolente. Le sommeil est troublé par des réveils en sursaut. Les urines sont souvent presque complètement supprimées; leur sécrétion se fait toujours très-irrégulièrement; elles sont troubles, jumenteuses, sédimenteuses, briquetées. — Dans l'hydrothorax, il n'y a pas d'alternatives bien marquées de bien et de mal; le malade arrive à sa fin, comme par degrés, sans agitation, sans anxiété, sans angoisses très-considérables. Dans les maladies du cœur, le malade est tantôt bien, tantôt mal; il y a des intermittences même très-longues dans la gravité des symptômes; la mort survient après une effrayante et pénible agonie, quelquefois accompagnée d'un état subapoplectique.

Traitement de l'Hydrothorax.

Il est le même que celui de l'anasarque. Les pilules toniques de Bacher ont eu des succès marqués. La paracentèse ne peut s'exécuter sans danger que lorsque l'hydrothorax est une maladie locale, ce qui est rare. On a quelquefois retiré des effets avantageux de l'insolation, des frictions sèches et aromatiques sur la poitrine, de la position verticale des jambes et de l'application des rubéfians aux pieds. Le traitement ne peut être que palliatif lorsque l'hydrothorax est symptomatique.

GENRE IX. *Hydropéricarde.*

Prédisp. et causes occas. Celles des hydropisies en général; les affections du cœur, du médiastin, de la plèvre et du poumon en particulier.

Symptômes. Anxiété douloureuse, poids incommode sur la région du cœur; difficulté de respirer qui menace de suffocation dans la position horizontale; souvent syncopes, plus rarement palpitations; battemens tumultueux, obscurs du cœur, qui se font sentir tantôt à droite, tantôt à gauche, et comme à travers un liquide placé entre cet organe et les parois thoraciques; pouls petit, fréquent, concentré et irrégulier; face violette, lèvres noires et livides. Le son rendu par la percussion de la poitrine, le malade étant placé sur son séant ou horizontalement, est obscur et même nul antérieurement et à gauche dans une étendue proportionnée à la dilatation que le liquide fait éprouver au péricarde; le côté gauche de la poitrine est quelquefois plus arrondi que le droit. Quand la maladie est ancienne, il y a foiblesse très-grande, œdématie des extrémités inférieures.

Traitement. Celui des autres hydropisies.

GENRE X. *Ascite.*

SYNONYMIE. *Ascites*, BOERHAAVE, HOFFMANN, JUNCKER, SAUVAGES, LINNÆUS, VOGEL, CULLEN, SAGAR.

Prédisp. et causes occas. Boissons abondantes prises pendant que le corps est échauffé ou dans la chaleur de la fièvre; suppression des fièvres intermittentes, des maladies cutanées, de la sueur, etc.; hémorrhagies excessives, diarrhée invétérée; inflammation lente du péritoine, affections particulières du foie et de la rate.

Symptômes. Tuméfaction élastique qui commence au-dessus du pubis et s'accroît d'une manière égale et uniforme, de sorte que le ventre conserve une forme régulière; fluctuation facile à sentir lorsqu'on applique une main sur un des côtés de l'abdomen, et que de l'autre on percute légèrement le côté opposé. Infiltration des membres inférieurs et des parties externes de la génération; lésions plus ou moins grandes de la digestion, de la respiration, etc.; urine rare, épaisse et brûlante. — Lorsque l'ascite est enkystée, on la reconnoît à une tuméfaction d'abord partielle et graduée qui commence dans l'un des hypochondres; avec un sentiment de tension et de douleur obtuse dans la partie, qui donne une forme inégale et irrégulière aux régions du ventre qu'elle occupe; ses progrès sont plus lents que ceux de l'ascite ordinaire; la respiration est moins affectée que dans l'ascite; il y a peu d'altération dans l'appétit; la face n'est ni pâle ni bouffie, excepté dans les derniers temps de la maladie.

Traitement. Les purgatifs drastiques, les sudorifiques, les diurétiques, les toniques. L'emploi de ces moyens est subordonné aux causes de la maladie. La ponction a été quelquefois suivie de succès. L'ascite symptomatique d'une lésion organique est au-dessus des ressources de l'art.

III

IIIᵉ SOUS-ORDRE. *Lésions organiques particulières du tissu cellulaire.*

GENRE XI. *Endurcissement du tissu cellulaire.*

Synonymie. Œdématie concrète de quelques médecins.

Prédisp. et causes occas. Peu connues. Refroidissement du nouveau-né. Cette maladie ne se déclare que depuis le moment de la naissance jusqu'au septième ou neuvième jour.

Symptômes. Le tissu cellulaire est engorgé et dur, surtout aux membres, aux joues, à la région du pubis et à l'abdomen. La plante des pieds est quelquefois d'un rouge pourpre et convexe au lieu d'être concave. La rougeur s'étend assez souvent sur les jambes, les cuisses et le bas-ventre; les parties affectées sont froides, et leur dureté est telle qu'elle ne cède pas à la pression du doigt.

Traitement. Vésicatoires sur les parties affectées; bains chauds de décoction de feuilles de sauge, d'après les expériences de M. Andry. Hulme recommande le vomitif, un purgatif, et ensuite l'usage journalier d'un grain de sous-chlorure de mercure (muriate de mercure doux).

IVᵉ SOUS-ORDRE. *Lésions organiques particulières du cerveau.*

Leurs signes ne sont pas assez connus pour qu'on puisse en établir les différens genres.

v^e SOUS-ORDRE. *Lésions organiques particulières du poumon.*

Leurs signes sont encore trop peu déterminés pour qu'on puisse les distinguer les unes des autres pendant la vie.

vi^e SOUS-ORDRE. *Lésions organiques particulières du foie.*

GENRE XII. *Ictère des nouveau-nés.*

Prédisp. et causes occas. Changement de la circulation qui a lieu au moment de la naissance; embarras gastrique causé par la rétention du méconium, le lait d'une nourrice anciennement accouchée, l'abus des huileux ou des spiritueux; une maladie antérieure de la mère pendant la grossesse; quelquefois un vice organique du foie du fœtus.

Symptômes. Teinte jaune de toute l'habitude du corps, souvent avec tension des hypochondres; vomissemens, cris aigus, sécheresse de la peau.

Traitement. Quand la maladie n'est accompagnée ni de la tension abdominale ni d'aucun autre accident, on se borne aux légers laxatifs; on donne les anti-spasmodiques quand ils sont indiqués.

GENRE XIII. *Concrétions biliaires.*

Symptômes. Ces concrétions ne donnent souvent lieu à aucun symptôme remarquable; quelquefois elles produisent un sentiment de pression dans la région épigastrique, des coliques, des éructations acides, des vomissemens, des chaleurs passagères dans l'estomac, la constipation ou la diarrhée.

Traitement. On a recommandé les sucs récens et les extraits de saponaire, de chicorée, de chiendent. M. Durande a préconisé un mélange de trois parties d'éther sulfurique et de deux parties d'essence de térébenthine; mais le diagnostic de ces concrétions étant très-incertain, il est probable que les effets de ce traitement se bornent à calmer les accidens qu'on attribue à leur présence, et qui sont dus à un état nerveux ou à d'autres causes.

GENRE XIV. *Hydropisie enkystée du foie.*

Symptômes. Pesanteur et douleur sourde à la région du foie, où l'on sent une tumeur rénitente, quelquefois inégale; souvent ictère, teint pâle, émaciation progressive. Le kyste se forme ordinairement aux dépens de la membrane extérieure du foie, et contient quelquefois des hydatides qui nagent dans un liquide séreux.

Traitement. On ralentit, par les diurétiques et les légers apéritifs, la marche de cette maladie, qui est incurable.

VIIe Sous-Ordre. *Lésions organiques particulières de la rate.*

Les signes de ces lésions sont trop obscurs pour permettre de les distinguer les unes des autres.

VIIIe Sous-Ordre. *Lésions organiques particulières des voies urinaires.*

GENRE XV. *Diabétès sucré.*

Prédisp. et causes occas. Constitution détériorée par de grandes hémorrhagies, des saignées fréquentes, des suppurations abondantes, des maladies longues qui ont exigé une diète sévère ; abus des liqueurs alcooliques ou bien de boissons aqueuses chaudes ou tièdes ; habitation humide et froide, vie sédentaire, nourriture peu saine ou peu succulente; mélancolie; chagrins profonds.

Symptômes précurseurs. Besoin fréquent d'uriner, sentiment de chaleur ou de froid qui se propage du ventre dans la vessie; excrétion progressivement augmentée de l'urine; gravité dans la région précordiale, soif peu vive. *Première période.* Débilité, abattement sans fièvre, point de douleurs dans la région des reins ni vers la vessie ; urine limpide, inodore, presque sans saveur et sans sédiment ; soif augmentée. *Deuxième période.* Dessèchement de toute l'habitude du corps, maigreur, débilité extrême, sentiment d'une chaleur peu vive, mais mordicante à l'intérieur ; urine plus abondante que la boisson, douceâtre, tantôt blanchâtre, tantôt jaunâtre, déposant un sédiment abondant, composée en grande partie d'une matière peu sucrée, mais qui se transforme, comme le sucre, en alcool et en acide carbonique par la fermentation ; appétit vorace, soif très-grande, digestions pénibles; fièvre, peau sèche et rougeur. *Troisième période.* Marasme complet ;

pouls petit, irrégulier et intermittent, consomption; mort plus ou moins prompte.

Traitement. Exercice modéré, éloignement des idées tristes et mélancoliques; usage modéré d'un vin généreux; nourriture animale.

GENRE XVI. *Concrétions urinaires.*

Prédisp. et causes occas. Enfance et vieillesse; tempérament lymphatique; habitation dans les climats tempérés, dans les lieux dont l'air est ordinairement humide, stagnant, et dans le voisinage des marais; affection arthritique, etc.

Symptômes. Ils varient suivant que les calculs ont leur siége dans les reins, dans les uretères, la vessie urinaire ou l'urètre. Lorsqu'ils ont leur siége dans les reins: douleur très-vive, qui se déclare brusquement dans la région lombaire; nausées, vomissemens; urine rendue goutte à goutte et avec un sentiment d'ardeur. Rémission des symptômes par intervalle; leur renouvellement suivant la position ou l'irritation produite par la présence du calcul. Si celui-ci est porté dans les uretères: mouvemens convulsifs sympathiques de l'estomac, du diaphragme, des muscles abdominaux. S'il est volumineux ou raboteux, et qu'il ne puisse être expulsé des reins: douleurs vives et profondes avec un sentiment de constriction, de compression, d'une sorte de vrille qui semble percer la substance même du rein. L'urine est visqueuse, quelquefois sanguinolente. — Lorsque les calculs ont leur siége dans la vessie: pesanteur douloureuse au périnée, stupeur et engourdissement des cuisses; rétraction et quelquefois atrophie des testicules, érections involontaires, démangeaison insupportable vers le gland. Ténesme, émission difficile de l'urine; orifice de l'urètre quelquefois enflammé. On reconnoît la présence d'un corps étranger dans la vessie à l'aide du cathétérisme.

Traitement. On conseille l'usage des boissons alcalines lorsque les calculs sont composés d'acide urique ou d'urate d'ammoniaque, et celui de l'acide hydroclorique étendu lorsque les calculs sont composés de phosphate de chaux et de phosphate ammoniaco-magnésien. L'opération de la lithotomie.

IXe Sous-Ordre. *Lésions organiques particulières de l'utérus.*

Genre XVII. *Corps fibreux de la matrice.*

Symptômes. Sentiment de pesanteur dans la région de l'utérus, douleur dans les lombes, tiraillement dans les aînes. Les symptômes connus de cette affection se confondent avec ceux des autres maladies du même organe.

Xe Sous-Ordre. *Lésions organiques particulières du conduit alimentaire.*

Genre annexe. *Vers intestinaux.*

Prédisp. et causes occas. Peu connues. L'enfance pour les ascarides lombricoïdes.

Symptômes. Sentiment d'irritation et de douleur dans une partie quelconque du conduit alimentaire; trouble varié dans les digestions et dans la plupart des autres fonctions, accompagné de la sortie des vers, soit par le vomissement, soit par les selles.

ESPÈCE Ire. *Ascarides lombricoïdes*. Prurit et douleur pongitive dans un ou plusieurs points du conduit alimentaire, et particulièrement vers l'ombilic; sortie des lombrics par le vomissement ou par les selles.

ESPÈCE IIe. *Ascarides vermiculaires*. Sentiment d'irritation sourde ou piquante, et prurit insupportable au rectum; sortie d'ascarides avec les excrémens.

ESPÈCE IIIe. *Tænia*. Sentiment de tournoiement et de pesanteur dans l'abdomen, de piqûre ou de morsure dans le voisinage de l'estomac; gonflement et affaissement ondulatoire du bas-ventre; appétit très-grand; sortie de *tænia* entiers ou de fragmens de *tænia* par le vomissement ou par les selles. — Ptyalisme, lipothymies fréquentes, amaigrissement.

Traitement des affections vermineuses.

On empêche le développement des vers en donnant du ressort aux fibres du canal intestinal à l'aide de légers toniques. On les expulse par un grand nombre de moyens dont les principaux vont être passés en revue.

On emploie contre les ascarides lombricoïdes et vermiculaires, 1° de l'eau que l'on a fait bouillir sur du mercure : on la donne par verre; 2° la mousse de Corse et la coralline officinale; 3° les semences de l'*artemisia santonica* (*semen contrà* ou *cina*); 4° le sous-chlorure de mercure (muriate de mercure doux) à doses purgatives; 5° l'hydrochlorate (muriate) d'ammoniaque, surtout mêlé avec la rhubarbe en poudre ou le jalap; 6° l'huile de ricin; 7° la tanaisie (*tanacetum vulgare*); 8° le *chenopodium anthelminticum*.

On a recours contre le *tænia* aux purgatifs drastiques, à la racine de fougère mâle (*polypodium filix mas*), à la poudre d'étain, à la méthode curative de Nouffer, à celle d'Alston, à celle de M. le professeur Bourdier. Nous ferons connoître ces méthodes dans la dernière section de la seconde partie de cet ouvrage, à laquelle appartiennent aussi l'indication des doses des vermifuges cités plus haut, et celle des médicamens des autres classes.

FIN DE LA PREMIÈRE PARTIE.

SECONDE PARTIE.

PHARMACOLOGIE.

Je divise cette pharmacologie en deux sections. La première traite des préparations des médicamens; la seconde des usages et des doses des médicamens rangés d'après leur action sur l'économie animale.

PREMIÈRE SECTION.

DES PRÉPARATIONS DES MÉDICAMENS.

Les médicamens fournis par la chimie et les préparations pharmaceutiques feront l'objet de cette section.

ARTICLE PREMIER.

DES MÉDICAMENS FOURNIS PAR LA CHIMIE.

Les agens que la chimie fournit à la thérapeutique seront ici exposés d'après l'ordre chimique.

Corps inappréciables par leur masse, ou impondérables.

Ces êtres, que M. Hallé distingue des corps graves par le nom de *principes*, et dont l'existence nous est démontrée par les actions régulières et constantes qu'ils déterminent, sont au nombre de quatre : tous peuvent être utiles à la thérapeutique.

Calorique (matière du feu).

Procédé. 1° On le dégage par la fixation de l'oxygène atmosphérique au moyen de la combustion, et on se sert de divers conducteurs suivant l'effet que l'on veut produire; 2° on profite des rayons solaires, soit tels qu'ils émanent du soleil, soit concentrés à l'aide d'un verre lenticulaire. Quand on veut au contraire soustraire du calorique au corps de l'homme, on a recours à l'application des corps froids.

Caractères. La sensation de chaleur que le calorique fait éprouver à nos organes, et l'augmentation de volume qu'il détermine dans le corps, sont les phénomènes qui manifestent sa présence.

Usages. Le calorique est par lui-même un excitant des actions organiques. Par une raison inverse, le froid exerce sur nous une action sédative; cependant lorsqu'il n'est pas assez fort pour engourdir, il devient lui-même excitant par la réaction qu'il provoque. Ainsi, on peut dire en général que le chaud et le froid, dans une certaine mesure, sont l'un et l'autre stimulans, l'un immédiatement, l'autre consécutivement. On peut même dire encore qu'une température trop élevée, ainsi qu'une température trop froide, anéantissent l'une et l'autre l'action vitale, la première en détruisant l'organisation, la seconde en éteignant la chaleur animale et arrêtant les circulations. Le froid un peu moins vif, ou même à zéro, mais n'agissant que momentanément, resserre les tissus et devient un véritable astringent, tandis qu'une température modérée, qui s'approche de celle du corps vivant, dilate légèrement les tissus, et produit du relâchement, surtout si le conducteur du calorique est un corps liquide. Voici les degrés de température dont on peut se servir avantageusement en thérapeutique, suivant la nature des conducteurs.

CORPS conducteurs.	DEGRÉS de température.	MODE d'action.
Neige ou glace	à zéro : application circonscrite	Astriction et répercussion.
Eau liquide	de zéro à 15 degrés : application sur des surfaces étendues. — Et boissons.	Action tonique — Soustraction du calorique animal. — Diminution de la chaleur fébrile. — Ebranlement du système nerveux, d'où résulte un effet sédatif.
	de 25 à 30 degrés : application circonscrite ou générale.	Relâchement et calme.
	de 30 à 36 degrés, *idem*.	Excitation locale ou générale. — Rubefaction. — Excitation de la transpiration, d'où peut résulter la débilité.
Sable ou cendres	de 30 à 36 degrés.	Rubéfaction et provocation de la sueur.
Eau en vapeurs	de 36 à 40 *idem*.	
Air	de 45 à 60 *idem* et plus.	
Insolation pendant l'été.		Excitation générale.
Approche d'un corps combustible incandescent.	35 à 40 degrés.	Excitation plus ou moins forte de l'organe cutané et des tissus soujacens ou dénudés accidentellement.
Action des rayons solaires concentrés à l'aide d'un verre lenticulaire.		
Eau liquide	à 80 deg. ou bouillante.	Vésication.
Fer rouge. Moxa.		Cautérisation.

Lumière.

Dans l'action des rayons solaires et des corps incandescens, la lumière est toujours unie au calorique; elle corrige, lorsqu'elle est modérée, le relâchement que peut occasionner l'action prolongée de la chaleur : mais une lumière vive, qui frappe subitement la peau, est irritante et peut produire un véritable érysipèle. Son action continue colore et noircit la peau, et l'on peut dire qu'elle produit sur les animaux le même effet que sur les végétaux, qui lui doivent leur couleur et leur consistance.

Fluide électrique.

Procédé. On développe le fluide électrique par le frottement, à l'aide d'une machine électrique ordinaire, ou par simple contact, au moyen de la pile de Volta, qui consiste dans un certain nombre de plaques métalliques, de cuivre ou d'argent et de zinc, alternativement posées les unes sur les autres, et contenant entre chaque paire de plaque un liquide acidule ou salin.

Modes d'électrisation. — 1°. *Par bain.* La personne qu'on électrise est isolée, et communique avec le conducteur d'une machine électrique ordinaire mise en mouvement.

2°. *Par pointe.* La pointe est de laiton ou de bois : celle de bois a une action plus vive. Le sujet peut être isolé ou non. Dans le premier cas, la pointe, que l'on approche à un ou deux centimètres de la partie sur laquelle on veut agir, communique avec le réservoir commun. Dans le second, elle communique avec le conducteur, c'est-à-dire qu'elle est elle-même isolée.

3°. *Par étincelles.* Au lieu d'une pointe on emploie un excitateur, dont la boule doit être approchée et éloignée alternativement de la partie dont on veut tirer des étincelles, et on fait communiquer cet excitateur avec le réservoir commun ou le conducteur, suivant que le sujet est ou n'est pas isolé.

4°. *Par frictions.* On les pratique en recouvrant la peau d'un tissu de laine, et en promenant la boule de l'excitateur par-dessus, ou, suivant le procédé de Westring, à l'aide d'une brosse métallique qui communique avec un des poles de la pile de Volta.

5°. *Par commotions.* On les détermine au moyen de la bouteille de Leyde ou de la pile de Volta. Dans le premier cas, on adapte à la bouteille un électromètre de Lane pour graduer les commotions. Dans le second cas, la force des commotions est proportionnée au nombre des paires de plaques qui composent la pile. La partie du corps que l'on veut électriser par commotion doit être placée dans l'arc qui établit la communication entre la surface interne et la surface externe de la bouteille, ou entre le pole zinc et le pole cuivre de la pile.

Effets du bain électrique. Excitation générale et surtout du système sanguin; augmentation de la fréquence du pouls, de la chaleur générale, des sécrétions et des exhalations.

Effets des autres modes d'électrisation. Excitation locale, spécialement des vaisseaux capillaires sanguins et des parties des systèmes nerveux et musculaire électrisées. Cette excitation est très-modérée lorsqu'on n'électrise que par pointes; elle est plus forte par étincelles, plus forte encore par commotions. Les commotions ne diffèrent des étincelles que par leur degré d'intensité. Lorsque le conducteur de la machine électrique présente beaucoup de surface, les étincelles peuvent être comparées aux commotions. Les unes et les autres font contracter les muscles qui se trouvent dans leur trajet ; les unes et les autres, si on les continue pendant quelque temps, déterminent la rubéfaction.

Fluide magnétique.

On se sert d'aimans artificiels ou de pièces d'acier aimanté, auxquelles on donne la forme de serre-tête, de collier, de bracelets, de plaques, de jarretières, de semelles, suivant la partie sur laquelle on se propose d'appliquer l'aimant. Ces sortes d'applications sont permanentes; d'autres fois on se contente de tenir l'aimant à quelque distance du corps, et alors la magnétisation est momentanée.

Effets. Sédation du système nerveux ; effet auquel l'imagination du malade peut avoir beaucoup de part. L'aimant peut aussi quelquefois être utile comme agissant sur le fer, par exemple, pour attirer une parcelle de ce métal engagée dans la conjonctive ou la cornée.

Agent de la combustion.

Gaz oxygène.

Procédé. On peut le retirer, au moyen de la distillation, de l'oxyde de mercure rouge, de l'oxyde de manganèse, du nitrate de potasse et du chlorate (muriate sur-oxygéné) de potasse. Le gaz oxygène qu'on retire de l'oxyde de mercure rouge est très-pur, mais le procédé est très-coûteux. La distillation de l'oxyde de manganèse donne sur la fin de l'acide carbonique, et celle du nitrate de potasse de l'azote. C'est au chlorate de potasse que l'on doit donner la préférence. Si l'on n'en avoit pas, on auroit recours à l'oxyde de manganèse, avec la précaution de jeter les premières portions du gaz qui contiennent de l'air atmosphérique, et de laver les autres portions avant d'en faire usage, afin de leur enlever l'acide carbonique qu'elles peuvent contenir.

Propriétés. Ce gaz est plus pesant que l'air atmosphérique; il est insipide, sans couleur, et peu soluble dans l'eau. Il est, à l'aide de la chaleur, décomposé par tous les corps combustibles qui fixent l'oxygène en dégageant une grande quantité de lumière et de calorique. Il résulte de la combinaison de l'oxygène avec les corps combustibles des oxydes ou des acides.

L'oxygène n'est pas le seul principe générateur des acides, comme on le croyoit autrefois. Il partage cette propriété avec l'hydrogène.

Effets. La respiration de ce gaz excite fortement les organes pulmonaires et favorise la conversion du sang noir en sang rouge.

Corps combustibles simples non métalliques.

Ils sont au nombre de huit: l'azote, l'hydrogène, le bore, le carbone, le phosphore, le soufre, l'iode, le chlore. Trois d'entre eux, savoir l'azote, l'hydrogène et le chlore, dégagés de toute combinaison, sont toujours à l'état gazeux. Les autres sont solides à la température ordinaire de l'air.

Gaz azote.

Pour l'obtenir, on brûle du phosphore dans une cloche remplie d'air dont l'oxygène est absorbé, ou on traite à une douce chaleur de la chair musculaire par l'acide nitrique affoibli suivant le procédé de M. Berthollet. On lave le gaz obtenu pour lui enlever dans le premier cas l'acide carbonique et un peu de phosphore qu'il a dissous, et dans le second un peu d'acide nitreux.

Propriétés. Le gaz azote est plus léger que le gaz oxygène; il est sans couleur et sans saveur; il est moins soluble dans l'eau que l'oxygène; il asphyxie les animaux, éteint les bougies allumées, ne précipite pas l'eau de chaux de sa dissolution et ne rougit pas les couleurs bleues végétales. Ce gaz forme les 0,78 en volume de l'air atmosphérique. Il est le radical des acides nitrique et nitreux, et un des principes constituans de l'ammoniaque. Il entre dans la composition de toutes les matières animales et de beaucoup de substances végétales.

Usages. La respiration du gaz azote, mêlé avec l'air atmosphérique, au lieu d'asphyxier comme lorsqu'il est pur, ne fait que ralentir les phénomènes chimiques de la respiration, et il a été proposé dans ce but.

Gaz hydrogène.

Extraction. Pour l'obtenir, on décompose l'eau au moyen de la limaille de fer ou de zinc, et de l'acide sulfurique.

Caractères. Le gaz hydrogène est incolore; il a

toujours une odeur particulière qui paroît due aux substances qu'on a employées pour le retirer. Sa pesanteur spécifique, lorsqu'il est pur, est à celle de l'air comme 1 est à 13 : c'est le plus léger des gaz connus. Il est insoluble dans l'eau; il n'est pas respirable; il est très-combustible, et brûle avec une flamme bleue. Il est un des principes constituans de l'eau : sa combustion, dans la proportion de deux parties de ce gaz en volume contre une de gaz oxygène, donne lieu à la formation de ce liquide. De là son usage dans l'analyse de l'air atmosphérique par l'eudiomètre de Volta. Il dissout plusieurs corps combustibles, et leur fait partager sa fluidité élastique. Il forme des acides avec quelques-uns de ces corps, notamment le soufre, le chlore et l'iode. Sa combinaison avec l'azote constitue l'ammoniaque : il est un des principes constituans des végétaux et des animaux.

Usages. La respiration de ce gaz, mêlé dans de certaines proportions avec l'air atmosphérique, a été conseillée, comme celle du gaz azote, pour ralentir les phénomènes chimiques de la respiration.

Bore.

Ce corps, découvert par MM. Gay-Lussac et Thénard, s'obtient en faisant chauffer dans un tube de cuivre de l'acide borique (boracique) avec le potassium, qui s'empare de l'oxygène, de l'acide, et laisse le bore à nu. Il est solide, sous forme pulvérulente, d'un brun verdâtre, inodore, insipide, fixe, infusible, insoluble dans l'eau, l'alcool et les huiles; inflammable à la température rouge. Il est sans usage; mais l'acide borique, dont il forme le radical, est employé.

Carbone.

Le carbone est la matière charbonneuse dans son état de pureté.

On n'emploie que le charbon de bois. On doit choisir le plus sec et le plus léger.

Caractères. Il est noir, insipide, inodore, sonore, brillant, poreux, très-cassant; mais, pulvérisé, il a beaucoup de dureté. Il absorbe promptement l'humidité atmosphérique; il absorbe tous les gaz sans se combiner avec eux. Il est très-mauvais conducteur du calorique; il rougit sans se dilater et sans se fondre par la chaleur. Chauffé dans un vaisseau fermé, il reste à l'état de charbon, et à cet état il est très-fixe; il peut rester extrêmement long-temps exposé aux vicissitudes de l'air, ou enfoui dans le sein de la terre sans s'altérer. Le charbon le plus pur, celui même qui a été calciné, contient, outre le carbone, de l'oxygène, de l'hydrogène et des matières salines. Il forme, en brûlant, de l'acide carbonique et de l'hydrogène carboné. Les substances salines restent dans les cendres.

Usages. La poudre de charbon, appliquée sur des ulcères de mauvais caractère, en corrige la fétidité. Elle désinfecte l'eau corrompue et malsaine qui la traverse. Frottée sur les dents, elle en enlève le tartre et diminue la mauvaise odeur de la bouche.

Phosphore.

Extraction. Les os étant presque entièrement composés de phosphate calcaire, c'est exclusivement de ces corps qu'on retire aujourd'hui le phosphore. Après les avoir calcinés et pulvérisés, on en sépare l'acide phosphorique au moyen de l'acide sulfurique; et l'acide phosphorique étant séparé et évaporé en consistance mieilleuse, on lui enlève son oxygène en le traitant à la cornue avec du charbon en poudre.

Caractères. Le phosphore purifié est une substance solide, demi-transparente, d'un blanc jaunâtre, de la consistance de la cire, cassant, d'une cassure vitreuse, d'une odeur alliacée, d'une saveur désagréable, d'une pesanteur spécifique de 20,000; inflammable spontanément, et dégageant une flamme bleue qui ne s'aperçoit que dans l'obscurité; se colorant en rouge par la lumière; ductile à la température de 25 degrés, fusible à 32 degrés; cristallisable en aiguilles par refroidissement; se réduisant en vapeurs à 76 degrés; insoluble dans l'eau, qu'il décompose peu à peu en donnant lieu à la formation du gaz hydrogène phosphoré; un peu soluble dans l'alcool, dans les huiles fixes et volatiles; soluble dans cent fois son poids d'éther sulfurique à 40 degrés de l'aréomètre; se convertissant par la combustion rapide en acide phosphorique, et par la combustion lente en acide phosphoreux.

Usages. Il peut être administré pour produire l'excitation générale. Il excite spécialement les organes générateurs. C'est un médicament dangereux: on le donne quelquefois dissous dans l'éther.

Soufre.

Préparation. Il doit être sublimé et lavé: il constitue alors les fleurs de soufre.

Caractères. Le soufre entier et pur est une substance solide, d'une couleur jaune-citron, sans odeur, insipide, d'une pesanteur spécifique de 1,990, très-fragile, se cassant avec un cri particulier quand on le presse dans la main, ce qui tient à son peu de dilatabilité; d'une cassure vitreuse; acquérant l'électricité résineuse par le frottement; insoluble dans l'eau, fusible à la température d'environ 130 degrés, se volatilisant à une chaleur plus élevée, cristallisant en octaèdres, développant en brûlant une odeur suffocante; brûlant avec une flamme légère et bleuâtre si la combustion est lente, et avec une flamme blanche si la combustion est rapide. Formant dans le premier cas de l'acide sulfureux, et dans le second de l'acide sulfurique.

Usages. On l'emploie comme purgatif et comme excitant des viscères abdominaux et des fonctions de la peau. Dans les affections cutanées, on l'applique souvent extérieurement.

Iode.

Extraction. Ce corps, découvert dans ces derniers temps par M. Courtois, se trouve dans les algues. On le retire des eaux-mères de la soude de varec, en y versant un excès d'acide sulfurique concentré, et en chauffant doucement le mélange dans une cornue de verre munie d'un récipient. L'iode passe dans ce dernier vase sous forme de vapeur violette très-belle, et s'y condense en lames cristallines qui ont l'aspect du carbure de fer. Pour le purifier on le lave avec de l'eau contenant un peu de potasse, et on le distille de nouveau.

Caractères. L'iode est solide à la température ordinaire, d'une forme lamelleuse, d'un éclat métallique, d'une couleur bleuâtre, d'une odeur analogue à celle du chlore; d'une pesanteur spécifique de 4,946. Soumis à l'action de la pile galvanique, il se porte vers le pole positif; il colore en jaune la peau sur laquelle on l'applique. Pour peu qu'on le chauffe, il se réduit en vapeurs. Il forme avec l'oxygène l'*acide iodique*, et avec l'hydrogène l'acide *hydriodique*; il forme avec le phosphore du *phosphure d'iode*; et avec le soufre du *sulfure d'iode.* Si on le met en contact avec l'ammoniaque liquide, une portion de cet alcali est décomposée; il se précipite de l'*iodure d'azote*, combinaison fulminante à l'état sec; et il se forme de l'hydriodate d'ammoniaque qui reste dissous. L'iode sec, avec le gaz ammoniac également sec, forme de l'iodure d'ammoniaque, qui est liquide, et n'est nullement détonant. Enfin, il forme des iodures analogues aux sulfures avec les bases salifiables et les métaux.

L'iode n'est pas employé en médecine; il est vénéneux à une certaine dose, d'après les expériences de M. Orfila, et fait périr en produisant des ulcérations de l'estomac.

Chlore (gaz acide muriatique oxygéné).

Procédé. Pour l'obtenir on distille ensemble un mélange d'hydrochlorate (muriate) de soude cristallisé, d'acide sulfurique affoibli, et d'un peu d'oxyde de manganèse; ou bien on chauffe l'acide hydrochlorique liquide avec ce dernier oxyde. Le chlore se dégage sous forme de gaz : obtenu par ce moyen, il est humide. Pour l'obtenir sec, on le fait passer à travers de l'hydrochlorate (muriate) de chaux. On l'obtient sous forme liquide en condensant ce gaz dans l'eau distillée, au moyen de l'appareil de Woulf; et lorsqu'on favorise la condensation en entourant de glace le récipient principal, le liquide se prend en partie en cristaux lamelleux d'un blanc verdâtre; mais il quitte la forme cristalline dès qu'il cesse d'être exposé à une basse température.

Caractères. Le chlore à l'état gazeux a une couleur jaunâtre et une odeur très-suffocante. Il n'est pas altérable par la lumière ni par la température la plus élevée. Il forme des *chlorures* et des *sous-chlorures* avec divers corps combustibles, et de l'*acide chlorique* avec l'oxygène; et cet acide, combiné avec l'hydrogène, forme de l'acide hydrochlorique (muriatique). Il irrite les yeux et la muqueuse nasale, et produit l'enchifrènement. Introduit en quantité très-modérée dans les voies aériennes, il provoque la toux et peut occasionner tous les symptômes d'un catarrhe. Si on le fait respirer pur à un animal, il le tue avant le temps nécessaire pour déterminer l'asphyxie. Il n'éteint pas les bougies allumées, dont il semble animer au contraire la flamme: il décolore les couleurs bleues végétales: à l'état liquide, c'est-à-dire dissous dans l'eau, il est jaunâtre comme à l'état de gaz: il a une saveur extrêmement acerbe. Concentré, il est à peine plus pesant que l'eau distillée. Le chlore décompose, au bout de quelque temps, et surtout à l'aide de l'action de la lumière, l'eau dans laquelle il est dissous, se convertit en acide hydrochlorique, et met à nu l'oxygène de l'eau qui se dégage à l'état gazeux. Si on fait passer du chlore bien sec à travers du soufre sublimé également sec, on obtient un liquide très-volatil qui est du *chlorure de soufre*, et est composé de deux parties de chlore et d'une de soufre. Le chlore que l'on fait passer sur du phosphore en petits morceaux forme une combinaison concrète qui est du chlorure de phosphore. Cette combinaison décompose l'eau en donnant lieu à la formation des acides hydrochlorique et phosphorique. Enfin si l'on fait passer, à l'aide d'un appareil particulier, le chlore à travers une dissolution d'hydrochlorate d'ammoniaque, on obtient le chlorure d'azote, qui détonne au plus léger choc, en produisant un bruit considérable, etc.

Usages. Le gaz est très-employé pour purifier l'air; il peut être utile pour exciter les sens, et notamment celui de l'odorat, et par contiguité, les mouvemens respiratoires dans les cas de syncope. Le chlore liquide étendu peut être administré à l'intérieur comme astringent.

Corps brûlés, ou combinaisons de l'oxygène avec les corps combustibles.

L'oxygène, en se combinant avec les corps combustibles, donne naissance à deux espèces de corps, les oxydes et les acides : ceux-ci se distinguent des premiers par leur saveur aigre, et la propriété qu'ils ont de rougir les couleurs bleues végétales.

Eau ou oxyde d'hydrogène.

L'eau est un liquide incolore, inodore et sans saveur marquée, susceptible de prendre l'état solide à zéro, et de se convertir d'autant plus promptement en vapeur, que la température s'élève davantage au-dessus de ce degré, et que la pression atmosphérique est moindre. Elle est composée de 15 parties d'oxygène et de 85 d'hydrogène en poids; mais l'eau de rivière et celle de source contiennent toujours diverses substances étrangères. Pour être potable et salubre, elle doit tenir de l'air atmosphérique en dissolution : elle ne doit pas contenir des quantités notables de sulfate de chaux, ni de matières organiques corrompues.

Usages. L'eau forme la base des boissons délayantes; elle est l'excipient d'un grand nombre de médicamens, soit qu'elle les dissolve ou qu'elle ne les tienne qu'en suspension : elle n'agit souvent que comme conducteur du calorique.

Combinaisons de l'oxygène avec l'azote.

Indépendamment de l'air atmosphérique, il existe quatre combinaisons de l'azote avec l'oxygène, savoir : le protoxyde d'azote (gaz oxydule d'azote), le deutoxyde d'azote (gaz nitreux ou oxyde d'azote), les acides nitreux et nitrique.

Protoxyde d'azote (gaz oxydule d'azote).

On l'obtient en chauffant dans une cornue de verre du nitrate d'ammoniaque desséché. Ce gaz est sans couleur et sans odeur, d'une saveur légèrement sucrée, et environ un tiers plus pesant que l'air; il entretient la combustion, n'a aucune action sur l'oxygène, ni sur l'air à la température ordinaire, se transforme en deutoxyde d'azote et en azote par une chaleur rouge, etc. On peut le respirer en assez grande quantité sans danger. Il est composé de deux parties de gaz azote et d'une de gaz oxygène en volume. Il est sans usage.

Deutoxyde d'azote (gaz oxyde d'azote, gaz nitreux).

On le prépare en versant dans un vase convenable de l'acide nitrique à 17 ou 18 degrés de l'aréomètre de Baumé, sur de la tournure de cuivre. Ce gaz est sans couleur, probablement sans odeur, sans action sur la teinture de tournesol, à peine plus pesant que l'air atmosphérique; il éteint les corps en combustion, et asphyxie les animaux qui le respirent; il est même très-délétère, et dénature tellement le sang des animaux vivans, que ce liquide ne peut plus, en traversant les poumons, reprendre ses qualités vivifiantes, ainsi que je l'ai prouvé par diverses expériences (*Recherches de Physiologie et de Chimie pathologiques, pour faire suite à celles de Bichat sur la vie et la mort*). Il est indécomposable par la chaleur, et se convertit, par le contact de l'oxygène de l'air, en un gaz très-rouge, qui est le gaz acide nitreux. Il est composé de parties égales en volume de gaz oxygène et de gaz azote.

Usages. Ce gaz est employé pour analyser l'air atmosphérique.

Acide nitrique.

Procédé. On a formé cet acide de toutes pièces à l'aide de l'électricité; mais ce procédé, qui est fort long, ne pourroit en fournir que de très-petites quantités. Tout l'acide nitrique dont on fait usage dans les arts et en médecine est formé par la nature : or, il s'en forme sans cesse au milieu des habitations des hommes et des animaux. Cependant la combinaison de l'azote et de l'oxygène dans les proportions convenables pour constituer l'acide nitrique, nécessite la présence d'une base avec laquelle il s'unit au moment de sa formation, de manière qu'on le rencontre toujours à l'état salin, et surtout à celui de nitrate de potasse ou de nitre. Pour obtenir l'acide nitrique libre, on décompose le nitre en le distillant avec de l'argile ou de l'acide sulfurique; l'acide se dégage en vapeur que l'on condense dans des récipiens.

Propriétés. Cet acide, rectifié, est un liquide incolore, d'une odeur particulière, qu'on a comparée à celle des pommes de reinette; lorsqu'il est concentré, il répand des fumées blanches dans l'atmosphère. Sa pesanteur spécifique est de 140 à 150 : il marque alors de 35 à 46 degrés à l'aréomètre. Lorsqu'il est pur, il ne précipite pas les sels solubles de baryte ni ceux d'argent. Exposé aux rayons solaires, il dégage du gaz oxygène et prend une couleur légèrement jaunâtre, due à la formation d'un peu de gaz nitreux : il jaunit les substances animales et celles des substances végétales qui contiennent de l'azote. Il est composé de 0,80 oxygène et de 0,20 azote.

Usages. Rafraîchissant, diurétique, astringent, irritant, escarrotique, suivant son degré de concentration. Proposé comme dissolvant des calculs urinaires composés de phosphate de chaux et de phosphate ammoniaco-magnésien. On le volatilise pour purifier l'air.

Acide nitrique alcoolisé.

Procédé. Pour préparer ce médicament on mêle ensemble deux parties d'alcool et une d'acide nitrique, l'un et l'autre à 36 degrés, en versant peu à peu l'acide sur l'alcool et en agitant; la liqueur prend une odeur éthérée et une couleur légèrement citrine : on la laisse digérer pendant un mois, ou bien on la distille avec précaution.

Effets. Diurétique, tonique, astringent.

Acide nitreux.

Procédé. On prépare cet acide en distillant du nitrate de potasse avec du sulfate de fer vert desséché. Au moment de la décomposition de ces deux sels, le fer s'oxyde au *maximum* aux dépens d'une portion d'oxygène de l'acide du nitrate, et convertit cet acide en acide nitreux; celui-ci passe en vapeurs rouges, qui se condensent dans le récipient.

Caractères. L'acide nitreux ainsi obtenu est un liquide rouge qui fume en vapeurs rutilantes dès qu'il est exposé à l'air. Cette qualité dépend de la grande quantité de gaz deutoxyde d'azote ou nitreux qu'il contient; et l'on doit regarder l'acide nitreux comme une combinaison de l'acide nitrique avec ce gaz. En effet, il suffit de faire passer pendant quelque temps du gaz nitreux dans l'acide nitrique pour le convertir en acide nitreux; mais l'acide nitrique dissolvant d'autant plus de gaz nitreux qu'il est plus concentré, il en résulte que la combinaison qui constitue l'acide nitreux peut avoir lieu dans des proportions très-différentes qui font varier la couleur de l'acide. Celui qui est au *maximum* de saturation de gaz nitreux, c'est-à-dire le plus concentré possible, est rouge et très-fumant; il contient 90 parties en volume de gaz nitreux sur 10 d'acide nitrique; et il est composé de 0,75 oxygène et de 0,25 azote. Il est rutilant et fume en vapeurs rouges. Moins concentré, il est vert et moins fumant; moins concentré encore, il est d'un bleu pâle. On obtient ces différentes nuances en versant des quantités différentes d'eau dans de l'acide nitreux très-rutilant. Il passe ainsi successivement au vert et au bleu, en dégageant du gaz nitreux, à mesure qu'on y verse de l'eau : il devient incolore par une grande proportion de ce liquide; ce n'est plus alors que de l'acide nitrique étendu, cet acide ne retenant du gaz nitreux en dissolution qu'autant qu'il conserve un certain degré de concentration. L'acide nitreux n'est pas altéré par les rayons solaires comme l'acide nitrique. Lorsqu'il est concentré, il enflamme diverses huiles essentielles, ce que ne fait pas l'acide nitrique.

Usages. Escarrotique. Il cautérise plus fortement que l'acide nitrique.

Acide borique (boracique), ou combinaison du bor avec l'oxygène.

Cet acide se retire du borax ou borate sursaturé de soude, en versant peu à peu, dans une dissolution saturée de ce sel par l'eau bouillante, de l'acide sulfurique concentré, jusqu'à ce qu'il y en ait un léger excès. L'acide boracique se sépare et cristallise par refroidissement.

Caractères. Il cristallise en lames micacées, hexaèdres, blanches, brillantes. Il a une saveur fraîche, ne rougit que foiblement le bleu de tournesol : il est soluble dans cinquante fois son poids d'eau distillée à la température atmosphérique. Il est beaucoup plus soluble dans l'eau bouillante, et précipite en prenant la forme cristalline par refroidissement. Cet acide se décompose, au moyen de l'électricité ou du potassium, en bor et en oxygène, comme l'ont prouvé MM. Thénard et Gay-Lussac en France, et M. Davy en Angleterre.

Usages. Il est administré à l'intérieur comme sédatif du système nerveux; en gargarisme, comme excitant de la muqueuse buccale dans les aphthes.

Combinaisons de l'oxygène avec le carbone.

Elles sont au nombre de deux : le gaz acide carbonique et le gaz oxyde de carbone.

Gaz acide carbonique.

Procédé. L'acide carbonique qu'on retire de la combustion du charbon n'étant pas pur, pour l'avoir sans mélange, on a ordinairement recours à la décomposition du carbonate de chaux (craie ou marbre) par l'acide sulfurique, ou mieux par l'acide muriatique. On recueille le gaz qui se dégage sous des cloches à l'appareil hydro-pneumatique.

Caractères. Le gaz acide carbonique est invisible, d'une saveur aigre, d'une odeur piquante, d'une pesanteur spécifique qui est à celle de l'air comme 1,5 est à 1. Il rougit la teinture de tournesol, précipite la chaux de sa dissolution, est très-soluble dans l'eau, éteint les bougies allumées et asphyxie les animaux. Il contient un volume égal au sien de gaz oxygène; il est composé d'environ vingt-sept parties de carbone, et de soixante-treize d'oxygène.

Usages. Dissous dans l'eau, il est rafraîchissant, diurétique, modérément tonique et anti-septique; il fait la base des eaux minérales acidules. Gazeux et mêlé à l'air atmosphérique, il a été conseillé pour ralentir les phénomènes chimiques de la respiration; mais on doit préférer les gaz hydrogène et azote.

Gaz oxyde de carbone.

Procédé. On l'obtient en enlevant à l'acide carbonique une portion de son oxygène, ou en mettant en contact à une haute température du carbone avec un excès d'oxygène. Le meilleur procédé consiste à chauffer fortement dans une cornue un mélange de fer en limaille, et de carbonate de baryte.

Caractères. Ce gaz est invisible, insipide, un peu moins pesant que l'air atmosphérique. Il ne rougit pas la teinture de tournesol, est insoluble dans l'eau, ne précipite pas la chaux de sa dissolution; il éteint les corps en combustion : mais si on plonge une bougie allumée dans ce gaz en contact avec l'air, il s'enflamme et se convertit en acide carbonique. Il fait périr promptement les animaux qui le respirent. 100 parties de gaz oxyde de carbone contiennent la moitié de leur volume de gaz oxygène, et sont formées de 43 de carbone et de 57 d'oxygène en poids.

Ce gaz n'est d'aucun usage.

Combinaisons de l'oxygène avec le phosphore.

Le phosphore se combine en trois proportions différentes avec l'oxygène, et il en résulte de l'oxyde de phosphore, de l'acide phosphoreux et de l'acide phosphorique : ce dernier est la seule des trois combinaisons qui intéresse les médecins.

Acide phosphorique.

Procédé. Pour se procurer l'acide phosphorique, on le fait directement, soit en brûlant le phosphore dans l'air ou dans l'oxygène, soit en décomposant l'acide nitrique par le phosphore : ou bien on décompose le phosphate de chaux des os par l'acide sulfurique, comme nous venons de le dire en traitant du phosphore. C'est ordinairement à ce dernier procédé qu'on a recours ; mais la liqueur, filtrée après l'action de l'acide sulfurique, contient, outre l'acide phosphorique, plusieurs sulfates et de la silice. On la traite par le carbonate d'ammoniaque jusqu'à saturation. Ce sel s'empare de l'acide sulfurique des sulfates, et leurs bases se précipitent à l'état de phosphates. Après leur séparation on évapore : il se forme, à plusieurs reprises, des flocons que l'on sépare par le filtre : c'est de la silice. L'évaporation étant poussée jusqu'à siccité, on chauffe la matière jusqu'au rouge dans un creuset de platine, pour volatiliser le sulfate d'ammoniaque et dégager l'ammoniaque du phosphate. L'acide phosphorique reste seul dans le creuset.

Caractères. L'acide phosphorique ainsi obtenu et refroidi est à l'état vitreux ; il est transparent, d'une pesanteur spécifique de 2,8516, inodore; sa saveur est très-piquante sans être caustique; il ne détruit pas les tissus organiques. Comme il est très-déliquescent, il se résout promptement à l'air en un liquide épais, dont la pesanteur spécifique est encore de 1,417, et qui présente les autres propriétés de l'acide concret. L'eau de chaux le précipite des liquides dans lesquels il est dissous; il est sans action sur l'hydrochlorate (muriate) de baryte; mais il forme avec la baryte pure un précipité qui se dissout sans effervescence dans l'acide hydrochlorique. Il ne précipite pas en noir comme l'acide phosphoreux avec le nitrate d'argent. Il est composé, à l'état sec, de 0,60 oxygène et 0,40 phosphore; il est décomposé, à l'aide d'une forte chaleur, par le charbon.

Usages. Rafraîchissant, excitant. Peu employé jusqu'à présent. On soupçonne qu'il constitue le remède d'Archidet contre la goutte.

Combinaisons de l'oxygène avec le soufre.

Acide sulfurique.

Procédé. On fabrique cet acide en brûlant du soufre, dont on active la combustion par un peu de nitrate de potasse : on fait passer les vapeurs sulfuriques dans des chambres de plomb, dont le sol contient de l'eau qui les absorbe.

Caractères. L'acide sulfurique, rectifié et concentré, est un liquide transparent, inodore, lintescent, pesant de 1,800 à 2,000, marquant alors de 66 à 70 degrés à l'aréomètre; très-caustique, charbonnant en quelques momens les substances organiques avec lesquelles on le met en contact; très-fixe, se congelant et cristallisant à la température de 8 à 10 degrés, et ne se volatilisant qu'à celle d'environ 225. Il est précipité de tous les liquides où il se trouve, même en très-petite quantité, par les sels solubles de baryte. C'est le plus fort des acides; il déplace tous les autres des combinaisons qu'ils formoient avec les bases. Il est décomposé, à l'aide de la chaleur, par l'hydrogène, le charbon et plusieurs autres corps combustibles. Il est composé, dans son état sec, d'environ 0,54 de soufre et de 0,46 d'oxygène.

Usages. Il est rafraîchissant, tonique, astringent, caustique, suivant son degré de concentration.

Acide sulfurique alcoolisé.

C'est un mélange de trois parties d'alcool et d'une d'acide sulfurique. Il constitue l'eau de Rabel.

Usages. Ceux de l'acide sulfurique.

Acide sulfureux.

Procédé. Cet acide se forme par la combustion lente du soufre; mais il est préférable de le faire en traitant l'acide sulfurique à la cornue avec des matières combustibles minérales ou végétales, qui lui enlèvent une partie de son oxygène. On emploie ordinairement pour cela le charbon ou le mercure. On peut aussi l'obtenir en dissolvant du soufre dans l'acide sulfurique.

Caractères. L'acide sulfureux existe sous forme de gaz et sous forme liquide. Le gaz a une odeur piquante de soufre qui brûle : il est sans couleur; il est le double plus pesant que l'air. Il éteint les bougies allumées et suffoque les animaux. Il rougit et décolore les bleus végétaux tendres; il est soluble dans l'eau. Il ne prend pas une forte proportion d'oxygène, ni par l'action de l'air, ni par celle du gaz oxygène; mais plusieurs oxydes métalliques et les acides nitreux et muriatique oxygéné le convertissent en acide sulfurique. Le gaz acide sulfureux, condensé dans l'eau distillée, constitue l'acide sulfureux liquide qui participe des propriétés du gaz. Versé dans l'eau de chaux, il produit un précipité quand la saturation est complète, ce que ne fait pas l'acide sulfurique, parce que le sulfite de chaux neutre est moins soluble que le sulfate, qui est plus soluble que la chaux. L'acide sulfureux à l'état sec est formé d'environ 0,85 de soufre et de 0,15 d'oxygène.

Usages. Il peut être employé pour exciter le sens de l'odorat et pour purifier l'air.

Acide chlorique, ou combinaison du chlore avec l'oxygène.

Préparation. On ne peut combiner directement l'oxygène au chlore. Pour faire cette combinaison, on met le chlore en contact avec des substances oxygénées. Le meilleur procédé consiste à faire passer du chlore dans une dissolution aqueuse de baryte; il se forme du chlorure et du chlorate de baryte. Le chlorure, moins soluble, se précipite en partie; on sépare le précipité par la décantation. On précipite la portion de chlorure qui reste dissoute par le phosphate d'argent. Il ne reste plus alors en dissolution que des chlorates, qu'on décompose par l'acide sulfurique.

Caractères. L'acide chlorique est sous forme de

gaz d'un vert jaune. Il rougit la couleur de tournesol, et la détruit lorsqu'il est concentré. Mis en contact avec le gaz hydrogène, il détonne et se convertit en acide hydrochlorique. Il produit une véritable explosion avec le phosphore, le soufre et autres corps combustibles qu'il convertit en acide en dégageant beaucoup de chaleur et de lumière. Il forme des chlorates avec les bases salifiables. Il est composé d'environ 80 parties de chlore, et de 40 de gaz oxygène en volume.

Cet acide n'est pas employé en médecine.

Acide iodique, ou combinaison de l'iode avec l'oxygène.

Procédé. Cet acide n'ayant pu être produit jusqu'ici que par le concours des bases, il s'ensuit qu'on ne peut l'obtenir à l'état libre qu'en le séparant de ses combinaisons salines. M. Gay-Lussac donne la préférence à l'iodate de baryte, qu'il traite à chaud par l'acide sulfurique étendu de deux fois son poids d'eau. Le sulfate de baryte formé se dépose sous forme de poudre, et l'acide iodique reste dans la liqueur toujours mêlé d'un peu d'acide sulfurique.

Caractères. L'acide iodique a une saveur aigre, une consistance sirupeuse quand il est concentré; il est inaltérable à la lumière. Une chaleur très forte le réduit en iode et en oxygène. Les acides sulfurique et nitrique ne le décomposent pas; les acides sulfureux, hydrosulfurique et hydriodique en séparent l'iode; l'acide hydrochlorique concentré le décompose en formant de l'eau, et en dégageant du chlore. L'acide iodique forme, avec le nitrate d'argent, un précipité blanc, soluble dans l'ammoniaque. Il est composé de 100 parties d'iode et de 31,9 d'oxygène.

L'action de l'acide iodique sur l'économie animale n'est pas encore connue.

Acide fluorique.

L'acide fluorique est sans doute composé, comme les autres, d'un corps combustible, d'oxygène et d'hydrogène; mais on n'est pas encore parvenu à isoler ce corps.

Préparation. On obtient cet acide en décomposant, à l'aide de la chaleur, le fluate de chaux (*spath fluor*) par l'acide sulfurique concentré.

Caractères. Il est liquide et blanc, d'une odeur très-piquante et pénétrante, d'une saveur très-âcre : c'est un puissant corrosif. Il désorganise très-promptement les parties animales avec lesquelles on le met en contact. Il attaque les vases de verre en dissolvant la silice qui entre dans leur composition, et forme un fluate de silice qui est gazeux ou solide, suivant que l'acide fluorique est plus ou moins prédominant. L'acide fluorique silicé, dissous dans l'eau à l'aide d'un excès d'acide, et traité par l'acide borique, précipite sa silice et donne lieu à la formation de l'acide fluo-borique, qui est également très-corrosif.

Combinaisons des corps combustibles entre eux.

Les phosphures, les carbures, les iodures ne sont d'aucun intérêt pour les médecins. Il en est de même du chlorure d'azote, de l'azote phosphoré, de l'hydrogène perphosphoré et protophosphoré; mais l'hydrogène forme avec le carbone et avec plusieurs autres corps combustibles des combinaisons que les médecins doivent connoître : tels sont le gaz hydrogène carboné et les acides que l'hydrogène forme avec le chlore, le soufre et l'iode. Telle est encore la combinaison de l'hydrogène avec l'azote (ammoniaque) dont nous parlerons en traitant des bases salifiables.

Gaz hydrogène carboné.

Il existe plusieurs variétés du gaz hydrogène carboné, et notamment le gaz hydrogène percarboné (gaz oléfiant des chimistes hollandais), le gaz hydrogène carboné des marais, et le gaz hydrogène protocarboné. On obtient le gaz hydrogène percarboné en chauffant dans une cornue un mélange d'une partie en poids d'alcool et de quatre parties d'acide sulfurique concentré. L'alcool se décompose, et le gaz hydrogène percarboné se dégage. Le gaz hydrogène carboné se dégage naturellement des marais. On obtient le gaz hydrogène protocarboné en exposant le gaz hydrogène percarboné à une température très-élevée. Ces trois gaz asphyxient les animaux qui les respirent. Ils brûlent par le contact d'un corps en ignition, absorbent en brûlant des quantités variables d'oxygène, et donnent par là naissance à des quantités différentes d'acide carbonique. Le gaz hydrogène percarboné absorbe en brûlant trois fois son volume de gaz oxygène, et produit le double de son volume d'acide carbonique. Le gaz hydrogène carboné des marais, abstraction faite du gaz azote qu'il contient, absorbe, en brûlant, deux fois cinq centièmes son volume de gaz oxygène, et produit un volume égal au sien de gaz acide carbonique. Enfin, le gaz hydrogène protocarboné absorbe quarante-cinq centièmes de son volume de gaz oxygène, et produit sept centièmes de son volume de gaz acide carbonique. 100 parties d'hydrogène percarboné sont formées de 86 parties de carbone et de 14 d'hydrogène. 100 parties d'hydrogène carboné des marais sont formées de 27 parties d'hydrogène, et de 73 de carbone. Enfin 100 parties d'hydrogène protocarboné sont formées de 67 d'hydrogène et de 33 de carbone.

Ces gaz sont sans usage.

Acide hydrochlorique (muriatique).

Procédé. On le retire de l'hydrochlorate (muriate) de soude, en décomposant ce sel par l'acide sulfurique concentré qui le dégage sous forme de gaz; et pour l'avoir à l'état liquide, on condense ce gaz dans l'eau distillée en le recevant dans des flacons de l'appareil de Woulf.

Caractères. Le gaz acide hydrochlorique est transparent et incolore; il a une odeur particulière très-irritante; il est près du double plus pesant que l'air atmosphérique; il éteint les bougies allumées, après avoir verdi le bord de la flamme; il se change par le contact de l'air en une fumée ou vapeur blanche épaisse; il asphyxie et tue les animaux : il est en conséquence délétère lorsqu'on le respire pur. Il a une grande affinité pour les oxydes métalliques; il attaque la plupart des métaux en déterminant la décomposition de l'eau qu'il tient en dissolution : s'il étoit possible d'avoir ce gaz parfaitement sèc, il n'auroi. aucune action sur ces corps.

L'acide hydrochlorique liquide pur est sans couleur. Son odeur est semblable à celle du gaz; il répand aussi à l'air des vapeurs blanches dues à l'absorption de l'eau atmosphérique. Le plus concentré ne pèse que 1,196 à la pression ordinaire de l'atmosphère, et ne marque que 20 à 22 degrés à l'aréomètre Il n'est altéré ni par la lumière, ni par la chaleur, ni par aucun des corps combustibles, qui tous décomposent les acides sulfurique et nitrique. Il charbonne les corps organisés comme l'acide sulfurique; il a plus d'affinité avec les oxydes métalliques que les autres acides, qu'il chasse de leurs combinaisons avec ces substances. C'est un bon réactif pour reconnoître la présence de l'argent par tout où il se trouve dissous; il le précipite à l'état d'hydrochlorate d'argent, et ce précipité, insoluble dans l'eau et dans les acides, se dissout très-bien dans l'ammoniaque.

Usages. Diurétique, astringent, rubéfiant, escarrotique, suivant son degré de concentration. On le dégage à l'état gazeux dans l'air que l'on veut purifier. On le fait respirer pour exciter les sens et les organes pulmonaires. Quatre onces d'acide hydrochlorique et un gros de naphte ou pétrole distillé, étendus dans suffisante quantité d'eau pour un pédiluve ou un manuluve, constituent le remède de Goudran contre la goutte : ce remède n'est qu'un rubéfiant.

Acide hydro-sulfurique (gaz hydrogène sulfuré).

Procédé. On l'obtient en décomposant un sulfure, tel que celui de potasse ou de fer, par l'acide sulfurique étendu.

Caractères. Ce gaz est incolore, d'une odeur très-fétide, analogue à celle des œufs pourris. Il est un peu plus léger que l'air atmosphérique, et rougit la teinture de tournesol. Il se dissout dans l'eau, qui devient laiteuse, et peut contenir trois fois son volume du gaz. Respiré pur et même mélangé d'air, il asphyxie et tue d'autant plus promptement les animaux, qu'ils sont plus petits. C'est le plus délétère de tous les gaz; il fait même périr, comme l'a prouvé M. le professeur Chaussier, des animaux qui n'y sont plongés que jusqu'au cou et qui respirent à l'air libre. (*Voyez* mes Recherches de physiologie, etc.) Il est très-inflammable, et dépose, en brûlant, du soufre sur les parois du vase qui le contenoit. Il est décomposé par le chlore et par l'acide nitreux, qui en précipitent également le soufre : c'est le meilleur réactif pour reconnoître la présence d'un métal dans un liquide quelconque.

Usages. Il n'est employé que dissous dans l'eau. Il forme la base des eaux minérales sulfureuses qui peuvent être prises en grande quantité sans aucun danger. C'est un excitant des fonctions de la peau.

Acide hydriodique.

Préparation. Le meilleur procédé consiste à chauffer peu à peu, dans une cornue de verre, un mélange de phosphore et d'iode humide. L'acide hydriodique se produit et se dégage à l'état gazeux. Pour l'avoir liquide, il faut recouvrir le phosphore et l'iode d'eau.

Caractères. L'acide hydriodique gazeux est inodore, incolore et très-sapide ; il éteint les corps en combustion et rougit la teinture de tournesol. Il est rapidement absorbé par l'eau, répand en conséquence des fumées dans l'air, comme le gaz hydrochlorique. Il est décomposé par le chlore, qui s'empare de son hydrogène, et se convertit en acide hydrochlorique, etc. — L'acide hydriodique liquide est très-dense, très-acide, peu volatil. Il est promptement décomposé par la pile de Volta : l'iode se porte vers le pole positif, et l'hydrogène vers le pole négatif, etc. Il forme des hydriodates avec les bases salifiables.

Cet acide est encore sans usage.

Bases salifiables alcalines et terreuses.

Il y a six substances alcalines et six substances terreuses. Les premières sont la baryte, la strontiane, la potasse, la soude, l'ammoniaque, la chaux. Les substances terreuses sont la silice, la zircone, l'alumine, l'yttria, la glucine, la magnésie. On n'emploie en médecine, parmi les alcalis, que la potasse, la soude, l'ammoniaque, la chaux ; et, parmi les terres, que la magnésie.

Potasse (*oxyde de potassium*).

Procédé. Pour l'obtenir, on fait bouillir la potasse du commerce ou sous-carbonate de potasse (*voyez* plus loin les *Substances salines*) avec de la chaux vive et suffisante quantité d'eau ; on évapore la liqueur filtrée qui contient la potasse dégagée de l'acide carbonique, jusqu'à ce que, coulée sur une surface de marbre, elle se prenne en masse solide.

Caractères. La potasse pure, privée d'eau autant que possible, est très-solide, blanche, inodore; d'une saveur âcre et caustique : elle absorbe avec avidité l'humidité et l'acide carbonique de l'air. Elle verdit fortement les couleurs bleues végétales; se dissout dans l'eau, l'alcool, les graisses et les huiles fixes, et détruit avec rapidité la plupart des tissus organiques; elle précipite la dissolution hydrochlorique de platine, ce que ne fait pas la soude. A l'état solide, elle constitue la *pierre à cautère*. Soumise à l'action d'une forte pile de Volta, elle se décompose, l'oxygène se porte vers le pole négatif, et le potassium vers le pole positif.

Usages. Très-étendue d'eau, elle est employée comme excitant et altérant, et comme dissolvant des calculs urinaires composés d'acide urique et d'urate d'ammoniaque. A l'état solide ou à l'état liquide et concentrée, on l'emploie comme escarrotique.

Soude (oxyde de sodium).

Procédé. On suit le même procédé que pour la potasse; ainsi on fait bouillir la soude du commerce, réduite en poudre, avec la chaux vive et suffisante quantité d'eau. Après avoir filtré la liqueur, on en sépare l'eau par l'évaporation, et on coule la matière.

Caractères. Elle a la plupart des propriétés de la potasse; mais elle en diffère en ce qu'elle ne tombe pas comme elle en déliquescence à l'air, et qu'elle ne forme pas de précipité avec la dissolution hydrochlorique de platine. La soude en dissolution dans l'eau, et pesant 1,50, porte le nom de *liqueur des savonniers*.

Usages. Les mêmes que ceux de la potasse. On doit préférer la soude solide pour cautériser, parce que n'étant pas déliquescente comme la potasse, elle n'est pas sujette à l'inconvénient de former en coulant des sillons aux environs de la partie qui doit être cautérisée.

Ammoniaque.

On la retire du muriate d'ammoniaque en traitant à la cornue un mélange de ce sel et de chaux vive. L'ammoniaque passe à l'état gazeux. Si on veut l'avoir à cet état, on la reçoit sous des cloches à l'appareil au mercure. Si on veut l'avoir à l'état liquide, on emploie l'appareil de Woulf. L'ammoniaque se dissout dans l'eau des flacons à mesure qu'elle y arrive.

Caractères. Le gaz ammoniaque est à-peu-près moitié plus léger que l'air atmosphérique; il est incolore; il a une odeur très-pénétrante et une saveur âcre : c'est un alcali. Il verdit en conséquence le sirop de violette; il éteint promptement les bougies allumées; il asphyxie les animaux, et cette asphyxie est mortelle. L'eau froide en dissout un tiers de son poids, et la pesanteur spécifique de cette dissolution saturée est de 0,9054. Elle constitue l'ammoniaque liquide. L'ammoniaque a une grande affinité pour les oxydes métalliques : elle agit même sur le zinc et le manganèse métaux, en provoquant la décomposition de l'eau. Cet alcali est composé de 0,78 à 0,79 d'hydrogène, et de 0,21 à 0,22 d'azote. Il est décomposé dans ses élémens par une haute température; il est décomposé, même à froid, par le chlore, soit à l'état de gaz, soit dissous dans l'eau.

Usages. Administré à l'intérieur, très-étendu d'eau, il stimule généralement, et provoque la transpiration cutanée.—En frictions et à l'état savonneux, il excite le système capillaire cutané et les tissus sous-jacens. —Appliqué à l'état liquide et suffisamment concentré, il produit la vésication et la cautérisation. —Dirigé à l'état gazeux vers la muqueuse nasale, il excite vivement cette membrane, et par contiguïté les organes pulmonaires; il suffit pour cela d'approcher du nez un flacon d'ammoniaque liquide, et cette manière d'agir sur les muqueuses nasale et bronchique exige beaucoup de prudence.

Chaux (*oxyde de calcium*).

Procédé. Tous les carbonates calcaires se convertissent en chaux par la calcination. Dans les laboratoires, on calcine de préférence le marbre blanc, et on fait cette calcination dans un creuset.

Caractères. Elle est blanche, assez dure, d'une pesanteur spécifique de 2,330; d'une saveur âcre, brûlante, moins caustique que la soude et la potasse, infusible, non volatile; elle se gonfle, se ramollit, se fend et se pulvérise par l'action de l'eau, en dégageant une chaleur considérable due à la solidification de ce liquide: pure, elle ne fait pas d'effervescence avec les acides; mais elle absorbe avec avidité l'acide carbonique atmosphérique, et forme avec cet acide un sel insoluble. Elle est très-soluble dans les acides nitrique, muriatique et acétique, et précipitée de toutes ses dissolutions par l'acide oxalique.

Usages. On emploie à l'extérieur la chaux comme cathérétique, et l'eau de chaux comme dessiccatif et répercussif. On donne rarement l'eau de chaux à l'intérieur comme altérant et pour neutraliser l'acide des premières voies.

Magnésie (oxyde de magnésium).

Procédé. Pour l'obtenir, on verse dans une dissolution de sulfate de magnésie, de la potasse du commerce ou du sous-carbonate de potasse, sous forme liquide : la magnésie se précipite à l'état de carbonate. On la calcine pour lui enlever l'acide carbonique.

Caractères. Elle est sous forme de poudre blanche, sans odeur, d'une saveur fade, pesant 2,330; insoluble dans l'eau, absorbant l'acide carbonique atmosphérique; très-soluble dans les acides, avec lesquels elle forme des sels amers.

Usages. On s'en sert comme absorbant dans les cas d'acidité prédominante dans l'estomac. On l'emploie quelquefois comme purgative.

Combinaisons des substances alcalines avec le soufre.

Si l'on fait fondre dans un creuset deux parties d'un alcali avec une partie de soufre, on obtient un sulfure qui ne contient que du soufre et l'alcali employé. Si l'on dissout dans l'eau cette combinaison qui est solide, le liquide se décompose en partie, et il se forme un sulfure hydrogéné. Si l'on fait dissoudre un alcali dans l'eau, et qu'on fasse passer dans le liquide de l'hydrogène sulfuré jusqu'à saturation, on obtient une combinaison liquide qui est un hydro-sulfate.

Caractères. Les sulfures bien secs n'ont pas d'odeur sensible; mais ils absorbent avec avidité l'humidité de l'air et acquièrent une odeur très-fétide. Celui de potasse tombe par là en déliquescence; celui de soude s'effleurit. Les sulfures de potasse et de soude sont très-solubles dans l'eau : celui de chaux l'est très-peu. Tous par l'eau se convertissent en sulfures hydrogénés, et par l'action prolongée de l'air sec en sulfites. Les sulfures hydrogénés sont toujours liquides; plusieurs hydrosulfates cristallisent. Les premiers ont une couleur jaunâtre; les seconds sont sans couleur lorsqu'ils sont purs. Les uns et les autres ont une odeur fétide d'acide hydrosulfurique, et en dégagent une grande quantité par les acides; mais les sulfures hydrogénés opèrent ce dégagement en précipitant du soufre, tandis que les hydrosulfates bien faits n'en précipitent pas, ou presque pas. Les sulfures hydrogénés précipitent l'acétate de plomb en rouge; les hydrosulfates le précipitent en noir.

Usages. Le sulfure de potasse, soit sec, soit dissous dans l'eau, c'est-à-dire, à l'état de sulfure hydrogéné, est employé comme excitant des fonctions de la peau, comme révulsif et altérant dans le croup et dans certains catarrhes chroniques. Le sulfure de soude pourroit le remplacer. Le sulfure de chaux sert à la fabrication des eaux minérales sulfureuses.

Substances salines, alcalines et terreuses.

L'attraction des bases pour les acides salifiables, alcalines s'exerce dans l'ordre suivant : 1°. *Pour l'acide sulfurique* : baryte, strontiane, potasse, soude, chaux, ammoniaque. 2°. *Pour les acides nitrique, nitreux, chlorique et hydrochlorique* : potasse, soude, baryte, strontiane, chaux, ammoniaque. 3°. *Pour tous les autres acides* : baryte, strontiane, chaux, potasse, soude, ammoniaque. La tendance des bases salifiables, terreuses, à s'unir aux acides est en général plus foible que celle des alcalis. La magnésie vient après l'ammoniaque. On place ensuite la glucine et l'yttria. On n'a pas encore pu assigner de rang aux autres bases.

Sulfates.

Ceux de potasse, de soude, de magnésie, et le sulfate acide d'alumine et de potasse sont les seuls qui soient employés.

Sulfate de potasse (sel de duobus).

Préparation. Pour l'obtenir, il suffit d'enlever, au moyen du carbonate de chaux, l'excès d'acide au sulfate acide de potasse, résidu de la distillation du nitrate de potasse avec l'acide sulfurique ; on filtre et on fait cristalliser. Mais on peut faire ce sel de toutes pièces au moyen de l'acide sulfurique et de la potasse.

Caractères. Il cristallise en prismes hexaèdres terminés par des pyramides à trois ou à six faces. Il a une saveur amère, désagréable, se dissout dans 16 parties d'eau froide et dans 5 d'eau bouillante ; il forme avec l'hydrochlorate de baryte un précipité blanc insoluble dans l'acide hydrochlorique ; il précipite en jaune la dissolution de platine ; il est précipité en petits cristaux grenus par les acides tartarique et oxalique ; il fait cristalliser sur-le-champ la dissolution concentrée de sulfate acide d'alumine simple ; il est composé d'environ 0,40 acide sulfurique, 0,52 potasse, et 0,8 eau.

Usages. Purgatif, altérant.

Sulfate de soude (sel de Glauber).

Préparation. On pourroit le faire de toutes pièces ; mais on le retire par l'évaporation de plusieurs sources salées. On en obtient aussi beaucoup, dans les laboratoires, en dégageant l'acide hydrochlorique de l'hydrochlorate de soude par l'acide sulfurique ; on traite le résidu de l'opération par le carbonate de chaux pour neutraliser l'excès d'acide ; on filtre et on fait cristalliser.

Caractères. Il cristallise en prismes à six pans, striés, avec des sommets à biseau ; il a une saveur amère, fraîche ; il s'effleurit à l'air et diminue de plus de la moitié de son poids par la perte de son eau de cristallisation ; il se dissout dans trois parties d'eau froide et dans moins de son poids d'eau bouillante ; il cristallise par refroidissement ; il forme avec l'hydrochlorate de baryte un précipité insoluble dans l'acide hydrochlorique, ne précipite pas la dissolution de platine, ni le sulfate acide d'alumine concentré ; il n'est pas précipité par l'acide tartarique. Il est composé de 0,27 acide, 0,15 soude, et 0,58 eau.

Usages. Purgatif, altérant.

Sulfate de magnésie (sel d'Epsom).

Extraction. On le retire, par l'évaporation, des eaux de Sedlitz, de Seidschutz, etc., où il existe en grande quantité; mais on pourroit le faire de toutes pièces.

Caractères. Il cristallise en prismes à quatre pans, terminés par des pyramides à quatre faces. Il a une saveur très-amère et fraîche : il s'effleurit légèrement à l'air : il est soluble dans son poids d'eau froide et dans beaucoup moins d'eau bouillante. Il forme avec l'hydrochlorate de baryte un précipité insoluble dans l'acide hydrochlorique : il est précipité par l'ammoniaque, qui ne précipite pas la chaux ; et ce précipité diffère de celui que forme l'alumine avec le même alcali, en ce que ce dernier précipité est soluble dans la potasse caustique, qui ne dissout nullement la magnésie. Il est composé de 0,33 acide, 0,19 magnésie, et 0,48 eau.

Sulfate acide d'alumine et de potasse (alun).

Préparation. On peut le faire de toutes pièces; mais on en retire beaucoup en grand des mines alumineuses. Lorsqu'elles contiennent l'alun tout formé, il suffit de lessiver et de faire cristalliser. Lorsqu'elles ne contiennent pas suffisamment de potasse, on ajoute aux lessives de la cendre de bois. Lorsqu'elles ne contiennent pas de sulfate d'alumine, mais du soufre et de l'alumine, il faut les calciner, les laisser s'effleurir à l'air en les arrosant de temps en temps; ensuite les lessiver, en y ajoutant de la potasse ou de la cendre de bois, et faire cristalliser.

Caractères. Il cristallise en octaèdres réguliers; il a une saveur âpre, très-acerbe; il est légèrement efflorescent, se dissout dans 14 parties d'eau froide, et dans moins de son poids d'eau bouillante; se boursoufle considérablement au feu, se fond, perd son eau de cristallisation; et si on chauffe davantage, il perd une portion de son acide et devient insoluble en formant alors de l'alun avec excès de base. Il forme avec l'hydrochlorate de baryte un précipité blanc, insoluble dans l'acide hydrochlorique; et avec l'ammoniaque un précipité blanc soluble dans la potasse. Il est composé d'environ 0,11 potasse, 0,11 alumine, 0,30 acide, 0,48 eau.

Usages. On l'emploie cristallisé comme astringent et altérant; et calciné comme cathérétique.

Sulfite sulfuré de soude.

Préparation. On fait d'abord le sulfite de soude en faisant passer du gaz acide sulfureux dans une dissolution de soude; ensuite on fait bouillir du soufre avec le sulfite formé, ou bien on combine en même temps le soufre et la soude avec l'acide sulfureux, en délayant du soufre en poudre dans la dissolution de soude avant d'y faire passer l'acide sulfureux.

Caractères. Il cristallise en prismes à quatre pans rhomboïdaux, terminés par des pyramides très-courtes. Il a une saveur sulfurée un peu amère; il est soluble dans trois parties d'eau froide; il fait effervescence, dégage des vapeurs piquantes d'acide sulfureux, et précipite du soufre par l'acide sulfurique.

Usages. Proposé par M. le professeur Chaussier, comme excitant de l'organe cutané.

Nitrates.

Le nitrate de potasse est le seul qui soit employé.

Nitrate de potasse (nitre).

Préparation. On l'obtient en lessivant les platras et les terres des caves des vieilles maisons. Le nitrate de potasse cristallise par l'évaporation des lessives.

Caractères. Il cristallise en prismes cannelés à six pans, terminés par des pyramides à six faces; il a une saveur fraîche et un peu amère, est inaltérable à l'air, fuse sur les charbons ardens, et donne, par l'action du feu, à vaisseau clos, du gaz oxygène, mêlé de gaz azote; détonne lorsqu'on le chauffe avec un corps combustible, et dégage des vapeurs blanches par l'acide sulfurique. Il est soluble dans 7 parties d'eau froide et dans près de son poids d'eau bouillante; lorsqu'il est pur, il ne précipite ni avec le nitrate d'argent, ni avec les sels barytiques, ni avec les alcalis; mais il précipite en jaune la dissolution de platine. Il ne contient pas sensiblement d'eau de cristallisation; il est composé, d'après M. Thénard, de 0,43 potasse et de 0,57 acide.

Usages. Diurétique, altérant, excitant.

Phosphates.

Ces sels peuvent exister à l'état neutre, avec excès d'acide ou avec excès de base, c'est-à-dire à l'état de sous-phosphate. Plusieurs des phosphates alcalins neutres ont une grande tendance à s'unir avec un excès de leur base : c'est ainsi que le phosphate neutre de soude et celui d'ammoniaque dissous dans l'eau se transforment, lorsqu'ils sont concentrés, en sous-phosphates qui cristallisent, et en phosphates acides qui restent liquides. On n'emploie que le sous-phosphate de soude et le phosphate de chaux.

Sous-phosphate de soude (phosphate sursaturé de soude).

Préparation. On peut le faire en traitant par le carbonate de soude le phosphate acide de chaux retiré des os par l'acide sulfurique, et en faisant cristalliser la liqueur filtrée; mais alors il contient un peu d'acide sulfurique. Pour l'avoir pur, il faut le faire avec de l'acide phosphorique pur et du carbonate de soude.

Caractères. Il cristallise en rhomboïdes aigus et en prismes à six pans. Pur, il a une saveur salée, très-peu amère; il est efflorescent et verdit le sirop de violette; est fusible en verre par une forte chaleur; se dissout dans 5 à 6 parties d'eau froide, et dans une demi-partie de son poids d'eau bouillante; ne dégage pas de vapeurs blanches par l'acide sulfurique, comme les nitrates et les hydrochlorates; forme, avec l'eau de chaux, un précipité blanc, soluble sans effervescence dans les acides nitrique et hydrochlorique.

Usages. Purgatif.

Phosphate de chaux.

Préparation. Ce sel existe tout formé dans les os des animaux. Ces organes en contiennent la moitié en poids. Il se rencontre également en grande quantité dans le règne animal. Celui qu'on emploie en médecine se retire de la corne de cerf, à l'aide de la calcination.

Caractères. Il est blanc, sans saveur ni odeur, insoluble dans l'eau, devenant soluble dans ce liquide lorsqu'on y ajoute un excès d'acide; inaltérable par la chaleur; décomposable sans effervescence, lorsqu'il est pur, par les acides sulfurique, nitrique et hydrochlorique qui le font passer à l'état de phosphate acide. Il est composé d'environ 55 parties de chaux et de 45 parties d'acide.

Usages. Il entre dans la décoction blanche de Sydenham et dans la poudre de James. Dans les laboratoires, on s'en sert pour faire les phosphates de soude, de potasse, d'ammoniaque, et pour en extraire le phosphore.

Borates.

On n'emploie que le sous-borate de soude.

Sous-borate de soude (borax du commerce, borate sursaturé de soude).

Extraction. Il nous arrive à l'état brut de la Perse et de la Chine, et l'on ignore encore s'il est un produit de l'art ou de la nature : on le raffine en Europe par des procédés particuliers.

Caractères. Il est en gros cristaux irréguliers, qui paroissent être des prismes terminés par des pyramides; il a une saveur fade, alcaline; verdit le sirop de violette; est un peu efflorescent, se boursoufle considérablement en perdant jusqu'à 0,60 de son poids par la calcination, et se fond en un verre dur et transparent par la continuation de l'action du feu; il se dissout dans 18 parties d'eau froide et dans 3 d'eau bouillante; est décomposé par la plupart des acides, qui en précipitent des cristaux lamelleux, brillans; il est décomposé par la baryte, la strontiane, la chaux, la magnésie et beaucoup de substances salines.

Usages. Excitant, altérant.

Fluates.

Aucun n'est employé en médecine. Celui de chaux sert en chimie à l'extraction de l'acide fluorique.

Carbonates.

Il sont neutres ou avec excès de base. On emploie les sous-carbonates de potasse, de soude, d'ammoniaque, de magnésie, et le carbonate de chaux.

Sous-Carbonate de potasse.

Préparation. On l'obtient en évaporant jusqu'à siccité la lessive des cendres de toutes les substances végétales non maritimes; mais il contient alors quelques matières étrangères. Pour l'avoir pur, on brûle dans un creuset un mélange de deux parties de tartre et d'une de nitrate de potasse: le résidu de la combustion constitue le *flux noir*, dont la lessive filtrée donne, par l'évaporation, du sous-carbonate de potasse pur.

Caractères. Il cristallise en prismes carrés, terminés par des pyramides; il a une saveur âcre; verdit fortement le sirop de violette; est très-déliquescent; se dissout dans 4 parties d'eau froide et dans moins de son poids d'eau bouillante; est insoluble dans l'alcool; dégage de l'acide carbonique avec effervescence par tous les acides; précipite des cristaux grenus par les acides tartarique et oxalique; précipite la dissolution de platine; forme avec les sels de baryte et avec le nitrate d'argent des précipités solubles dans l'acide nitrique.

Usages. Excitant, altérant; dissolvant des calculs urinaires composés d'acide urique et d'urate d'ammoniaque?

Sous-Carbonate de soude.

Préparation. On l'obtient par l'évaporation et la cristallisation de la lessive des cendres de végétaux maritimes, ou par la décomposition de l'hydrochlorate de soude.

Caractères. Il cristallise en prismes rhomboïdaux à quatre faces; il a la même saveur que celui de potasse; il s'effleurit promptement à l'air, et perd une partie de son eau de cristallisation; il est très-soluble dans l'eau, est décomposé par les mêmes réactifs que celui de potasse, excepté qu'il ne précipite ni par la dissolution de platine, ni par l'acide tartarique.

Usages. Les mêmes que ceux du sous-carbonate de potasse.

Sous-Carbonate d'ammoniaque.

Préparation. On traite à la cornue un mélange d'hydrochlorate d'ammoniaque et de carbonate de chaux.

Caractères. Il est cristallisé en octaèdres irréguliers; il a l'odeur de l'ammoniaque, verdit les couleurs bleues végétales; se volatilise à une douce chaleur; se dissout dans quelques parties d'eau froide, et dans moins de son poids d'eau bouillante; dégage du gaz acide carbonique avec effervescence par les acides, et du gaz ammoniaque par la chaux.

Usages. Excitant général, et spécialement de la transpiration cutanée, et de la respiration.

Carbonate de chaux (craie).

Extraction. On le retire du sein de la terre, où il est universellement répandu.

Caractères. En masses blanches; insoluble dans l'eau, devenant un peu soluble dans ce liquide à l'aide d'un excès d'acide carbonique; dégageant de l'acide carbonique avec effervescence par tous les acides.

Usages. On l'emploie comme absorbant dans les cas d'acidité prédominante dans les premières voies : on lui préfère avec raison la magnésie.

Sous-Carbonate de magnésie.

Préparation. On l'obtient en décomposant le sulfate de magnésie par le sous-carbonate de potasse (*Voyez* ci-dessus, *Magnésie*).

Caractères. Il est sous forme de pains ou de poudre blanche; insipide, insoluble dans l'eau, à moins qu'elle ne soit chargée d'acide carbonique, dégageant du gaz acide carbonique avec effervescence par les acides; soluble dans l'acide acétique, et précipitant alors par l'eau de chaux et par l'ammoniaque qui ne précipite pas la chaux.

Usages. Absorbant, comme la magnésie.

Chlorates.

La plupart de ces sels fulminent par leur mélange avec un corps combustible et la percussion, ou par la chaleur. On n'emploie que le chlorate de potasse.

Chlorate de potasse (Muriate suroxygéné de potasse).

Préparation. On l'obtient en faisant passer du chlore à travers une dissolution de potasse du commerce.

Caractères. Il cristallise en rhombes, a une saveur fraîche, analogue à celle du nitrate de potasse; est inaltérable à l'air; dégage du gaz oxygène par la chaleur, fuse sur les charbons ardens, détonne par la trituration ou la percussion avec la plupart des corps combustibles simples; enflamme le phosphore sous l'eau; pétille et dégage une lumière vive par son contact avec l'acide sulfurique concentré; est soluble dans 16 parties d'eau froide et dans 2 $\frac{1}{2}$ d'eau bouillante; ne trouble pas la dissolution de nitrate d'argent. Il est composé de 58,3 acide chlorique, de 39,2 potasse, et de 2,5 eau.

Usages. Excitant, altérant.

Iodates.

Ces sels sont encore peu connus. Les iodates alcalins dont on s'est spécialement occupé s'obtiennent en traitant l'iode par une dissolution concentrée d'alcali. Ils sont insolubles ou peu solubles, forment, avec les corps combustibles, des mélanges détonnans par le choc, à la manière des chlorates. Leur action sur l'économie animale n'a pas encore été étudiée.

Hydrosulfates (hydrosulfures).

On prépare les hydrosulfates de potasse, de soude, d'ammoniaque, de chaux et de magnésie directement, c'est-à-dire, en faisant passer un excès de gaz acide hydrosulfurique à travers ces bases dissoutes ou délayées dans l'eau. Les hydrosulfates de potasse et de soude cristallisent : ceux de chaux et de magnésie n'ont encore été obtenus qu'en dissolution. On pourroit suivre le procédé que nous venons d'indiquer pour préparer les sous-hydrosulfates de baryte et de strontiane ; mais il est plus économique de délayer dans l'eau les sulfures provenant de la décomposition des sulfates de ces substances par le charbon, de faire bouillir la liqueur et de filtrer à chaud : ces sous-hydrosulfates cristallisent par le refroidissement.

Aucun de ces sels n'est employé en médecine.

Hydrochlorates (muriates).

On emploie les hydrochlorates de potasse, de soude, d'ammoniaque et de baryte.

Hydrochlorate de potasse.

Préparation. On peut le faire en traitant la potasse par l'acide hydrochlorique, ou en décomposant l'hydrochlorate d'ammoniaque par la potasse.

Caractères. Il cristallise en cubes. Il a une saveur amère, est inaltérable à l'air, décrépite au feu, se dissout dans 3 parties d'eau froide et dans 2 d'eau bouillante; dégage des vapeurs blanches d'acide hydrochlorique par l'acide sulfurique ; précipite la dissolution de platine et l'acide tartarique ; forme, comme tous les hydrochlorates avec le nitrate d'argent, un précipité blanc, insoluble dans l'acide nitrique. Il est composé de 0,66 potasse, de 0,28 acide et de 0,06 eau.

Usages. Excitant, altérant, purgatif. Préconisé par Sylvius comme fébrifuge : de là son nom de *sel fébrifuge de Sylvius.*

Hydrochlorate de soude.

Préparation. On l'obtient en grand par l'évaporation des sources salées, dans les bâtimens de graduation; ou par l'évaporation des eaux de la mer, dans les marais salans.

Caractères. Il cristallise en cubes, a une saveur salée franche; décrépite au feu; est soluble dans 3 parties d'eau froide et autant d'eau bouillante; dégage des vapeurs blanches d'acide hydrochlorique par l'acide sulfurique; ne précipite ni par la dissolution de platine ni par l'acide tartarique. Il est composé de 0,42 soude, de 0,52 acide et de 0,06 eau.

Usages. Excitant, altérant, purgatif.

Hydrochlorate d'ammoniaque.

Préparations. On l'obtient, en Egypte, par la sublimation de la suie des cheminées de ce pays, où l'on ne brûle pour tout combustible que de la fiente de chameaux desséchée au soleil. On le prépare aujourd'hui en Europe en dégageant l'ammoniaque de la combustion des matières animales, en combinant cet alcali avec l'acide sulfurique qu'on forme souvent au même instant par la combustion d'un sulfure, et en décomposant, par l'hydrochlorate de soude, le sulfate d'ammoniaque formé.

Caractères. Il cristallise en octaèdres ou en pyramides à six faces : il a une saveur âcre, piquante, urineuse; est inaltérable à l'air; se volatilise en entier par la chaleur; ne décrépite pas sur les charbons ardens; se dissout dans 3 parties d'eau froide et dans son poids d'eau bouillante; dégage des vapeurs blanches d'acide hydrochlorique par l'acide sulfurique, et du gaz ammoniaque par la potasse, la soude et la chaux. Il est composé de 42,75 acide hydrochlorique, de 25,00 ammoniaque, et 32,25 eau.

Usages. Excitant général, et spécialement du système lymphatique : diaphorétique, diurétique, altérant : promené dans la bouche, il est sialagogue.

Hydrochlorate de baryte.

Préparation. On l'obtient en traitant par l'acide hydrochlorique le sulfure hydrogéné de baryte provenant de la décomposition du sulfate de baryte par le charbon; ou en dissolvant le carbonate de baryte dans l'acide hydrochlorique.

Caractères. Il cristallise en lames rhomboïdales; il a une saveur âcre, styptique, est inaltérable à l'air; se dissout dans 5 parties d'eau froide et dans beaucoup moins d'eau bouillante; dégage des vapeurs blanches d'acide hydrochlorique par l'acide sulfurique; précipite ce dernier acide de tous les liquides où il se rencontre. Il est composé de 0,20 acide hydroclorique, de 0,64 baryte et de 0,16 eau.

Usages. Il a été préconisé comme excitant, spécialement du système lymphatique. Médicament dangereux.

Hydriodates.

On peut faire ces sels par la combinaison directe de l'acide hydriodique avec les bases. Ils sont encore peu connus, et sans usage.

Métaux proprement dits.

Ils se divisent, suivant leur degré de malléabilité et d'oxydabilité, en quatre sections. 1re. Métaux cassans et acidifiables. 2e. Métaux cassans et oxydables. 3e. Métaux malléables et facilement oxydables. 4e. Métaux malléables et difficilement oxydables.

I. *Métaux cassans et acidifiables.*

Ces métaux sont l'arsenic, le tungstène, le molybdène, le chrome et le columbium. L'arsenic est le seul employé, et uniquement dans ses états de combinaison avec le soufre et avec l'oxygène.

Sulfures d'arsenic.

Préparation. Il y en a deux variétés : le jaune ou l'orpiment, et le rouge ou le réalgar : l'un et l'autre se forment et se subliment pendant le grillage des mines de cobalt.

Caractères. L'orpiment est d'un jaune citrin et d'une texture le plus souvent lamelleuse. Le réalgar est d'un beau rouge, fragile, et d'une cassure conchoïde. Pulvérisé, il est orangé : l'un et l'autre se volatilisent en totalité par la chaleur, en dégageant une odeur alliacée sulfureuse. L'un et l'autre acquièrent une électricité résineuse par le frottement. La pesanteur spécifique de l'orpiment est de 3,048 à 3,521; celle du réalgar est de 8,522. L'orpiment est composé d'environ 62 d'arsenic métal et de 38 de soufre; le réalgar d'environ 69 d'arsenic métal et de 31 de soufre.

Usages. On se sert en Sibérie du réalgar contre les fièvres intermittentes; l'orpiment entre dans quelques compositions dépilatoires dont les Orientaux font usage.

Oxyde d'arsenic.

Procédé. Tout l'oxyde d'arsenic que l'on trouve dans le commerce provient des travaux que l'on fait subir en grand aux mines de cobalt; il se forme et se sublime pendant le grillage de ces mines, qui toutes contiennent de l'arsenic.

Caractères. Il est en masses blanches, demi-transparentes; d'une pesanteur spécifique de 4,00 à 5,00, d'une cassure vitreuse, d'une saveur âcre, très-volatil, répandant par la chaleur une vapeur blanche d'une odeur alliacée. Il est soluble dans 80 parties d'eau, à la température atmosphérique, et dans 15 parties d'eau bouillante. Sa dissolution rougit les couleurs bleues végétales; il cristallise par une évaporation lente en tétraèdres réguliers. Il est composé de 75,2 arsenic et de 24,8 oxygène. Fourcroy lui ayant reconnu plusieurs des propriétés qui distinguent les acides, l'avoit appelé *acide arsénieux*. Il forme avec les bases des composés qu'on appelle *arsenites*.

Usages. On l'emploie à l'extérieur comme excitant et cathérétique; à l'intérieur comme altérant dans certaines fièvres intermittentes rebelles. C'est un médicament dangereux, même à très-petite dose.

Acide arsénique.

Préparation. On fait cet acide en traitant l'oxyde d'arsenic par l'acide nitrique ou l'acide muriatique oxygéné.

Caractères. Cet acide est en masse blanche, solide, d'une pesanteur spécifique de 3,391. Il est très-fixe au feu; il a une saveur âcre et métallique; il se fond, à une température élevée, en un verre transparent qui attire fortement l'humidité de l'air; il se dissout dans 6 parties d'eau froide et dans 2 d'eau bouillante; et par l'évaporation, il se dépose en cristaux grenus. Il est décomposé par la plupart des corps combustibles. Il forme avec les bases des sels qu'on appelle *arséniates*.

Usages. Il est employé à l'état d'arséniate.

Arséniates de potasse et de soude.

Préparation. On les obtient en traitant directement la potasse et la soude avec l'acide arsénique.

Caractères. L'arséniate de potasse est à l'état liquide, et ne cristallise qu'autant qu'il contient un excès d'acide. L'arséniate de soude cristallise en prismes hexaèdres réguliers, terminés par des pyramides, et refuse de cristalliser lorsqu'il contient un excès d'acide. L'un et l'autre, traités à la cornue avec du charbon, donnent de l'arsenic métal qui se sublime et s'attache au col de la cornue.

Usages. Altérans, fébrifuges. Remèdes dangereux. On ne doit pas les employer avec excès d'acide; et, malgré cette précaution, ils peuvent, à très-petites doses, déterminer des accidens.

II. *Métaux cassans et oxydables.*

L'antimoine, le bismuth, le manganèse, le nickel, le cobalt, le tellure, le titane, le cérium, l'urane forment cette section. Les trois premiers sont les seuls employés : le bismuth ne s'administre qu'à l'état de nitrate avec excès d'oxyde; l'antimoine se donne à l'état d'oxyde et d'hydrochlorate, et le manganèse à l'état d'oxyde.

Peroxyde d'antimoine. Oxyde d'antimoine au maximum *d'oxydation. (Antimoine diaphorétique).*

Préparation. On fait déflagrer dans un creuset rouge de feu parties égales d'antimoine à l'état métallique et de nitrate de potasse; l'oxyde formé par la décomposition de l'acide nitrique est combiné à la potasse du nitrate; on la lui enlève en le lavant. Non lavé il constitue le fondant de Rotrou.

Caractères Le peroxyde d'antimoine, non lavé, est une masse solide, blanche, d'une saveur urineuse et caustique, verdissant les couleurs bleues végétales; fixe, fusible à une haute température; en partie soluble dans l'eau au moyen de la potasse qu'il contient : sa dissolution précipite par un acide l'oxyde privé de potasse. Cet oxyde, ou l'antimoine diaphorétique lavé, est une poudre blanche, insipide, insoluble dans l'eau; se volatilisant à une chaleur modérée, et prenant par la sublimation la forme de cristaux prismatiques d'un blanc argentin; se fondant beaucoup plus difficilement que lorsqu'il étoit combiné avec la potasse. Il s'unit difficilement aux acides et ne se combine pas avec le tartrate de potasse. Il contient 77 antimoine et 23 oxygène.

Usages. Le fondant de Rotrou est aujourd'hui inusité. L'oxyde d'antimoine au *maximum*, lavé, est employé comme excitant la transpiration cutanée.

Oxyde d'antimoine hydro-sulfaté brun. (Kermès minéral).

Préparation. On obtient cette combinaison en faisant bouillir dans une certaine quantité d'eau, du sulfure d'antimoine avec un carbonate alcalin, et filtrant ensuite la liqueur bouillante; elle dépose par le refroidissement le kermès, qu'on recueille sur un filtre et qu'on lave à froid.

Caractères. C'est une poudre d'un rouge brun, inodore, insipide, altérable à l'air et à la lumière, volatile à une haute température, se décomposant et exhalant des vapeurs sulfureuses sur les charbons allumés; se fondant et se vitrifiant dans un creuset; dégageant du gaz hydrogène sulfuré par les acides; s'enflammant par le gaz acide chlorique; soluble dans la potasse, et donnant alors par les acides un précipité orangé. Il est composé de protoxyde d'antimoine (oxyde d'antimoine au *minimum*), de soufre, et d'acide hydrosulfurique.

Usages. On le donne comme excitant général, comme expectorant, sudorifique, et quelquefois comme émétique.

Oxyde d'antimoine hydro-sulfaté orangé (Soufre doré d'antimoine).

Préparation. On le précipite par un acide foible, tel que le vinaigre, de la liqueur qui a laissé déposer par le refroidissement le kermès.

Caractères. Il est sous forme de poudre, d'une couleur orangée. Insipide, inodore; il ne diffère du kermès qu'en ce qu'il contient plus de soufre.

Usages. Les mêmes que ceux du kermès.

Hydrochlorate d'antimoine sublimé (beurre d'antimoine).

Préparation. On l'obtient en sublimant un mélange de chlorure de mercure (muriate de mercure au *maximum* d'oxydation) et de sulfure d'antimoine ou d'antimoine métallique.

Caractères. Il est solide, transparent, cristallise en parallélipipèdes, d'une grande causticité; il absorbe avec avidité l'humidité de l'air, et forme alors un liquide oléagineux; il est fusible et volatil; il précipite par l'eau de l'hydrochlorate d'antimoine avec excès d'oxyde, qu'on appeloit autrefois *poudre d'Algaroth;* il précipite de l'oxyde d'antimoine par les alcalis, et du kermès par les sulfures hydrogénés.

Usages. On l'emploie comme caustique, surtout quand on veut cautériser profondément.

Nitrate de bismuth avec excès d'oxyde, ou Magistère de bismuth.

Préparation. On fait d'abord le nitrate de bismuth en faisant chauffer le bismuth avec l'acide nitrique; on verse de l'eau dans la dissolution. Le nitrate se partage en deux portions, dont celle qui constitue le nitrate avec excès d'oxyde se précipite.

Caractères. Poudre blanche, inodore, insipide, insoluble dans l'eau; noircissant avec l'acide hydrosulfurique, soluble dans l'acide nitrique, qui précipite cet oxyde par l'eau.

Usages. Anti-spasmodique.

Oxyde de manganèse.

On emploie celui que nous offre la nature et qui est au *maximum* d'oxydation.

Caractères. Il est en masses d'un gris noirâtre, dont la texture présente un grand nombre de cristaux aiguillés accolés les uns aux autres. Il est friable, noircit les doigts et le papier; est insoluble dans l'eau; dégage du gaz oxygène par la chaleur, et convertit l'acide hydrochlorique en acide chlorique.

Usages. On l'emploie à l'extérieur pour modifier l'action de l'organe cutané dans la gale, la teigne et certaines dartres.

III. *Métaux malléables et facilement oxydables.*

Ce sont le nickel, le mercure, le zinc, le cuivre, le fer, l'étain, le plomb. Le nickel n'est pas employé.

Mercure.

On l'emploie à l'état métallique, à l'état de sulfure, à l'état d'oxyde, à celui de chlorure et de sous-chlorure, enfin à celui de nitrate.

Mercure métallique.

Extraction. On le retire en grand de ses mines, et notamment du cinnabre ou sulfure rouge de mercure; on le broie avec de la chaux, qui s'empare du soufre, et on distille.

Caractères. Ce métal est d'un blanc très-éclatant, d'une saveur et d'une odeur particulières, fluide jusqu'à la température de — 32 degrés de Réaumur, et cristallisant à cette température; d'une pesanteur spécifique de 13,581; très-bon conducteur du calorique, de l'électricité et du galvanisme; très-volatil; s'oxydant assez facilement à l'aide de la chaleur; se combinant au soufre et à l'oxygène en diverses proportions; formant, même à froid, avec plusieurs métaux, des amalgames qui cristallisent; se dissolvant facilement dans l'acide nitrique, et formant du nitrate à différens degrés d'oxydation, suivant que l'acide a agi à la température atmosphérique ou à une chaleur plus élevée; précipité de ses dissolutions par le cuivre qui se couvre d'une lame de mercure métallique.

Usages. Il n'est employé à l'intérieur que dans le volvulus. Sa décoction dans l'eau est quelquefois administrée comme anthelmintique.

Sulfure noir de mercure.

Préparation. Cette combinaison, qui constitue l'*éthiops minéral* des anciens, se fait en triturant à froid du mercure avec du soufre, ou en faisant passer du mercure à travers une peau de chamois pour le faire tomber en pluie dans du soufre fondu que l'on agite.

Caractères. Il est en poudre noire ; il est volatil; se convertit par la calcination et la sublimation en sulfure rouge, en dégageant des vapeurs sulfureuses, et perdant ainsi l'excès de soufre qui le constituoit sulfure noir.

Usages. Excitant de la transpiration cutanée. Aujourd'hui presqu'inusité.

Sulfure rouge de mercure.

Préparation. Quoiqu'il forme la plus abondante des mines de mercure, on le fait toujours artificiellement pour les arts et pour la médecine, en faisant calciner et ensuite sublimer le sulfure noir de mercure.

Caractères. Il est en masses ou en pains solides, de plusieurs pouces d'épaisseur, très-pesant, d'un rouge vif, et formé de stries aiguillées, serrées les unes contre les autres. Pulvérisé, il forme le vermillon. Traité à la cornue avec de la chaux, il lui cède son soufre, et passe à l'état métallique.

Usages. Il a été employé en fumigations, comme altérant, dans certains ulcères vénériens. Il entre dans la poudre tempérante de Stahl et dans quelques préparations officinales.

Protoxyde de mercure (oxyde de mercure noir ou au minimum d'oxydation).

Préparation. Les anciens, qui l'appeloient *ethiops per se*, le faisoient en agitant continuellement et pendant long-temps une petite quantité de mercure dans une bouteille dont ils renouveloient l'air par intervalle : aujourd'hui on le précipite, au moyen de la potasse, du nitrate acidule de mercure au *minimum* d'oxydation. La trituration du mercure dans un mortier avec un corps gras, le fait aussi passer à l'état d'oxyde au *minimum*.

Caractères. Il est sous forme de poudre noire, d'une odeur particulière; d'une saveur âpre; insoluble dans l'eau; réductible à l'état métallique par la chaleur seule, et par l'action prolongée de la lumière; soluble dans les acides nitrique et acétique étendus. Composé de 0,96 mercure et de 0,04 oxygène.

Usages. Anthelmintique, altérant, anti-syphilitique.

Peroxyde de mercure (oxyde de mercure rouge ou au maximum d'oxydation).

Préparation. On le prépare ordinairement aujourd'hui en calcinant dans un matras le nitrate acidule de mercure.

Caractères. Il est sous forme de paillettes rouges, d'une saveur très-âcre, volatil; passe à l'état d'oxyde au *minimum* par l'action prolongée de la lumière; dégage du gaz oxygène très-pur, et reprend l'état métallique par l'action d'une forte chaleur et à vaisseau fermé. Il est composé de 0,92 mercure, et de 0,08 oxygène.

Usages. On ne l'emploie guère qu'à l'extérieur comme excitant et escarrotique.

Chlorure de mercure (muriate de mercure au maximum *d'oxydation, sublimé corrosif).*

Préparation. Le procédé le plus usité consiste à sublimer un mélange de sulfate de mercure au *maximum* d'oxydation et d'hydro-chlorate de soude décrépité.

Caractères. Il est en masses dures, transparentes, composées de petites aiguilles prismatiques; il a une saveur très-âcre, métallique; il est inaltérable à l'air, plus volatil que le chlorure de mercure; il se dissout dans 16 à 17 parties d'eau froide et dans 2 parties d'eau bouillante; il est soluble dans l'alcool bouillant, et cristallise par le refroidissement; il forme un précipité jaune avec les alcalis : celui qu'il forme avec l'eau de chaux, suspendu dans le liquide, constitue l'*eau phagédénique*.

Usages. Anti-syphilitique, altérant : à l'extérieur anti-psorique. L'*eau phagédénique* est employée à l'extérieur comme excitant dans certains ulcères.

Sous-chlorure de mercure (muriate de mercure au minimum *d'oxydation, mercure doux).*

Préparation. On peut faire cette combinaison en précipitant le nitrate de protoxyde de mercure par l'hydro-chlorate de soude; mais on la prépare ordinairement en sublimant un mélange de mercure et de chlorure de mercure. On le lave à l'eau pour lui enlever le chlorure de mercure qu'il peut contenir.

Caractères. Il est cristallisé en prismes tétraèdres, d'un blanc opaque, sans saveur, insoluble dans l'eau et dans l'alcool; il noircit au bout de quelque temps à sa surface par son exposition au soleil; il devient un peu jaunâtre par la porphyrisation; il est volatil, devient phosphorescent lorsqu'on le frotte dans l'obscurité; se convertit en oxyde de mercure noir par la potasse, la soude, l'eau de chaux, etc.

Usages. Purgatif, vermifuge, anti-syphilitique, altérant.

Nitrates de mercure.

Préparation. Si l'on traite à froid du mercure en excès par l'acide nitrique à 18 degrés, on forme du nitrate de protoxyde de mercure (nitrate de mercure au *minimum* d'oxydation): si l'on fait chauffer pendant long-temps du mercure avec l'acide nitrique concentré, on a du nitrate de peroxyde de mercure (nitrate de mercure au *maximum* d'oxydation).

Caractères. La dissolution nitrique de protoxyde de mercure ne précipite pas par l'eau: elle donne par l'évaporation des cristaux transparens formés de deux pyramides tétraèdres, appliquées base à base. Ce sel est très-soluble dans l'eau: il précipite en noir par les alcalis; il forme avec l'acide hydro-chlorique un précipité blanc qui ne se redissout pas dans l'eau: il fait une tache noire sur la peau, et même sur les substances animales mortes. La dissolution nitrique de protoxyde de mercure ne cristallise pas; elle précipite en blanc par l'eau froide, et en jaune par l'eau chaude; elle précipite en jaune par les alcalis; elle forme par l'acide hydro-chlorique un précipité blanc qui se dissout complètement dans l'eau.

Usages. Caustiques. La dissolution nitrique de protoxyde de mercure, étendue d'un peu d'eau, constitue l'*eau mercurielle* des pharmaciens, qu'on emploie comme caustique. Le nitrate de protoxyde de mercure entre dans la composition du sirop mercuriel dit de Belet. Si l'on verse peu à peu de l'ammoniaque liquide dans une dissolution nitrique de protoxyde de mercure, et qu'on lave ensuite dans l'eau distillée le précipité noirâtre qui s'est formé, on a le *mercure soluble du docteur Hahnemann*, médicament aujourd'hui très-employé en Allemagne dans les affections syphilitiques, et qui n'est, comme on le conçoit, que du protoxyde de mercure. On l'a nommé *mercure soluble* parce qu'il se dissout dans tous les acides.

Zinc.

Il est employé à l'état de peroxyde et à l'état de sulfate.

Peroxyde de zinc (oxyde de zinc au maximum d'oxydation).

Préparation. On fait ordinairement cet oxyde, qu'on appeloit anciennement *fleurs de zinc*, en portant au rouge du zinc dans un creuset, et l'agitant dès qu'il est fondu, ou en le précipitant du sulfate ou du nitrate de zinc par la potasse.

Caractères. Il est en poudre blanche, inodore, insipide, insoluble dans l'eau, soluble dans la plupart des acides : il est fixe au feu, laisse dégager du gaz oxygène à une haute température, et se convertit en oxyde au *minimum*. Chauffé avec la poussière du charbon, il se reduit à l'état métallique.

Usages. Anti-spasmodique.

Sulfate de zinc.

Préparation. On traite du zinc par l'acide sulfurique étendu d'eau, et on fait cristalliser la dissolution. On le fabrique aussi en grand, en grillant et lessivant les mines de sulfure de zinc.

Caractères. Il cristallise en prismes quadrilatères terminés par des pyramides à quatre faces; il a une saveur astringente, acide et âcre; s'effleurit un peu à l'air; se dissout dans deux à trois parties d'eau froide et dans partie égale d'eau bouillante; forme avec l'hydro-chlorate de baryte un précipité insoluble dans l'acide hydro-chlorique, et avec la potasse et la soude un précipité blanc qui se dissout dans un excès de l'alcali employé; il forme aussi un précipité blanc par l'ammoniaque et la chaux, et un précipité jaunâtre par l'acide hydro-sulfurique et les sulfures hydrogénés. Il n'est précipité par aucun métal. Il est composé de 0,40 acide, de 0,20 oxyde de zinc et de 0,40 eau.

Usages. On l'emploie quelquefois à l'intérieur comme vomitif; à l'extérieur, il est d'un fréquent usage comme excitant et astringent.

Cuivre.

Il est employé à l'état d'oxyde et à celui de sulfate.

Oxydes de cuivre.

Préparation. Il y en a deux : le protoxyde (oxyde au *minimum*) et le deutoxyde (oxyde au *maximum d'oxydation*). On obtient le premier en précipitant par un alcali l'hydro-chlorate brun de cuivre ; et le second, en précipitant également par un alcali le sulfate, le nitrate ou l'hydro-chlorate vert du même métal.

Caractères. Le protoxyde est d'un jaune oranger lorsqu'il a été fait par l'art ; natif, il est rouge : il est composé de 88,5 cuivre et de 11,5 oxygène. Il passe facilement, à l'aide de l'humidité, à l'état de deutoxyde, au moins à sa surface, qui prend une couleur vert-bleuâtre ; mais lorsqu'il est bien sec, il conserve sa couleur. Le deutoxyde, précipité du liquide qui le tenoit en dissolution, est vert, et doit, comme l'a prouvé Proust, cette couleur à l'eau. Il devient noirâtre par la calcination : il contient 80 parties de cuivre et 20 d'oxygène. Ces deux oxydes se dissolvent l'un et l'autre dans l'ammoniaque liquide, et donnent à la liqueur une belle couleur bleue. Ils sont un peu solubles dans les corps gras : ils se réduisent facilement à l'état métallique, en les chauffant avec du charbon. L'un et l'autre ont des qualités vénéneuses.

Usages. Ils ne sont l'un et l'autre employés qu'à l'extérieur, et seulement comme cathérétiques : ils entrent dans la composition de différens composés onguentacés.

Sulfate de cuivre.

Préparation. L'acide sulfurique n'ayant aucune action sur le cuivre à froid, il faut le faire chauffer avec ce métal pour obtenir le sulfate de cuivre ; mais on obtient ce sel en grand, en réduisant le sulfure de cuivre en sulfate, par sa calcination, son exposition à l'air, et le lessivage. Dans l'un et l'autre cas, le cuivre s'unit à l'acide à l'état de deutoxyde, et constitue le deuto-sulfate de cuivre de M. Thénard.

Caractères. Il est cristallisé en rhomboïdes, d'un beau bleu ; d'une saveur âcre, styptique. Il s'effleurit légèrement à l'air, se dissout dans 4 parties d'eau froide et dans 2 d'eau bouillante. Il forme, avec l'hydro-chlorate de baryte, un précipité blanc ; un précipité bleu avec les alcalis fixes, et brun avec les prussiates alcalins L'ammoniaque lui donne une couleur bleue plus foncée, sans former de précipité. Il est composé de 0,33 acide sulfurique, de 0,32 deutoxyde de cuivre et de 0,35 eau.

Usages. Astringent, excitant, cathérétique.

Sulfate de cuivre et d'ammoniaque.

Préparation. On verse de l'ammoniaque liquide dans une dissolution de sulfate de cuivre, et on fait cristalliser par l'évaporation spontanée.

Caractères. Cristaux d'un beau bleu velouté, présentant, outre les propriétés du sulfate, celle de dégager une odeur ammoniacale par la potasse, la soude ou la chaux.

Usages. Anti-spasmodique.

Fer.

On emploie le fer à l'état métallique, à l'état d'oxyde, à l'état de sulfate, d'hydrochlorate, de carbonate.

Fer métallique.

Extraction. On extrait ce métal en grand de ses mines, dans lesquelles il se trouve toujours combiné avec l'oxygène, quelquefois avec l'acide carbonique, l'acide phosphorique et divers métaux. Les opérations consistent ordinairement dans le grillage, le bocardage et la fusion avec du charbon.

Caractères. Le fer est d'un blanc bleuâtre, d'une grande dureté, d'une pesanteur spécifique de 7,600, d'une saveur et d'une odeur particulières; très-ductile; attirable à l'aimant; acquérant lui-même la propriété magnétique par le contact avec un aimant naturel; se ramollissant au feu; fusible à 158 degrés du pyromètre de Wedwood, s'oxydant par l'air humide et par l'eau, qu'il décompose; décomposant surtout avec rapidité ce liquide, et dégageant une grande quantité d'hydrogène, à l'aide d'un acide dans lequel son oxyde se dissout; précipité de ses dissolutions en noir par la noix de gale, et en bleu par le prussiate de potasse.

Usages. Tonique, altérant.

Oxyde de fer noir, ou deutoxyde de fer.

Préparation. Cet oxyde, qui est l'*éthiops martial* des anciens, s'obtient en précipitant le sulfate de fer du commerce par la potasse.

Caractères. Il est en poudre noire, inodore, d'une saveur un peu atramentaire ; attirable à l'aimant ; insoluble dans l'eau, qu'il ne décompose pas, même à l'aide de l'acide sulfurique ; soluble dans les acides sulfurique, nitrique et hydro-chlorique ; composé de 0,74 fer et de 0,26 oxygène.

Usages. Les mêmes que ceux du fer.

Oxyde de fer rouge ou tritoxyde de fer (oxyde de fer au maximum d'oxydation).

Préparation. On calcine le sulfate de fer du commerce, et on lave le résidu de la calcination. Ce résidu est le tritoxyde de fer ou le safran de mars astringent des anciens.

Caractères. Il est en poudre, d'un rouge foncé ; inodore, d'une saveur atramentaire ; n'est pas attirable à l'aimant ; n'est soluble dans l'acide sulfurique qu'à l'aide d'un excès d'acide. Il contient 0,55 fer et 0,45 oxygène.

Usages. Les mêmes que ceux du fer.

Sulfate de fer vert (proto-sulfate de fer de M. Thénard).

Préparation. On le fait en grand, en traitant à froid de l'acide sulfurique étendu avec du fer ; ou en faisant calciner, effleurir et lessiver la mine de sulfure de fer ou pyrite martiale.

Caractères. Il cristallise en rhomboïdes, de couleur vert-bouteille ; il a une saveur acide, acerbe et styptique ; il s'effleurit et jaunit à sa surface à l'air en se suroxydant ; il est soluble dans deux parties d'eau froide et dans trois quarts d'eau bouillante. Sa dissolution se convertit à l'air en sulfate au *maximum* (trito-sulfate de fer de M. Théuard), dont une partie se précipite à l'état neutre en poudre rouge, tandis que l'autre prend un excès d'acide qui lui fait conserver l'état liquide. Il précipite en vert par les alcalis, et ce précipité, qui est composé de protoxyde de fer et d'eau, devient noir par la dessiccation dans un vaisseau fermé : il forme avec l'hydro-chlorate de baryte un précipité blanc, et avec les prussiates alcalins un précipité bleu verdâtre. Il est composé de 0,39 acide, de 0,23 protoxyde de fer, et de 0,38 eau.

Usages. Astringent, altérant, fébrifuge.

Hydro-chlorate d'ammoniaque et de fer.

Préparation. Ce sel, qu'on appeloit autrefois *fleurs de sel ammoniacal martiales*, s'obtient par la sublimation d'un mélange d'hydro-chlorate d'ammoniaque et de fer rouillé.

Caractères. Il est solide, cristallisé, d'un jaune rougeâtre, d'une saveur piquante, amère et atramentaire ; il a les propriétés chimiques de l'hydro-chlorate d'ammoniaque et des sels ferrugineux.

Usages. Excitant ; peu usité.

Carbonate de fer.

Préparation. On le fait en exposant de la limaille de fer pure à la rosée, et surtout à celle du mois de mai.

Caractères. Poudre d'un brun pâle, sans saveur, insoluble dans l'eau, soluble avec effervescence dans l'acide hydro-chlorique ; précipitant alors en bleu par les prussiates alcalins.

Usages. Tonique. On l'employoit anciennement

comme apéritif, et de là son nom de *safran de mars apéritif.*

Étain.

On l'emploie à l'état métallique et à celui d'oxyde.

Étain métallique.

Extraction. L'étain se retire en grand de ses mines, dans lesquelles il ne se trouve qu'à l'état d'oxyde.

Caractères. Il est d'une couleur blanche, tirant sur celle de l'argent : il est très-mou ; mais il est plus dur et en même temps plus ductile et plus éclatant que le plomb : il fait entendre un cri particulier quand on le plie en différens sens; il ne perd que son éclat à l'air, et n'est pas altérable à l'eau. C'est le plus fusible des métaux malléables : il se recouvre en fondant d'une pellicule grise, qui est de l'oxyde au *minimum*, et qui devient blanc en passant au *maximum* par la chaleur rouge, et se dissout dans l'acide hydro-chlorique, qui est son véritable dissolvant.

Usages. Anthelmintique.

Oxydes d'étain.

Préparation. Il y a trois oxydes d'étain : le protoxyde (oxyde au *minimum*), le deutoxyde (oxyde au *medium*), et le tritoxyde ou peroxyde (oxyde au *maximum*). Le premier, appelé vulgairement *potée grise d'étain*, se forme en fondant l'étain à l'air et en agitant continuellement ; mais pour l'avoir pur, on le précipite par l'ammoniaque du proto-hydro-chlorate d'étain (muriate d'étain au *minimum*). Le deutoxyde d'étain s'obtient en décomposant le deuto-hydro-chlorate d'étain (muriate d'étain au *medium*) par l'ammoniaque. Le tritoxyde d'étain se prépare en traitant l'étain en grenailles par l'acide nitrique.

Caractères. Le protoxyde d'étain est gris; il se dissout dans la potasse, sans dégager d'odeur sensible; il se dissout sans effervescence dans les acides nitrique, hydro-chlorique et acétique, et est précipité en bleu de ses dissolutions par l'infusion de campêche. Projeté dans un creuset de platine chauffé au rouge obscur, il s'embrase et se sature d'oxygène. Il est composé de 100 parties d'étain et de 13,6 d'oxygène. Le deutoxyde est blanc, fusible; absorbe, à l'aide de la chaleur, l'oxygène de l'air, et passe à l'état de peroxyde. Il est composé d'environ 100 parties d'étain et de 20 d'oxygène. Le tritoxyde ou peroxyde est blanc, fusible, indécomposable à une haute température, sans action sur le gaz oxygène, et il se dissout promptement dans la potasse et dans l'acide hydrochlorique. Il contient 100 parties d'étain et 27,2 d'oxygène.

Usages. Le protoxyde et le deutoxyde ne sont pas employés. Le peroxyde fait partie de l'*anti-hectique de Potérius,* qu'on obtenoit en faisant déflagrer dans un creuset un alliage d'antimoine et d'étain avec du nitrate de potasse. Ce médicament n'étoit en conséquence qu'un mélange de peroxyde d'étain et d'antimoine. Il est aujourd'hui inusité.

Plomb.

On ne s'en sert qu'à l'état d'oxyde et de carbonate.

Oxydes de plomb.

Préparation. Il y en a trois : 1° le protoxyde (oxyde au *minimum*) : il se fait en fondant du plomb et l'agitant jusqu'à ce qu'il soit entièrement converti en pellicules grisâtres, que l'on réduit en poudre, et que l'on calcine de nouveau en remuant continuellement jusqu'à ce que la poudre ait pris une couleur jaune : c'est le massicot. Fondu, il constitue la litharge ou l'oxyde de plomb demi-vitreux, qui contient 90,5 plomb, et 9,5 oxygène. 2°. Le deutoxyde (oxyde au *medium*) : c'est le *minium* du commerce, qu'on obtient en chauffant le massicot dans un fourneau de réverbère, et en le remuant continuellement. Il contient 0,88 plomb et 0,12 oxygène. 3°. Le tritoxyde ou peroxyde (oxyde au *maximum*), qu'on fait en traitant le *minium* avec l'acide nitrique, une partie du *minium* étant ramenée à l'état de protoxyde, et se dissolvant dans l'acide, tandis que l'autre passe à l'état de peroxyde, et reste sous forme de poudre brune.

Usages. Les oxydes de plomb entrent dans la préparation de quelques composés emplastiques et de quelques onguens.

Carbonate de plomb.

Préparation. On le fait en exposant des lames de plomb minces à l'action simultanée des vapeurs du vinaigre et du gaz provenant de la fermentation des substances végétales et animales.

Caractères. Il est en masses, d'un blanc opaque, d'une saveur âpre; insoluble dans l'eau; fusible et passant à l'état d'oxyde demi-vitreux à une haute température ; noircissant par les sulfures hydrogénés ; soluble avec effervescence dans l'acide nitrique, et donnant alors un précipité blanc par l'acide sulfurique, et un précipité noir par l'acide hydrosulfurique.

Usages. Astringent, altérant.

VI. *Métaux malléables et difficilement oxydables.*

Ce sont l'argent, l'or, le platine, et quelques métaux qui se trouvent dans le platine du commerce, savoir : l'osmium, le palladium, le rhodium et l'iridium. Les deux premiers sont les seuls employés.

Argent.

Ce métal n'est employé qu'à l'état de nitrate.

Nitrate d'argent.

Préparation. On traite l'argent métallique par l'acide nitrique pur, qui l'attaque vivement en dégageant beaucoup de gaz nitreux.

Caractères. Il cristallise en lames carrées : il est très-caustique ; se dissout dans son poids d'eau, forme avec les hydro-chlorates un précipité insoluble dans l'acide nitrique ; colore les substances animales en noir ; détonne et reprend l'état d'argent métallique sur les charbons ardens : fondu et coulé dans une lingotière cylindrique, il constitue la *pierre infernale.* Celle-ci est de couleur gris-d'ardoise, d'une saveur très-âcre, et présente dans sa surface des aiguilles ou rayons qui vont du centre à la circonférence. Le nitrate d'argent est composé de 69 à 70 oxyde d'argent, et de 31 à 30 acide nitrique Il ne contient que très-peu d'eau de cristallisation.

Usages. Le nitrate d'argent fondu est le cathérétique le plus employé. Depuis quelque temps il est employé à l'intérieur, à très-petites doses, dans l'épilepsie.

Or.

M. Chrestien (*Méthode iatraleptique*) emploie depuis quelque temps ce métal à l'état pulvérulent et à celui d'oxyde.

Or divisé.

Préparation. On triture dans un mortier de verre ou de porcelaine une partie d'or fin en feuilles avec six parties de mercure. L'amalgamation étant opérée, on en sépare le mercure par la chaleur ou par l'acide nitrique pur; ou bien on triture des feuilles d'or avec du miel ou de la gomme arabique ; on dissout ensuite l'excipient par l'eau chaude, et on recueille l'or en poudre sur un filtre.

Usages. M. Chrestien le donne en frictions sur la langue et les gencives, comme anti-syphilitique, et comme altérant dans certains engorgemens du système lymphatique.

Oxyde d'or.

Préparation. On le précipite par l'étain laminé de la dissolution nitro-hydrochlorique d'or neutre, évaporée jusqu'à la consistance d'un sirop clair et étendu de vingt fois son poids d'eau distillée. Au lieu d'étain on peut employer une solution de sous-carbonate de potasse, en évitant d'en mettre en excès.

Caractères. Poudre de couleur pourpre.

Usages. Les mêmes que ceux de l'or divisé.

Eaux minérales.

On les distingue en acidules, salines, ferrugineuses et sulfureuses. Quelle que soit leur composition, elles sont appelées *froides* ou *thermales*, suivant que leur température est égale ou supérieure à celle de l'atmosphère. Toutes peuvent être imitées par l'art, comme le prouve le bel établissement de MM. Triayre et Jurine.

Eaux minérales acidules.

Elles contiennent quelques substances salines, surtout des carbonates, et sont acidulées par l'acide carbonique avec excès.

Caractères. Elles ont une saveur piquante, dégagent beaucoup de gaz par leur exposition à l'air, surtout quand on les agite; rougissent les couleurs bleues végétales, précipitent la chaux de sa dissolution.

Usages. Elles sont rafraîchissantes, diurétiques, altérantes.

Les espèces principales, parmi les froides, sont:

1°. Celles de Bar, près de la petite ville de Saint-Germain (Puy-de-Dôme);

2°. De Chateldon, à 3 lieues de Vichy (Puy-de-Dôme);

3°. De Saint-Myon, à 2 lieues de Riom (Puy-de Dôme);

4°. Du Mont-d'Or, à 7 lieues de Clermont (Puy-de-Dôme);

5°. De Langeac, à 4 lieues de Brioude (Haute-Loire);

6°. De Seltz, à 9 lieues de Strasbourg (Bas-Rhin);

7°. De Sultz-Matt (Haut-Rhin).

Parmi les thermales, les seules qui méritent d'être citées comme ayant une activité qui ne peut être uniquement attribuée à leur température, sont celles du Mont-d'Or, qui vont de 35 à 37 degrés.

Eau de Seltz artificielle.

Pr. Carbonate de chaux... 4 grains.
Magnésie............ 2 grains.
Carbonate de soude.... 4 grains.
Hydro-chlorate de soude. 22 grains.
Eau................. 20 onces.
Acide carbonique, 6 fois le volume de l'eau.
(*M. Paul.*)

Eau alcaline gazeuse.

Pr. Carbonate de potasse 2 gros.
Eau.............. 20 onces.
Acide carbonique, 6 fois le volume de l'eau.
(*M. Paul.*)

Elle est plus active que les eaux acidules naturelles qu'elle remplace avantageusement dans beaucoup de circonstances.

Nota. On charge les eaux minérales factices d'acide carbonique, au moyen de la compression.

Eaux salines.

Elles contiennent beaucoup plus de substances salines que les eaux acidules.

Caractères. Elles ont une saveur salée et plus ou moins amère, suivant les sels qui y prédominent; elles sont souvent acidules : elles précipitent par les alcalis fixes, par l'ammoniaque, par l'eau de chaux, l'hydro-chlorate de baryte, le nitrate d'argent, l'acide oxalique; et donnent par l'évaporation des proportions variées de sulfates de chaux et de magnésie; d'hydro-chlorates et de carbonates de soude, de chaux et de magnésie.

Usages. On les emploie comme purgatifs, toniques et altérans.

Les espèces principales sont, parmi les froides,

1°. Celles de Sedlitz et de Seidschutz en Bohême, celles d'Epsom, dans le comté de Surry en Angleterre. Elles sont principalement minéralisées par le sulfate de magnésie.

Eau de Sedlitz factice.

Pr. Sulfate de magnésie, 2 gros.
Eau. . . . . 20 onces.
Acide carbonique, 5 fois le volume de l'eau.

2°. Parmi les thermales, celles de Balaruc, à trois quarts de lieue de Frontignan (Hérault), et celles de Bourbonne-les-Bains, à 7 lieues de Langres (Haute-Marne); les unes et les autres principalement minéralisées par l'hydro-chlorate de soude.

Eau de Balaruc factice.

Pr.	Hydro-chlorate de soude....	12 grains.
	Carbonate de chaux.......	4 grains.
	de potasse.....	4 grains.
	Eau....................	20 onces.
	Acide carbonique, 2 fois le volume de l'eau.	

(*M. Paul.*)

Nota. Les eaux de Plombières, qui sont thermales, et celles de Luxeuil, qui sont froides et thermales, contiennent les unes et les autres, outre diverses substances salines dont les proportions sont peu considérables, une matière végéto-animale tenue en dissolution à la faveur du carbonate de soude, et qui leur a fait donner le nom d'*eaux savonneuses*.

Eau de Plombière factice.

Pr.	Carbonate de soude.............	$2\frac{1}{3}$ grains.
	Sulfate de soude................	$1\frac{1}{3}$ grains.
	Hydro-chlorate de soude..........	1 grain.
	Carbonate de chaux..............	$1\frac{1}{4}$ grains.
	Matière végéto-animale, telle qu'un mucilage ou de l'albumine......	1 grain.
	Eau.........................	2 livres.

(*D'après l'analyse de M. Vauquelin.*)

On pourroit augmenter la proportion de la matière végéto-animale.

Eaux ferrugineuses.

Celles qui sont actives comme ferrugineuses sont toutes froides ou employées froides : elles sont minéralisées par le carbonate ou par le sulfate de fer.

Caractères. Elles ont une saveur atramentaire, qui est plus forte et en même temps très-acerbe dans celles qui sont sulfatées : elles se recouvrent à l'air d'une pellicule irisée; elles donnent un précipité noirâtre avec l'infusion de noix de galle, et bleuâtre avec les prussiates alcalins. Elles contiennent, outre les sels ferrugineux, diverses autres substances salines qu'elles donnent à l'analyse.

Usages. Les carbonatées et les sulfatées sont employées comme toniques, astringens, altérans; mais les sulfatées sont beaucoup plus astringentes que toniques, et sont aussi quelquefois employées comme anthelmintiques.

Les espèces principales, parmi les carbonatées, sont :

1°. Celles de Spa, à 7 lieues de Liége;

2°. De Bussang (Vosges);

3°. De Forges, à 3 lieues de Neufchâtel (Seine-Inférieure);

4°. De Vichy, à 6 lieues de Moulins (Allier);

5°. De Pyrmont (Allemagne).

Les espèces principales, parmi les sulfatées, sont :

1°. Celles de Passy, à une lieue de Paris (Seine);

2°. De Provins (Seine-et-Marne);

3°. De Vals (Ardèche), qui sont en même temps carbonatées.

Eau de Spa factice.

Pr. Carbonate de fer............. $\frac{1}{2}$ grain.
de chaux.......... 2 grains.
Magnésie.................... 4 grains.
Carbonate de soude........... 2 grains.
Hydro-chlorate de soude...... $\frac{1}{3}$ grain.
Eau......................... 20 onces.
Acide carbonique, 3 fois le volume de l'eau.

(*M. Paul.*)

Eau de Bussang factice.

Pr. Carbonate de fer... $\frac{1}{2}$ grain.
de soude, 6 grains.
Eau............ 20 onces.
Acide carbonique, 3 fois le volume de l'eau.

M. Parmentier prend par deux livres d'eau 2 grains de carbonate de fer et 6 grains de carbonate de soude.

Eau de Vichy factice.

Pr. Carbonate de fer........ $\frac{1}{10}$ grain.
de chaux..... 2 grains.
de magnésie... $\frac{1}{2}$ grain.
de soude..... 6 grains.
Hydro-chlorate de soude. 4 grains.
Eau................. 20 onces.
Acide carbonique, 2 fois le volume de l'eau.
(*M. Paul.*)

Eau de Vals factice.

Pr. Carbonate de fer........ $\frac{1}{4}$ grain.
Sulfate de fer........... $\frac{1}{2}$ grain.
Hydro-chlorate de soude. 13 grains.
Sulfate d'alumine....... $\frac{1}{2}$ grain.
Eau.................. 20 onces.
Acide carbonique, 3 fois le volume de l'eau.

Eaux sulfureuses.

Caractères. Elles ont une odeur fétide, analogue à celle des œufs pourris; déposent du soufre par le contact de l'air, et par le chlore, les acides sulfureux, nitreux etc.; noircissent l'argent; forment un précipité noir avec le nitrate de mercure et les dissolutions de plomb; et un précipité orangé avec le chlorure de mercure. Elles contiennent du sulfure hydrogéné, de l'acide hydro-sulfurique, et plusieurs substances salines.

Usages. On les emploie pour exciter la transpiration cutanée, modifier l'action de la peau, diminuer les irritations chroniques de la poitrine, etc.

Excepté celles d'Enguien ou de Montmorency (Seine-et-Oise), qui sont froides, les plus accréditées sont thermales : telles sont :

1°. Celles de Bagnères de Luchon (Hautes-Pyrénées) : température, de 25 à 50 degrés de Réaumur;

2°. De Barèges (même département), de 33 à 45 degrés;

3°. De Cauterets, à 7 lieues de Barèges, de 18 à 54 degrés;

4°. De Bonnes, à 7 lieues de Pau (Basses-Pyrénées), de 22 à 30 degrés;

5°. De Cambo, à 3 lieues de Bayonne, de 18 degrés;

6°. De Bains, près d'Arles (Pyrénées-Orientales), de 55 à 56 degrés;

7°. D'Aix, à 2 lieues de Chambéry (Mont-Blanc), de 32 à 50 degrés;

8°. D'Aix-la-Chapelle, de 28 à 60 degrés.

Quelques-unes de ces eaux, telles que celles de Barèges et celles d'Aix (Mont-Blanc), contiennent une matière végéto-animale qui les rend onctueuses, et contribue beaucoup aux avantages qu'on retire des bains de ces eaux dans les affections cutanées. Mais l'art peut très-bien remplacer cette substance par une matière analogue, par exemple, la gélatine animale.

Eau sulfureuse factice, pour être principalement administrée à l'intérieur.

Pr. Sulfure de soude................ 5 parties.
Carbonate de soude.............. 250 parties.
Hydro-chlorate de soude......... 30 parties.
Huile de pétrole, quelques gouttes.
Eau.......................... 1000 parties.

Mêlez.

On verse 10 à 12 gouttes de cette liqueur dans une bouteille pleine d'eau.

(*M. Paul.*)

Ou

Pr. Sulfure de soude................ 3 grains.
Hydro-chlorate de soude.......... 6 grains.
Sulfure de chaux................ 3 grains.
Eau.......................... 2 livres.

Mêlez.

(*M. Parmentier.*)

Eau sulfureuse et gazeuse factice de Naples, pour être administrée à l'intérieur.

Pr. Carbonate de soude.... 10 grains.
de magnésie, 6 grains.
Eau................. 20 onces.
Gaz acide hydro-sulfurique, le quart du volume de l'eau.
Gaz acide carbonique, 3 fois le volume de l'eau.

(*Attumonelli, Mémoire sur les eaux minérales de Naples.*)

Eau sulfureuse factice pour les bains et douches, imitant celles de Barèges.

On compose d'abord une solution saline gélatineuse avec

Sulfate de soude.........
Hydro-chlorate de soude,.. } *ana*, 4 gros.

Carbonate de soude, } ana, 1 once.
Gélatine animale... }
Pétrole rectifié.......... 20 gouttes.
Eau distillée............ 1 livre.

Puis on prend de cette solution filtrée, 4 onces, et de sulfure hydrogéné de soude concentré à 25 degrés de l'aréomètre, 10 onces; et on délaye ces deux liquides dans l'eau du bain, au moment d'en faire usage.

Autre préparation d'eau sulfureuse factice pour les bains et les douches.

Pr. Hydro-sulfure de potasse liquide
et bien saturé............ 8 onces.
Sulfure sec de potasse........ 2 onces.
Sulfure de chaux liquide et bien
saturé.................... 8 onces.
Eau commune.............. 8 onces.

Faites dissoudre le sulfure de potasse sec dans les 8 onces d'eau; ajoutez la dissolution aux deux autres liqueurs; séparez par la filtration le précipité qui se forme au moment du mélange. Deux onces de la liqueur filtrée suffisent pour un bain de 12 voies d'eau. On peut en porter la dose jusqu'à 2 onces et demie.

(*M. Déyeux*).

Eaux sulfureuses et ferrugineuses.

Caractères. Ceux de ces deux genres d'eaux réunis.

Usages. Idem.

Eaux de Contrexeville, à 4 lieues de Mirecourt (Vosges), froides.

Eau ferrugineuse et sulfureuse factice.

Pr.	Sulfate de fer vert,	3 grains.
	Sulfure de soude..	2 grains.
	Sulfate de soude..	12 grains.
	Eau...........	2 livres.

(*M. Parmentier*).

PRODUITS IMMÉDIATS DES CORPS ORGANISÉS.

Des Acides végétaux, et de leurs combinaisons avec les bases salifiables.

Acide benzoïque (*fleurs de benjoin*).

Extraction. On le retire par la sublimation du benjoin.

Caractères. Il est sous forme de petites aiguilles blanches et brillantes; d'une odeur aromatique très-agréable due à un peu d'huile essentielle; d'une saveur piquante, chaude; inflammable, volatil; rougissant les couleurs bleues végétales; soluble dans 100 parties d'eau froide et dans 24 d'eau bouillante; très-soluble dans l'alcool, et précipité de cette dissolution par l'eau; formant avec les bases des sels qui cristallisent difficilement.

Usages. Excitant de la muqueuse bronchique.

Les benzoates ne sont pas employés en médecine.

Acide citrique.

Extraction. On traite le suc de citron par la craie ou carbonate de chaux en poudre, jusqu'à cessation de l'effervescence, et on décompose le citrate calcaire par l'acide sulfurique. La liqueur surnageante, évaporée jusqu'à consistance d'un sirop clair, donne par refroidissement des cristaux d'acide citrique.

Caractères. Il cristallise en prismes rhomboïdaux; n'est ni déliquescent ni volatil ; est d'une acidité agréable ; se dissout dans les trois quarts de son poids d'eau froide; précipite, s'il est en dissolution concentrée, les eaux de baryte, de strontiane et de chaux ; forme des sels solubles avec la potasse, la soude et l'ammoniaque.

Usages. Rafraîchissant, diurétique, anti-septique. Les citrates ne sont d'aucun usage.

Acide tartarique.

Extraction. On le retire du tartre ou tartrate acidule de potasse, en traitant ce sel par la chaux, et décomposant le tartrate de chaux, qui est insoluble, par l'acide sulfurique; la liqueur surnageante, évaporée jusqu'en consistance convenable, donne par refroidissement l'acide tartarique cristallisé.

Caractères. Il cristallise en prismes hexaèdres irréguliers, a une saveur aigre, agréable; n'est ni volatil ni déliquescent; se dissout dans cinq parties d'eau froide et dans partie égale d'eau bouillante; concentré, il précipite les sels de potasse en petits cristaux grenus; forme avec la potasse, la soude et l'ammoniaque des sels acides peu solubles et des sels neutres très-solubles ; forme au contraire avec la baryte, la strontiane, la chaux, des sels acides très-solubles et des neutres insolubles; donne, par la distillation, de l'acide pyro-tartarique.

Usages. Rafraîchissant, diurétique, anti-septique.

Tartrate acidule de potasse (crême de tartre).

Extraction. Le dépôt que forment les vins sur les parois des vaisseaux qui les contiennent, et qu'on connoît vulgairement sous le nom de *tartre*, est du tartrate acidule de potasse, uni avec plus ou moins de matière colorante et de quelques autres substances étrangères. Pour avoir ce sel pur, il suffit de faire bouillir le tartre avec de l'argile délayée, qui s'empare de la matière colorante, et de faire cristalliser deux fois.

Caractères. Il est cristallisé irrégulièrement en aiguilles ou en prismes quadrangulaires, obliquement tronqués et d'un blanc opaque; se dissout dans 160 parties d'eau froide et dans 14 d'eau bouillante; devient beaucoup plus soluble quand on le mêle avec un dixième de son poids d'acide borique, et constitue alors la *crême de tartre soluble*; rougit les couleurs bleues végétales; précipite avec l'eau de chaux, quand on en ajoute une suffisante quantité; donne, par la distillation, de l'acide pyro-tartarique.

Usages. Purgatif, diurétique, rafraîchissant, altérant.

Tartrate de potasse.

Préparation. Ce sel, qu'on appeloit anciennement *sel végétal, tartre soluble, tartre tartarisé*, se fait en saturant, par la potasse du commerce, le tartrate acidule de potasse délayé dans très-peu d'eau.

Caractères. Il cristallise en carrés longs, terminés par deux biseaux; il est d'une saveur amère, se dissout dans $2\frac{1}{2}$ parties d'eau froide et dans son poids d'eau bouillante; est précipité par la plupart des acides à l'état de tartrate acidule, qui est beaucoup moins soluble; et à l'état de tartrate de chaux par l'eau de chaux.

Usages. Purgatif, altérant.

Tartrate de potasse et de soude.

Préparation. On obtient ce sel, connu anciennement sous le nom de *sel de seignette*, en faisant bouillir dans l'eau le tartrate acidule de potasse, et en y versant de la soude jusqu'à saturation.

Caractères. Ce sel cristallise en beaux prismes à 8 pans, d'une transparence parfaite; il a une saveur amère, est efflorescent; se dissout dans $2\frac{1}{2}$ parties d'eau froide, et dans la moitié de son poids d'eau bouillante; précipite avec l'eau de chaux; précipite des cristaux de tartrate acidule de potasse avec la plupart des acides; précipite avec la dissolution de platine, ce que ne fait pas le tartrate de potasse.

Usages. Purgatif, altérant.

Tartrate de potasse et d'antimoine (*émétique*).

Préparation. On fait bouillir pendant trois quarts d'heure, dans une certaine quantité d'eau, du tartrate acidule de potasse avec du verre d'antimoine ou oxyde d'antimoine sulfuré demi-vitreux, et on filtre à chaud. Le tartrate de potasse et d'antimoine cristallise par refroidissement.

Caractères. Il cristallise en tétraèdres ou en octaèdres allongés; il a une saveur nauséabonde, âpre et métallique; est efflorescent, rougit légèrement le bleu de tournesol; se décompose au feu, et donne pour résidu du carbonate de potasse d'une part, et de l'oxyde d'antimoine de l'autre; se dissout dans 60 parties d'eau froide et dans la moitié d'eau bouillante, et cristallise par refroidissement. Il est décomposé par la plupart des acides, par les alcalis; il précipite du soufre doré d'antimoine (oxyde d'antimoine hydro-sulfuré orangé) par les sulfures hydrogénés, les hydro-sulfates et l'acide hydro-sulfurique : il forme un précipité rougeâtre, insoluble avec toutes les substances astringentes.

Usages. Emétique, purgatif, altérant, expectorant, sudorifique.— On l'applique extérieurement comme suppuratif et escarrotique.

Tartrate de potasse et de fer.

Préparation. On fait, pour l'usage de la médecine, quatre variétés de ce sel triple. 1°. Le *tartrate de potasse et de fer cristallisé* (tartre chalybé), que l'on prépare en faisant bouillir dans cinquante parties d'eau, une partie de limaille de fer porphyrisé, et quatre parties de tartrate acidule de potasse; 2°. la *teinture de mars tartarisé*, qui n'est qu'une dissolution rapprochée du sel précédent à laquelle on ajoute un peu d'alcool, et qui ne diffère pas essentiellement de la teinture de mars de Ludovic; 3°. le *tartre martial soluble*, que l'on prépare en faisant évaporer jusqu'à siccité quatre parties de teinture de mars tartarisé, et une de tartrate de potasse : c'est un mélange de tartrate de potasse et de fer, et de tartrate de potasse desséchés; 4°. les *boules de mars ou de Nancy*, qui sont du tartrate de potasse et de fer avec excès de fer. On les prépare en faisant chauffer légèrement dans un vase de fer, et pendant plusieurs semaines, une partie de limaille de fer et deux parties de tartrate acidule de potasse avec de l'eau-de-vie; on agite de temps en temps et on ajoute de nouvelles quantités d'eau-de-vie à mesure que ce liquide s'évapore, jusqu'à ce que le tout forme une pâte tenace; on la réduit alors en boules de différente grosseur, que l'on fait sécher.

Usages. Toniques, altérans. Le tartre semble diminuer la tendance à la constipation que donnent souvent les préparations martiales.

Acide oxalique.

Préparation. On peut le retirer du sel d'oseille ou oxalate acidule de potasse; mais on le fait ordinairement de toutes pièces, en traitant une partie de sucre avec six parties d'acide nitrique : l'acide oxalique formé nage, cristallisé, dans l'excès d'acide nitrique. On lave les cristaux.

Caractères. Il cristallise en prismes carrés : c'est le plus fort des acides végétaux; il est volatil, mais se décompose entièrement par une forte chaleur. Il est inaltérable à l'air; se dissout dans deux fois son poids d'eau froide et dans moitié moins d'eau bouillante; se dissout dans l'alcool. Il précipite des cristaux avec la potasse et les sels de potasse. C'est le meilleur réactif pour reconnoître dans un liquide la présence de la chaux, avec laquelle il forme un sel insoluble dans l'eau. Il forme aussi des sels insolubles avec la baryte, la strontiane et la magnésie, et des sels solubles avec la potasse, la soude et l'ammoniaque.

Usages. Rafraîchissant.

Oxalate acidule de potasse (sel d'oseille).

Extraction. On le retire spécialement du suc de l'*oxalis acetosella* (alleluia), du *rumex acetosella* et du *rumex acetosa*.

Caractères. Il est en petits cristaux blancs, qui sont quelquefois des prismes tétraèdres. Il a une saveur aigre, un peu acerbe, rougit fortement la teinture de tournesol; est inaltérable à l'air; se dissout dans environ 80 parties d'eau froide et dans 6 parties d'eau bouillante, et cristallise par refroidissement. Il forme, avec l'eau de chaux et les dissolutions de sels calcaires, un précipité insoluble.

Usages. Rafraîchissant.

Acide acétique.

Préparation. On l'obtient en exposant un vin quelconque à l'action de l'air, et à une température de 15 à 25 degrés.

Caractères. Il est liquide; cristallisable au-dessous de zéro; d'une odeur particulière qui le fait aisément distinguer; volatil sans se décomposer; soluble dans l'eau et dans l'alcool en toutes proportions; il ne précipite aucune base salifiable, se dégage en vapeurs de ses combinaisons concentrées par l'acide sulfurique aussi concentré.

Usages. Rafraîchissant, tonique, anti-septique.

Acétate de potasse (terre foliée de tartre).

Préparation. On le fait en traitant le carbonate de potasse par le vinaigre distillé, et en évaporant jusqu'à siccité la dissolution filtrée.

Caractères. Ce sel est en paillettes blanches; d'une saveur aigre et un peu âcre; tres-déliquescent; soluble dans partie égale d'eau et dans la même quantité d'alcool à froid : il dégage à l'état solide des vapeurs d'acide acétique par l'acide sulfurique; il ne précipite ni avec les sels de chaux, ni avec ceux de plomb.

Usages. Altérant, apéritif, purgatif.

Acétate de soude (*terre foliée cristallisée*).

Préparation. On le prépare en traitant le vinaigre distillé par le carbonate de soude et faisant évaporer la liqueur filtrée jusqu'à pellicule.

Caractères. Ce sel cristallise en prismes striés; il a une saveur âcre; il est efflorescent et un peu moins soluble que l'acétate de potasse. Comme lui, il dégage des vapeurs d'acide acétique par l'acide sulfurique concentré; et comme sel de soude, il précipite la dissolution de platine.

Usages. Les mêmes que ceux de l'acétate de potasse.

Acétate d'ammoniaque (*esprit de Mindererus*).

Préparation. Le meilleur procédé consiste à saturer le carbonate d'ammoniaque par de l'acide acétique d'une pesanteur spécifique déterminée.

Caractères. Il est liquide, incolore, d'une odeur nauséabonde, d'une saveur âcre; volatil; il est miscible à l'eau et à l'alcool en toutes proportions; dégage des vapeurs d'acide acétique par l'acide sulfurique concentré, et des vapeurs ammoniacales par la potasse, la soude et la chaux.

Usages. Excitant.

Acétate de protoxyde de mercure.

Préparation. On obtient ce sel en faisant dissoudre du protoxyde de mercure dans l'acide acétique, ou en versant du nitrate de protoxyde de mercure dans l'acétate de potasse.

Usages. Il faisoit la base des dragées de Keyser, qui ont été préconisées comme anti-syphilitiques, et sont aujourd'hui abandonnées.

Acétate de plomb.

Préparation. Il y en a trois espèces : 1° l'*acétate de plomb liquide* (extrait de saturne), qui se fait avec du vinaigre ordinaire et de la litharge. Il contient, outre l'acétate de plomb qui s'y trouve avec excès d'oxyde, du malate et du tartrate de plomb; 2°. l'*acétate de plomb cristallisé neutre* (sel ou sucre de saturne), qu'on fait avec le vinaigre distillé et la litharge; 3° l'*acétate de plomb cristallisé et avec excès d'oxyde*, qu'on prépare en faisant bouillir l'acétate de plomb cristallisé neutre avec de la litharge.

Caractères. L'acétate de plomb liquide récemment préparé est d'un jaune rougeâtre et transparent; mais il ne tarde pas à se troubler, et dépose sur les parois du vase qui le contient, du malate et du tartrate de plomb; il précipite en blanc par l'eau distillée; étendu d'eau et à l'état laiteux, il constitue l'*eau blanche*, l'*eau végéto-minérale*, l'*eau de Goulard*. — L'acétate de plomb cristallisé neutre est sous forme d'aiguilles; il a une saveur sucrée, un peu astringente; rougit les couleurs bleues végétales; ne précipite pas par l'eau distillée; est soluble dans l'eau et dans l'alcool. — L'acétate de plomb cristallisé avec excès d'oxyde, cristallise en lames satinées; il est moins sucré et moins soluble dans l'eau que le précédent; il se dissout dans l'acide acétique, et donne par l'évaporation des cristaux aiguillés. Ces trois acétates précipitent en noir par l'acide hydro-sulfurique.

Usages. On emploie l'acétate de plomb liquide et l'acétate cristallisé neutre, comme astringens et altérans; on les fait entrer dans des applications extérieures. L'acétate de plomb cristallisé avec excès d'oxyde n'a pas encore été employé.

Acétate de cuivre.

Préparation. On le prépare en traitant par le vinaigre distillé le vert-de-gris du commerce, qui est un mélange de carbonate et d'acétate de cuivre.

Caractères. Il est cristallisé en rhomboïdes; d'un vert foncé, d'une saveur âpre, très-soluble dans l'eau, prenant une belle couleur bleue par l'ammoniaque.

Usages. Astringent et escarrotique : médicament dangereux à l'intérieur, quoique recommandé, par quelques praticiens, dans l'épilepsie.

Acétate de cuivre et d'ammoniaque.

Préparation. Pour l'obtenir, on traite une dissolution d'acétate de cuivre par l'ammoniaque, et on laisse évaporer spontanément jusqu'à cristallisation.

Usages. Les mêmes que ceux de l'acétate de cuivre.

Substances sucrées et fades.

Sucre.

Extraction. On le retire de la canne à sucre ou *saccharum officinale*, en traitant le suc exprimé de cette plante ou le vesou par la chaux, qui s'empare des acides, évaporant la liqueur et faisant cristalliser. On le retire de la betterave par des procédés analogues : on peut aussi en retirer des raisins et de plusieurs autres fruits.

Caractères. Il y en a trois variétés; la première cristallise en prismes hexaèdres, durs, incolores et transparens; elle est phosphorescente par le frottement, et d'une cassure vitreuse quand les cristaux sont réguliers. Elle existe spécialement dans la canne à sucre, dans la betterave et dans l'érable. La seconde ne cristallise qu'en cristaux mal configurés et peu consistans; elle se rencontre dans plusieurs miels et dans quelques fruits, tels que le raisin. La troisième ne cristallise pas, et se trouve dans les miels liquides et dans les fruits à noyaux. Le sucre, quelle qu'en soit la variété, a une saveur douce et agréable : il est très-soluble dans l'eau. Les deux dernières variétés se dissolvent aussi dans l'alcool, qui, lorsqu'il est pur, ne dissout pas sensiblement la première. Toutes les trois se convertissent en acide oxalique par l'acide nitrique, et sont susceptibles de la fermentation alcoolique, qui s'opère dans les deux premières variétés à l'aide d'un peu de ferment, de l'eau et d'une température de 15 à 18 degrés; et dans la troisième, par ces deux dernières conditions, sans ferment.

Usages. Nutritif, adoucissant, quelquefois excitant. On s'en sert pour édulcorer les boissons, pour préparer les sirops, les conserves, les pastilles, les tablettes, etc.

Miel.

Cette substance est le produit d'une élaboration particulière que subit, dans l'estomac de l'abeille (*apis mellifica*), la matière sucrée des fleurs. Elle est de consistance molle et plus ou moins grenue; d'une couleur qui varie du blanc jaunâtre au jaune brunâtre; d'une odeur agréable particulière; d'une saveur douce; soluble dans l'eau en toutes proportions; donnant de l'acide oxalique par l'acide nitrique. Elle est composée, 1° d'un sucre cristallisable; 2° d'un sucre non cristallisable; 3° d'une matière muqueuse qui la rend fermentescible sans levure ou ferment; 4° d'une matière colorante; 5° d'un peu de cire; 6° des acides malique et acétique.

Usages. Adoucissant et relâchant.

Manne.

Elle s'écoule spontanément du *fraxinus ornus*, L.; du *fraxinus rotundifolia*, L., et quelquefois du *pinus larix*, L.

Il y en a dans le commerce trois variétés : 1° la manne en larmes, qui est la plus pure et la plus estimée; 2° la manne en sortes, qui est en grumeaux irréguliers; 3° la manne grasse, qui est chargée de matières étrangères.

Caractères. La manne que nous supposons pure, quelle qu'en soit la variété, est d'un jaune pâle, d'une consistance molle, d'une odeur désagréable, d'une saveur sucrée, un peu nauséabonde; soluble dans l'eau; soluble partiellement dans l'alcool; donnant à l'analyse, 1° du muqueux; 2° du sucre; 3° une matière cristalline particulière, sucrée, non fermentescible, soluble dans l'eau et dans l'alcool bouillant, qui la précipite par refroidissement; donnant de l'acide muqueux et de l'acide oxalique par l'acide nitrique.

Usages. Laxatif.

Gomme.

Extraction. On emploie spécialement la gomme arabique, qui s'écoule spontanément du *mimosa nilotica*, et la gomme adragant, qui s'écoule de l'*astragalus tragacantha*.

Caractères. Les gommes sont insipides, inodores, inaltérables à l'air; donnent de la viscosité à l'eau en s'y dissolvant, sont insolubles dans l'alcool. Elles se convertissent en acide acétique par le chlore, et en acides muqueux, malique et oxalique par l'acide nitrique, sans dégagement de gaz azote; et ne donnent pas de carbonate d'ammoniaque à la distillation. La gomme adragant diffère de l'arabique, en ce qu'il en faut beaucoup moins que de cette dernière pour donner le même degré de viscosité à une quantité déterminée d'eau.

Usages. Adoucissant.

Mucilage.

Il existe très-abondamment dans les racines de guimauve et de grande consoude, dans la graine de lin, les semences de coing, de *plantago psyllium*, etc. On l'extrait au moyen de l'eau.

Caractères. Le mucilage se rapproche beaucoup de la gomme; il paroît, d'après les expériences de M. Vauquelin, composé de gomme et d'une substance qu'il soupçonne de la même nature que le mucilage animal. Il rend l'eau plus visqueuse, plus filante que les gommes; il donne, comme ces dernières, de l'acide muqueux et de l'acide oxalique par l'acide nitrique; forme, comme les gommes, une émulsion avec les huiles, ce que ne fait pas le mucus animal; colore l'acide nitrique en jaune, donne de l'ammoniaque à la distillation, et donne du prussiate de potasse lorsqu'on le calcine avec cet alcali, ce que ne fait pas la gomme.

Usages. Adoucissant.

Gélatine.

La gélatine végétale existe en abondance dans les mûres, les groseilles et beaucoup d'autres fruits, et se retire au moyen de l'expression. Isolée autant que possible des acides et de la matière sucrée avec lesquels elle est toujours mêlée, elle présente beaucoup d'analogie avec la gélatine animale que l'on extrait, au moyen de l'eau, des chairs, et surtout des parties blanches des jeunes animaux. L'une et l'autre sont plus solubles dans l'eau chaude que dans l'eau froide, et se prennent par le refroidissement en une masse tremblante et transparente connue sous le nom de *gelée*, qui diminue beaucoup de volume par la dessiccation, devient solide, cassante, et présente la plupart des propriétés de la gomme : mais elles ne donnent pas comme cette dernière, de l'acide muqueux par l'acide nitrique. La gélatine végétale et la gélatine animale donnent par cet acide de l'acide oxalique; la première plus abondamment que la seconde, et sans dégagement d'azote, qui se dégage constamment pendant l'action de l'acide sur la gélatine animale. Cette dernière donne de plus à la distillation beaucoup de carbonate d'ammoniaque, qu'on n'obtient pas, au moins en quantité appréciable, par la distillation de la gélatine végétale.

Usages. Nutritifs, adoucissans.

Fécule amilacée.

Extraction. On la retire spécialement des graines céréales, et notamment du froment, à l'aide de la fermentation qui détruit le gluten, et laisse l'amidon sous forme de poudre au fond de l'eau. Le salep (bulbe de différentes espèces d'orchis que l'on a fait bouillir dans l'eau et sécher au soleil) est une fécule amilacée très-pure. Il en est de même du sagou ou moelle du *sagus* ou *palma farinaria* de Rhump, que l'on a réduite en pâte et ensuite en grains, au moyen du crible. Enfin plusieurs racines, et notamment celles de bryone et celles de pommes-de-terre, broyées au moyen de la râpe, traitées par l'eau et passées au tamis qui retient le parenchyme, donnent de la fécule amilacée, qui se dépose au fond de l'eau.

Caractères. La fécule amilacée est sous forme de poudre blanche; insipide, insoluble dans l'eau froide; se gonflant et se convertissant en une espèce de gelée ou de colle par l'eau bouillante; se rapprochant alors de la gomme, dont elle diffère, en ce que celle-ci donne beaucoup d'acide muqueux par l'acide nitrique, tandis que la fécule amilacée en donne à peine ; mais fournit de l'acide malique et de l'acide oxalique, et se convertit, par l'ébullition prolongée dans l'eau avec un centième d'acide sulfurique, en une matière sucrée.

Usages. Nutritif, adoucissant.

Substances résineuses, huileuses, adipeuses.

Résines.

Extraction. Les résines s'écoulent spontanément de beaucoup de végétaux, et plus abondamment lorsqu'on y a pratiqué des incisions. Quelques-unes sont les produits de sécrétions animales ; elles sont ordinairement mêlées à des substances gommeuses, muqueuses, extractives colorantes, etc. On les obtient pures par l'alcool, qui dissout la résine et la matière extractive colorante, sans agir sur les matières gommeuses et muqueuses. On traite ensuite la dissolution alcoolique par l'eau, qui précipite la résine et retient la matière extractive colorante en dissolution.

Caractères. Les caractères généraux des résines sont les suivans : récentes, elles sont d'une liquidité visqueuse ; mais s'épaississent promptement à l'air et deviennent solides et cassantes ; leur couleur varie depuis le jaune jusqu'au brun foncé ; elles sont ou insipides ou d'une saveur plus ou moins âcre et amère, et sans odeur lorsqu'elles ne contiennent pas d'huile essentielle ; elles acquièrent l'électricité résineuse par le frottement ; elles se fondent à un certain degré de chaleur ; à une température plus élevée, elles s'enflamment en répandant beaucoup de fumée ; elles sont insolubles dans l'eau froide, un peu solubles dans l'eau bouillante, surtout à la faveur des matières solubles avec lesquelles elles peuvent être mêlées ; elles se dissolvent très-bien dans l'alcool et dans l'éther ; et ces dissolutions deviennent laiteuses par l'eau, qui précipite la résine sous forme de poudre blanche ; elles sont solubles dans les alcalis fixes, dans les huiles volatiles ; et plusieurs le sont dans les huiles fixes.

Usages. Excitans, purgatifs, drastiques, rubéfians, narcotiques, suivant les espèces.

Baumes.

Les baumes sont des combinaisons naturelles d'une résine avec l'acide benzoïque ; ils ont une odeur très-agréable qui se développe surtout par la chaleur ; ils ont une saveur chaude piquante ; sont fusibles et inflammables ; dégagent par la sublimation de l'acide benzoïque, qui cristallise en se sublimant, tandis que la résine reste au fond du vase ; sont solubles dans l'alcool à 25 degrés et précipitent en blanc par l'addition de l'eau ; sont partiellement solubles dans l'alcool très-affoibli et dans l'eau, ces liquides dissolvant l'acide benzoïque et laissant à nu la résine.

Usages. Excitans de toute l'économie, et spécialement des organes pulmonaires.

Les espèces connues sont : 1° le baume du Pérou, qui provient du *myroxilon peruiferum*, et nous est apporté du Pérou, du Brésil, de la Terre-Ferme et du Mexique.

2°. Le baume de Tolu, qui s'écoule du *toluifera balsamum*, L., et nous est apporté de la province de Tolu, près de Carthagène en Amérique.

3°. Le benjoin, qui s'obtient à Sumatra, à Java, à Siam, etc., à l'aide d'incisions pratiquées dans l'écorce du badamier benjoin, *terminalia benzoin*, et probablement aussi du styrax benjoin, *styrax benzoin* de Dryander.

4°. Le storax calamite, aujourd'hui très-rare, et provenant du *styrax officinale*, L.

5°. Le storax liquide, qui provient du *liquidambar styraciflua*, L.

Huiles volatiles.

Extraction. On les retire le plus souvent par la distillation, et quelquefois par l'expression des différentes parties des plantes aromatiques.

Caractères. Elles sont liquides ou concrètes; plus légères ou plus pesantes que l'eau; plus ou moins colorées; d'une odeur pénétrante, variée; d'une saveur âcre, piquante, chaude; se congèlent quelquefois par le froid; sont volatiles, très-inflammables; s'enflamment facilement par l'acide nitrique et mieux par l'acide nitreux; sont solubles dans 1000 parties d'eau, solubles dans l'alcool et dans les huiles fixes en toutes proportions; forment avec les alcalis des combinaisons appelées *savonnules.*

Usages. Excitans, sudorifiques, rubéfians, caustiques.

Camphre.

Extraction. On le retire spécialement des différentes parties du *laurus camphora*, L. au moyen de la sublimation; mais il existe dans beaucoup d'autres végétaux, notamment dans un grand nombre de la familllle des labiées.

Caractères. Il est solide, blanc, brillant, granuleux, gras au toucher; plus léger que l'eau; d'une cassure cristalline; d'une odeur pénétrante, très-expansible, d'une saveur amère, chaude, puis froide; très-volatil : inflammable ; très-peu soluble dans l'eau; soluble dans l'alcool, et beaucoup plus soluble dans l'acide acétique; soluble dans les huiles fixes et volatiles.

Usages. Sédatif du système nerveux; stimulant diffusible.

Térébenthines.

Combinaisons naturelles d'une résine et d'une huile essentielle : on les retire, par incision, de plusieurs végétaux qui appartiennent spécialement à la famille des conifères et à celle des térébinthes.

Caractères. Elles sont de consistance mielleuse, d'une couleur jaunâtre, d'une odeur forte, d'une saveur chaude et piquante; très-inflammables; donnent leur huile volatile par la distillation, et laissent leur résine pour résidu; elles sont solubles dans l'alcool, dans les huiles fixes et volatiles.

Usages. Excitans.

On en distingue cinq espèces, savoir :

1°. La térébenthine de Venise, que l'on retire du mélèse, *pinus larix*, L., famille des conifères;

2°. La térébenthine de Chio, qui provient du *pistacia terebinthus*, L., famille des térébinthes;

3°. La térébenthine commune, que l'on retire de plusieurs espèces de pins et de sapins, famille des conifères;

4°. La térébenthine de Copahu, qui s'écoule du *copaifera officinalis*, L., famille des légumineuses;

5°. La térébenthine de la Mecque, qui s'écoule de l'*amyris opobalsamum*, L., famille des térébinthes.

Ces deux dernières espèces avoient reçu improprement le nom de *baumes*.

Huiles fixes ou grasses.

Extraction. On les retire par l'expression du fruit de l'olive et de diveres semences émulsives, telles que les amandes douces.

Caractères. Elles ont une liquidité visqueuse; sont fades, inodores; n'entrent en ébullition qu'à une température supérieure à celle de l'eau bouillante; ne sont pas miscibles à l'eau; forment des savons avec les alcalis.

Usages. Adoucissans, laxatifs; excipiens de linimens, d'onguens, etc.

Beurre de cacao.

Extraction. On prend du cacao des îles, torréfié et mondé de son écorce et de ses germes; on le broie avec un cylindre de fer sur une pierre chauffée un peu plus fort que pour la préparation du chocolat. Lorsqu'il est réduit en pâte molle, on ajoute de l'eau bouillante dans la proportion de 2 parties pour 5 de cacao ; on enferme la masse dans un sac de toile, et on la soumet à la presse : le beurre passe en totalité; on le filtre au papier gris, à une température capable d'entretenir sa fluidité, et on le coule dans des moules de fer blanc.

Usages. Adoucissant, et excipient de diverses préparations tant externes qu'internes.

Beurre ordinaire et Axonge.

On emploie spécialement ces substances comme excipiens des composés onguentacés et emplastiques.

Liqueurs fermentées.

Vins.

Ceux de raisins, qui sont spécialement employés, sont des liquides d'une saveur agréable, un peu amère et chaude, d'une odeur aromatique, plus légers que l'eau, contenant de l'alcool, des acides malique, tartarique et acétique, du tartrate acidule de potasse; une matière sucrée, une matière colorante extractive, plus ou moins amère et en partie résineuse, et quelquefois de l'acide carbonique : c'est ce qui arrive lorsqu'on a arrêté la fermentation vineuse.

On peut diviser les vins de la manière suivante :

Ire *Classe.* Vins dans lesquels l'alcool, la matière sucrée, la matière colorante, le tartre et les acides malique et acétique se trouvent dans des proportions convenables pour en faire une boisson tonique, agréable et modérément spiritueuse : tels sont les vins de Bourgogne.

IIe *Classe.* Vins dans lesquels l'alcool prédomine : tels sont ceux de Roussillon, d'Italie, d'Espagne et des autres pays méridionaux : on les sous-divise en sucrés et en secs.

IIIe *Classe*. Vins modérément alcooliques, mais très-chargés de tartre et de matière extractive colorante : tels sont ceux de Bordeaux, de Grave, de Pontac.

IVe *Classe*. Vins peu alcooliques, mais chargés d'acide carbonique et d'une matière mucilagineuse sucrée qui retient cet acide : ces vins sont mousseux ; exemple : ceux de Champagne, et d'Arbois en Franche-Comté.

Ve *Classe*. Vins peu alcooliques, mais acidulés tant par l'acide malique que par l'acide acétique : tels sont les vins du Rhin, de Moselle et quelques-uns de l'Orléanais.

Pour l'usage médical, on doit préférer les vins vieux, quelle que soit l'espèce à laquelle on ait recours.

Usages. On emploie spécialement les vins de la première classe comme toniques; ceux de la seconde comme cordiaux; ceux de la troisième comme toniques et astringens; ceux de la quatrième et de la cinquième comme diurétiques.

Alcool.

Il est le produit de la distillation du vin. C'est un liquide incolore, plus léger que l'eau, d'une odeur agréable, d'une saveur chaude, piquante ; volatil; brûlant avec une flamme bleue, miscible à l'eau : il dissout les résines, les huiles essentielles, les térébenthines, les matières extractives colorantes, les principes âcres, narcotiques, amers ; le camphre, l'éther, de petites quantités de soufre et de phosphore; presque tous les acides, la potasse, la soude, l'ammoniaque, tous les sels déliquescens, l'hydro-chlorate d'ammoniaque, le chlorure de mercure, etc. Il se décompose en hydrogène carboné et en eau par une forte chaleur, et se transforme en éther par plusieurs acides.

Usages. Excitant, rubéfiant, excipient de plusieurs médicamens.

Éthers.

Préparation. On les fait en distillant, à des degrés de chaleur variables, un acide avec l'alcool.

Espèces. On distingue particulièrement cinq espèces d'éther suivant l'acide qui a servi à sa préparation; 1° l'éther sulfurique : il consiste dans une modification apportée dans les principes de l'alcool par l'action de l'acide sulfurique; 2° l'éther phosphorique, qui est, comme le premier, une modification de l'alcool déterminée par l'acide phosphorique. L'action de cet acide sur l'alcool étant la même que celle de l'acide sulfurique, l'éther qui en résulte ne diffère nullement de l'éther sulfurique. 3° L'éther nitrique; 4° l'éther hydro-chlorique (muriatique); 5° l'éther acétique : ces trois derniers sont des combinaisons de l'acide employé avec l'alcool modifié dans ses principes par l'action de l'acide. Tous les éthers sont beaucoup plus légers que l'alcool; ils ont une odeur particulière très-expansible; sont d'une grande volatilité, très-inflammables, miscibles à l'eau en petite proportion, solubles dans l'alcool et dans les huiles volatiles.

Usages. Sédatifs du système nerveux; stimulans diffusibles.

ARTICLE II.

DES PRÉPARATIONS PHARMACEUTIQUES.

On divise assez généralement les préparations pharmaceutiques en officinales et en magistrales. Les premières sont celles que le pharmacien fait d'avance pour les fournir quand le médecin les prescrit : telles sont toutes les préparations dont les procédés opératoires exigent un temps un peu long, et dont les produits ne sont pas susceptibles de s'altérer promptement; par exemple, les poudres, les eaux distillées, les sirops, les vins médicinaux, les teintures ou dissolutions alcooliques, les électuaires, les extraits, les emplâtres, les onguens, etc. Les préparations magistrales sont celles qu'on ne fait qu'à mesure qu'on les prescrit : telles sont les décoctions, les infusions, les émulsions, les loochs, les potions, etc.

Je ne me servirai pas de cette division des préparations pharmaceutiques pour les classer. Il me paroît préférable de commencer par les plus simples, et d'aller par degrés aux plus composées, à celles qui exigent dans leur confection les produits des préparations qui ont déjà été examinées.

PRÉLIMINAIRES.

Récolte des Plantes.

Tiges et feuilles. Pour peu qu'elles soient actives comme médicamens, elles doivent être récoltées lorsque la végétation est dans toute sa force, c'est-à-dire, lorsque les fleurs commencent à s'épanouir : en effet, les premières pousses des feuilles sont en général presqu'inertes. Les plantes amères, telles que l'absinthe, la petite centaurée, ont très-peu d'amertume dans les premiers temps de la végétation. Les plantes nitrées, comme la pariétaire, la bourrache, contiennent beaucoup plus de nitrate de potasse dans leur développement complet qu'auparavant. Le principe âcre du cochléaria et de beaucoup d'autres crucifères, ne se fait remarquer que dans la vigueur de la végétation. Il en est de même du principe actif des plantes narcotiques : on pourroit manger impunément en salade la ciguë encore tendre; les feuilles de la jusquiame et celles du stramonium, lorsqu'elles ne font que pousser, affectent très-peu l'organe de l'odorat, tandis qu'elles acquièrent, à mesure qu'elles s'épanouissent, une odeur extrêmement vireuse qui annonce leur activité sur l'organe cérébral. Dans les premiers temps de la végétation, ce sont les principes doux, mucilagineux qui prédominent; dans la suite ils se transforment en principes amers, âcres, narcotiques, etc. Il résulte de là que les plantes mucilagineuses, telles que la mauve, la guimauve, sont plus adoucissantes dans leur jeunesse, et qu'elles doivent être, par exception à la règle générale, récoltées avant l'entier développement de leurs tiges.

Fleurs. Les fleurs doivent se récolter un peu avant leur épanouissement : c'est alors qu'elles ont le plus d'odeur et d'activité. Il en est de même des sommités fleuries, comme celles de la petite centaurée, du chamædris, du chamæpitys, du scordium, de la fumeterre, de l'hysope, etc. La rose rouge, dite *de Provins*, doit être récoltée en boutons.

Fruits. On doit cueillir à leur point de maturité et bien nourris ceux qu'on emploie récens; et un peu avant leur parfaite maturité, ceux qu'on se propose de faire sécher.

Bois. On récolte les bois avant la pousse des feuilles ou après leur chute : il faut que les arbres auxquels ils appartiennent ne soient ni malades ni trop vieux.

Racines. Celles des plantes annuelles ou bisannuelles se récoltent ordinairement en automne, et celles des plantes vivaces au printemps. Dans tous les cas, il faut qu'elles soient bien nourries, saines et flexibles, c'est-à-dire que la partie ligneuse n'ait pas encore acquis toute la solidité dont elle est susceptible. Cependant celles dont on n'emploie que l'écorce sont exceptées de cette dernière condition : telles sont les racines de cynoglosse, de quintefeuille, de bardane : on les récolte lorsque la partie corticale a acquis une certaine épaisseur et qu'elle se sépare facilement du corps ligneux.

Écorces. On les récolte en général lorsqu'elles ne sont pas trop anciennes ni trop épaisses; qu'elles participent à la végétation et qu'elles sont parfaitement saines.

Dessiccation et conservation des plantes.

Les tiges, les feuilles des plantes exigent des précautions différentes pour leur dessiccation, suivant qu'elles contiennent beaucoup ou peu d'eau de végétation. Celles qui sont très-succulentes, comme la mercuriale, la pariétaire, la guimauve, doivent être desséchées promptement. Pour cela, on les étend minces sur des clayons d'osier à claire-voie, garnis de papier gris, ou des châssis garnis de toile, que l'on expose à l'action du soleil ou que l'on place dans une étuve dont la température est de 30 à 35 degrés. Il faut les remuer plusieurs fois par jour, afin de renouveler leurs surfaces. Elles sont suffisamment séchées lorsqu'elles ont perdu leur souplesse et qu'elles se brisent en les maniant. La dessiccation des tiges et des feuilles peu succulentes s'opère à une température moins élevée que celle dont nous venons de parler. Les sommités fleuries peu succulentes, telles que celles d'hysope, de thym, de petite centaurée, etc. doivent être desséchées lentement à l'ombre, après les avoir divisées en petits paquets, qu'on enveloppe ensuite de papier. Celles qui sont succulentes doivent se dessécher rapidement, soit au soleil, soit à l'étuve. Même observation pour les fleurs isolées.

On dessèche les semences émulsives et les farineuses, en les disposant d'une manière convenable dans des greniers bien aérés ou dans une étuve peu échauffée, avec la précaution de renouveler souvent leurs surfaces.

Les fruits pulpeux, tels que les figues, les prunes, les dattes, ne doivent jamais être desséchés complètement; il suffit de leur enlever la plus grande partie de leur humidité, en les exposant à une chaleur d'abord modérée, qu'on augmente par degrés jusqu'à ce qu'ils aient acquis une consistance molle.

Les écorces, les bois et les racines fibreuses grêles n'exigent aucune précaution particulière pour leur dessiccation. Les racines charnues et les tubéreuses, telles que celles de bryone, doivent être coupées par tranches minces et enfilées en chapelet qu'on suspend dans une étuve. Les racines bulbeuses, surtout celles qui sont d'un certain volume, cèdent difficilement leur humidité, et demandent en conséquence quelques soins particuliers pour leur dessiccation : c'est ainsi que, pour faire sécher l'oignon de scille, on en isole toutes les squames, et on les divise, suivant leur longueur, en lanières extrêmement minces, qu'on enfile et qu'on suspend dans une étuve jusqu'à leur parfaite dessiccation.

Lorsque les différentes parties des plantes sont bien desséchées, on les enferme dans des vases imperméables à la lumière, qui doivent être placés dans un lieu sec, à l'abri des injures de l'air et des insectes.

Des Médicamens pulvérulens.

Les médicamens qu'on administre sous forme pulvérulente doivent être réduits en poudre plus ou moins ténue suivant leurs qualités et les surfaces avec lesquelles on doit les mettre en contact.

La ténuité de la poudre des corps insolubles ou peu solubles doit être en général proportionnée à l'activité du médicament et à sa dureté ; 1°. *à l'activité du médicament*, parce que si on ne réduisoit qu'en poudre grossière une substance très-active, elle ne pourroit pas se répartir également dans tous les interstices de l'intermède avec lequel on se propose de la mêler, et n'agiroit d'ailleurs qu'imparfaitement : ainsi les substances résineuses doivent en général être réduites en poudre très-fine. 2°. *A sa dureté*, parce qu'un corps dur, tel que le fer ou tout autre minéral qui ne seroit pas bien pulvérisé, agiroit mécaniquement par les angles de ses molécules, et pourroit blesser les organes avec lesquels il seroit mis en contact. Mais il n'est pas d'une rigoureuse nécessité que les corps qui ont peu d'activité et peu de dureté soient réduits en poudre impalpable.

Les corps très-solubles n'ont pas non plus besoin d'être réduits en poudre très-fine, parce que se dissolvant dans l'estomac dès qu'ils y sont introduits, ils n'ont pas le temps d'agir par leur forme.

Relativement aux surfaces avec lesquelles les médicamens pulvérulens sont destinés à être mis en contact, on conçoit qu'ils doivent être mieux pulvérisés pour être appliqués sur une surface muqueuse que sur la peau, et qu'il est surtout essentiel de les réduire en poudre très-fine lorsqu'on veut les appliquer sur la muqueuse de l'œil.

Quelques corps sont réduits en poudre par la préparation chimique qui les a convertis en médicamens : tels sont le kermès minéral, la magnésie, le nitrate de bismuth avec excès d'oxyde. On donne cette forme à la plupart des médicamens par des moyens mécaniques, tels que la trituration et la contusion, l'action de la lime, le frottement, la porphyrisation, la lévigation, la granulation.

La trituration et la contusion se font dans des mortiers dont la matière doit varier suivant la nature des corps à pulvériser.

On emploie un mortier de marbre pour pulvériser les sels alcalins et quelques substances non acides retirées des végétaux.

Les sels métalliques et les combinaisons acides qui décomposeroient le carbonate calcaire ne doivent être réduits en poudre que dans un mortier de porcelaine ou de verre.

Plusieurs combinaisons métalliques non acides, quelques substances terreuses ou pierreuses, beaucoup de substances végétales sèches peuvent être pulvérisées dans un mortier de fonte.

Quelques corps, pour être pulvérisés par la contusion, exigent l'intermède d'un autre corps qui en facilite la pulvérisation. C'est ainsi que le camphre doit être broyé avec un peu d'alcool; le salep et le muriate de mercure doux avec un peu d'eau; la coloquinte avec un peu de mucilage de gomme adragant; la résine de jalap avec un peu de jaune d'œuf ou de sucre; la vanille et le musc avec un peu de sucre; et qu'en général les extraits, les gommes-résines et les huiles volatiles ont besoin d'une poudre inerte quelconque, telle que le sucre, la poudre de racine de guimauve, etc.

On pulvérise par *limation* le fer qu'on porphyrise ensuite. La porphyrisation n'est jamais qu'un moyen secondaire qu'on emploie aussi pour réduire en pâte les substances auxquelles on veut donner la forme de trochisque.

On pulvérise l'agaric de chêne par frottement qu'on exerce sur un tamis de crin.

On emploie la lévigation pour quelques substances terreuses. L'opération consiste à agiter ces substances déjà pulvérisées dans un vase cylindrique, d'une certaine hauteur et rempli d'eau ; à laisser le liquide quelques momens en repos pour permettre seulement aux molécules les plus grossières de gagner le fond, et à verser ensuite dans un autre vase la plus grande partie du liquide tenant en suspension les molécules les plus divisées. On laisse déposer ces dernières molécules, et lorsqu'elles sont toutes rassemblées au fond du vase, on les sépare du liquide par la décantation, c'est-à-dire en transvasant avec précaution ce liquide d'un vase dans un autre, de manière que la poudre reste dans le premier.

On pulvérise par granulation certains métaux. Cette opération consiste à verser le métal fondu sur une plaque de tôle percée de petits trous, disposée au-dessus d'un vase rempli d'eau, dans laquelle le métal tombe sous forme de grains. C'est, pour ainsi dire, exclusivement l'étain qu'on pulvérise de cette manière ; on peut remplacer avec avantage la granulation par une opération très-simple, qui consiste à enfermer le métal qu'on vient de fondre dans une boîte de bois sphérique et à agiter continuellement, jusqu'à ce qu'il ait perdu, en se refroidissant, l'état liquide. L'étain prend de cette manière la forme d'une poudre assez fine, et l'on conçoit que la petite quantité d'air enfermé dans la boîte n'a pu en oxyder que des atômes.

Poudre tempérante de Stahl.

Sulfate de potasse, Nitrate de potasse,	*ana*..................	9 parties.
Cinnabre préparé (sulfure rouge de mercure),		2 parties.

On mêle ces trois substances sur un porphyre.

Usages. Cette poudre, malgré son nom, est plutôt excitante et diurétique, que tempérante.

Doses, de 20 à 30 grains le matin et le soir, et quelquefois trois fois le jour.

Poudre cornachine, ou de tribus, ou de Warwick.

Diagrède..........................	parties égales.
Tartrate acidule de potasse........	
Peroxyde d'antimoine (oxyde au *maximum*, antimoine diaphorétique)......................	

Ce mélange est purgatif, et rarement émétique.
Doses, de 12 grains à un gros.

Poudre anthelmintique.

Pr. Fleurs de tanaisie vulgaire.....	de chaque, 3 gros.
Semences de santoline (*semen contra*)................	
Sulfate de fer vert....................	1 gros.

Mêlez.

On fait usage de cette poudre contre les ascarides lombricoïdes et les ascarides vermiculaires, à la dose de 20 grains à un gros.

Poudre cathartique avec le quinquina.

Pr. Écorce de quinquina officinal en poudre, 4 gros.
Tartrate acidule de potasse.............. 2 gros.

Mêlez.

M. Swédiaur (*Pharmacopœia medici practici*) recommande cette poudre, d'après Vogler, comme très-efficace contre les constipations rebelles, à la dose de 30 à 40 grains. J'ai fait à cet égard quelques essais qui me permettent d'assurer qu'elle est au moins inconstante dans ses effets.

Poudre sudorifique de Dover (pulvis ipecacuanhæ et opii).

Pr.	Ipécacuanha en poudre....... Opium pur réduit en poudre,	*ana*, 2 gros.
	Nitrate de potasse............ Sulfate de potasse............	*ana*, 1 once.

Triturez exactement dans un mortier de marbre ou de fer, et réduisez en poudre fine.

Les Anglais recommandent cette poudre dans les affections rhumatismales et autres maladies qui proviennent de la suppression de la transpiration; dans la dysenterie, certaines hydropisies.

Doses, de 15 à 25 grains. On la donne dans une cuillerée d'eau pure ou d'eau de menthe, principalement le matin, le malade étant dans son lit et bien couvert. Au bout d'une heure, on donne une tasse d'une infusion théiforme. M. Swédiaur conseille un verre de *petit-lait vineux* (petit-lait contenant la partie soluble d'une once de tamarin par livre), qu'il fait réitérer toutes les demi-heures, jusqu'à ce que les sueurs surviennent abondamment.

Poudre antimoniale de la pharmacopée de Londres. — Phosphate de chaux stibié (Swédiaur).

Pr.	Sulfure d'antimoine en poudre, Râpure de corne de cerf......	parties égales.

Jetez le mélange dans un vase de fer chauffé au rouge; remuez continuellement jusqu'à ce que la matière qui brûle ait pris une couleur grise; laissez-la refroidir, et après l'avoir pulvérisée, versez-la dans un creuset luté auquel vous adapterez un autre creuset renversé, percé à son fond d'un petit trou; faites chauffer graduellement jusqu'au rouge, et entretenez ce degré de chaleur pendant deux heures; laissez refroidir et réduisez la matière en poudre fine.

On conçoit que pendant cette opération, le soufre du sulfure d'antimoine se dégage entièrement, et que l'antimoine se convertit en oxyde. M. Brugnatelli a observé (*Pharmacopée générale, traduite de l'italien par M. Planche*) que le phosphate de chaux se décomposoit également, et que le médicament préparé ne contenoit plus que de la chaux, de l'oxyde d'antimoine et un petit résidu de phosphate de chaux indécomposé.

Cependant M. Swédiaur, après avoir donné, dans sa Pharmacopée, la préparation ci-dessus, qui est celle de la Pharmacopée de Londres, en indique une autre à l'article *pulveres*, qu'il regarde comme donnant le même résultat, quoiqu'elle ne consiste que dans un mélange de deux parties de phosphate de chaux pulvérisé (par conséquent non décomposé), et d'une partie de peroxyde d'antimoine. Le même auteur assimile ces médicamens à la poudre de James, si célèbre en Angleterre, et qui, suivant lui, peut aussi se préparer par le procédé suivant:

Pr. Phosphate de chaux dissous dans suffisante quantité d'acide hydro-chlorique....... ½ livre.
Hydro-chlorate d'antimoine sublimé..... 2 livres.
Eau distillée........................ 2 livres.
Mêlez; versez ensuite peu à peu dans la dissolution, ammoniaque liquide......... 1 livre.
Lavez le précipité formé, et conservez-le pour l'usage.

Ce précipité est en effet un mélange de phosphate de chaux et de peroxyde d'antimoine, de même que les préparations ci-dessus ; et l'analyse faite par Pearson de la poudre de James, que l'on vend encore à Londres comme un remède secret, a donné 57 parties de peroxyde d'antimoine et 43 de phosphate de chaux. Si cette poudre contenoit en outre une petite quantité d'émétique ou tartrate de potasse et d'antimoine, par exemple, un grain sur 19, comme le prétend un auteur anglais (*voyez* Brugnatelli), cela expliqueroit l'activité plus grande que paroît lui avoir reconnue M. Odier, en la comparant avec la poudre antimoniale.

Quoi qu'il en soit, ces différentes préparations présentent les plus grandes analogies dans leur action. Toutes sont sudorifiques, émétiques, purgatives, suivant leurs doses et les constitutions individuelles. On les emploie, surtout en Angleterre, au début des fièvres essentielles graves pour les faire avorter, et dans leur cours pour provoquer une crise.

Doses, de 5 à 15 grains, une ou deux fois le jour.

Des Pulpes.

On appelle *pulpe* la partie molle et charnue des végétaux que l'on réduit en une espèce de pâte de la consistance d'une bouillie, en la séparant des parties dures : telle est la chair des fruits tendres, des racines, etc. Cette séparation se fait par l'expression, que l'on pratique en frottant la substance qui contient la pulpe sur un tamis de crin, à l'aide d'une spatule en bois qu'on nomme *pulpoire*.

La pulpe de tamarins peut s'extraire sans opération préliminaire; et l'acide tartarique que cette pulpe contient l'empêche de fermenter, de manière qu'elle se conserve long-temps sans se gâter : il n'en est pas ainsi de la pulpe de casse, qui, pour cette raison, ne doit être préparée qu'à mesure qu'on la prescrit. Pour la faire, on fend les bâtons de casse, en frappant légèrement sur une des sutures longitudinales avec un petit rouleau de bois; on ratisse ensuite leur intérieur avec une spatule de fer pour arracher les cloisons et les faire sortir avec la pulpe et les noyaux : on la nomme en cet état *casse en noyaux;* on la passe ensuite au tamis de crin. Comme on perd toujours un peu de pulpe attachée aux cloisons, et que toute l'opération est assez longue, on remplace avec avantage la pulpe de casse par ce qu'on appelle *extrait de casse.* Pour le faire, on lave d'abord les bâtons de casse afin de les nettoyer; on les concasse ensuite dans un mortier de marbre avec un pilon de bois; on délaye le tout dans suffisante quantité d'eau froide ou tiède, si on opère en hiver; on agite avec une spatule de bois pour faciliter la dissoluion des parties solubles. Lorsque l'eau est suffisamment chargée, on passe le tout au travers d'un gros tamis de crin; on agite la masse sur le tamis, afin de faire passer toute la pulpe; on continue à laver les bois jusqu'à ce que l'eau sorte claire : on réunit toutes les liqueurs, on les passe au travers d'un blanchet, et on fait évaporer jusqu'à consistance d'extrait.

Plusieurs pulpes ne peuvent être extraites qu'après avoir été ramollies par la chaleur : telle est la pulpe des pruneaux secs que l'on fait cuire avec un peu d'eau, de manière qu'il ne reste que peu de liquide lorsqu'ils sont cuits : telles sont aussi les pulpes des oignons; par exemple, celle des oignons de lis que l'on fait cuire pendant une demi-heure, sans eau, dans la cendre chaude ou dans un four.

Quand on destine les pulpes à l'usage externe, comme les pulpes des racines fraîches, on peut se contenter de râper celles-ci ou de les piler dans un mortier de marbre avec un pilon de bois.

Les pulpes ont les mêmes propriétés que les substances d'où on les retire.

Des Sucs aqueux des plantes.

Préparation. On les extrait spécialement des plantes herbacées, de quelques racines et d'un assez grand nombre de fruits.

Les sucs des plantes herbacées sont vulgairement connus sous le nom de *jus d'herbes*. On les prépare toujours extemporanément : pour cela on coupe menu les plantes récemment cueillies, mondées et lavées; on les pile dans un mortier de marbre si elles ne sont pas acides; et dans un mortier de bois dense, tel que le gaïac, si elles sont acides. On n'y ajoute pas d'eau lorsque les végétaux sont succulens: tels sont le cerfeuil, la laitue, le pourpier, l'oseille, le pissenlit, le cresson, le cochléaria, les joubarbes. Mais lorsque les plantes sont peu succulentes, comme les labiées, ou qu'elles ont un suc visqueux, comme les borraginées, il faut les piler avec un peu d'eau. Pour extraire le suc des racines, il faut quelquefois les râper, parce qu'elles échappent en glissant à l'action du pilon.

Les différentes parties des plantes amenées à l'état

pulpeux, soit par la contusion, soit par la râpe, on les passe à travers un linge.

Les sucs ainsi exprimés contiennent la sève, la gomme, la matière extractive amère, la matière sucrée, la fécule verte ou résine, la matière végéto-animale, les acides, les sels et l'huile essentielle, si la plante est aromatique. La matière extractive amère et la fécule verte y prédominent quand le suc n'a pas été dépuré.

Pour extraire le suc des fruits, on ôte les écorces de ceux qui en ont de trop épaisses, comme celles des citrons, des oranges, des melons; on en sépare aussi les pepins. On ôte les rafles aux groseilles, et on laisse les peaux aux cerises, aux prunes, aux pêches, aux abricots. On les écrase ensuite, et lorsqu'ils sont durs comme les coings, on les râpe. On en sépare les sucs par expression, à l'exception de ceux de groseilles et de mûres qu'il suffit d'exposer d'abord à une douce chaleur, et de placer ensuite sur un tamis pour en laisser écouler le suc.

Le suc des fruits contient du mucilage, de la matière sucrée, des acides et des sels.

Clarification. Les sucs exprimés des parties quelconques des végétaux sont troubles, et on les prescrit souvent tels : on les clarifie par des moyens variés, savoir : le repos, la filtration, la chaleur, l'albumine, la fermentation vineuse ou acétique, l'alcool et les acides.

La clarification spontanée ou par le repos, s'emploie pour les liquides dont la transparence est troublée par une substance dont la pesanteur spécifique est plus considérable que le liquide lui-même, et qui se sépareroit difficilement par la filtration immédiate; après une reposition de quelques jours, on décante et on filtre. C'est par la filtration immédiate qu'on clarifie la plupart des sucs d'herbes. On ne doit en général clarifier par la chaleur que lorsqu'on ne peut pas attendre que la clarification par filtration immédiate soit opérée; et dans ce cas, si le suc contient un principe volatil, on le chauffe au bain-marie dans un vaisseau clos, et on le retire dès que la coagulation a lieu; on ne le débouche que lorsqu'il est entièrement refroidi, et alors on le filtre. Souvent, lorsqu'on a recours à la chaleur pour clarifier, on emploie aussi l'albumine.

On peut clarifier par l'alcool et les acides les sucs des plantes dites *anti-scorbutiques*. Les sucs acides se clarifient spontanément et par fermentation. Il suffit pour cela de les exposer pendant deux ou trois jours à une température de 20 à 25 degrés R., et de les filtrer ensuite. La fermentation est surtout nécessaire lorsque la propriété médicale réside spécialement dans une substance résineuse, qui ne peut se dissoudre dans le suc que lorsqu'il est à l'état vineux : tel est, ainsi que l'a observé M. Déyeux, le suc de nerprun, dont on se sert pour faire le sirop et le rob de nerprun, qui sont l'un et l'autre purgatifs. Comme c'est dans l'enveloppe de la baie que se trouve la matière résineuse, on laisse fermenter ces fruits bien mûrs après les avoir écrasés; et lorsque le suc est devenu vineux, on le filtre : il est alors d'un rouge pourpre, à cause de la dissolution de la matière colorante résineuse, tandis qu'auparavant il étoit verdâtre. Il est, par la même raison, plus actif.

Les sucs aqueux les plus usités sont les suivans :

1°. *Sucs rafraîchissans.*	Ceux de pourpier, de laitue, de poirée, de joubarbe, d'oseille. Et ceux des fruits acidules, tels que ceux de citrons, d'oranges, de verjus, de grenades, de groseilles, de framboises, de mûres.
2°. *Sucs amers, dits dépuratifs*............	Ceux de trèfle d'eau, de fumeterre, de chicorée sauvage, de pissenlit.
3°. *Sucs apéritifs*......	Ceux de bourrache, de buglosse, de chiendent, de saponaire, de mercuriale.
4°. *Suc purgatif.* — Celui de nerprun.	
5°. *Sucs aromatiques et âcres, dits anti-scorbutiques*............	Ceux de cresson de fontaine, de cresson alénois, de cochléaria, de raifort sauvage, de cerfeuil.

On unit souvent plusieurs de ces sucs ensemble.

La plupart des sucs aqueux des plantes se préparent à mesure qu'on les prescrit. Ceux des fruits acides sont les seuls qu'on puisse préparer d'avance et conserver; pour cela, après les avoir bien clarifiés, on les enferme dans des bouteilles de verre, et on recouvre leur surface d'un ou de deux travers de doigt d'huile d'olive ou d'amande douce.

Des Émulsions.

On donne le nom d'*émulsion* à un liquide lactiforme qu'on obtient en broyant des semences huileuses ou émulsives dans un véhicule aqueux. C'est une huile fixe suspendue dans l'eau à l'aide d'un mucilage ou de l'albumine végétale. On peut faire des émulsions avec un grand nombre de semences différentes, les amandes, les semences des cucurbitacées, celles de lin, celles de pistache, etc. On enlève d'abord le tégument propre des semences, en les plongeant dans l'eau bouillante pendant quelques minutes : la plus légère pression suffit alors pour les dénuder. On les pile ensuite dans un mortier de marbre avec un pilon de bois, après y avoir ajouté une petite quantité d'eau pour empêcher l'isolement de l'huile. Lorsqu'elles sont réduites en une pulpe homogène, on verse peu à peu, pendant qu'on agite, jusqu'à la moitié de la quantité d'eau que doit contenir le liquide; on passe avec expression à travers un linge blanc; on triture le résidu avec l'autre moitié de l'eau; on passe de nouveau. On réunit les deux liquides et on édulcore convenablement. On peut triturer le sucre avec les semences avant de les passer.

Émulsion simple.

Amandes douces..... $\frac{1}{2}$ once.
Amandes amères..... n°. III.
Eau commune....... 1 livre.
Sucre blanc......... 1 once.
Eau de fleurs d'oranges, 1 gros.

On suit le procédé qui vient d'être décrit.

Émulsion camphrée.

Amandes douces..... 4 gros.
Camphre, de 12 grains à 1 scrupule.
Sucre............... 4 gros.
Eau commune....... 6 onces.

On fait d'abord l'émulsion avec les amandes et l'eau : on triture ensuite le camphre avec le sucre dans le mortier, et on verse peu à peu l'émulsion.

Les loochs (*eclegma*, *linctus*) peuvent être considérés comme de véritables émulsions ; ce sont des médicamens liquides, d'une consistance sirupeuse due en partie à un corps huileux qui y est suspendu, et spécialement destinés au traitement des maladies de poitrine.

Looch blanc du codex de Paris.

Pr. Amandes douces.......... n°. XVI.
Amandes amères.......... n°. II.
Sucre blanc.............. 1 once.
Eau commune............ 4 onces.
Gomme adragant en poudre, 16 grains.
Huile d'amandes douces.... 1 once.
Eau de fleurs d'oranges..... 2 gros.

Faites d'abord une émulsion avec les amandes, le sucre et l'eau commune ; triturez ensuite dans le mortier nettoyé la gomme adragant avec suffisante quantité de l'émulsion, pour faire un mucilage bien épais; incorporez-y l'huile d'amandes douces par la trituration; ajoutez successivement le reste de l'émulsion et à la fin l'eau de fleurs d'oranges.

Usages. Adoucissant.

Looch de jaune d'œuf.

Pr. Jaune d'œuf récent........ n°. 1.
Huile d'amandes douces.... 2 onces.
Sirop de guimauve composé, 1 once.
Eau..................... 4 onces.
Eau de fleurs d'oranges..... 2 gros.

Délayez dans le mortier le jaune d'œuf avec une cuillerée de l'eau et du sirop pesés auparavant ensemble; incorporez l'huile peu à peu; et lorsqu'il n'en paroîtra plus aucun globule, ajoutez le reste de l'eau et du sirop, et à la fin l'eau de fleurs d'oranges.

Usages. Adoucissant.

Des Dissolutions.

Considérations générales.

Les dissolutions varient suivant la nature du dissolvant, qui peut être de l'eau, du vin, de l'alcool, de l'éther, de l'acide acétique, etc.

On donne à l'opération par laquelle on fait dissoudre un corps dans un liquide quelconque différens noms suivant la température à laquelle elle a été faite. On l'appelle *macération* lorsqu'elle se fait à froid; *digestion*, lorsqu'elle se pratique à une température plus élevée que celle de l'atmosphère et audessous de l'ébullition du liquide; *infusion*, lorsqu'on la fait en versant le liquide bouillant sur la substance qu'on soumet à son action; *décoction*, quand on fait bouillir la substance dans le liquide; *distillation*, lorsqu'on chauffe dans des vaisseaux fermés le dissolvant avec le médicament, de manière que le dissolvant en s'élevant en vapeur entraîne les parties volatiles du médicament et se condense avec elles dans des vaisseaux disposés à cet effet, connus sous le nom de *récipiens*.

Les produits liquides de ces diverses opérations, et même les liquides quelconques que l'on emploie à titre de médicamens, prennent différens noms, suivant les parties du corps avec lesquelles on les met en contact. Ceux qui ont l'eau pour excipient, et que l'on introduit dans l'estomac par verres, et dans la quantité de une à trois livres d'un jour à l'autre, c'est-à-dire comme boisson ordinaire, portent le nom de *tisanes*. On les appelle *apozèmes* lorsqu'ils sont plus chargés de médicamens; alors, par cela même qu'ils ont plus d'activité, on met plus de régularité dans leur administration: on en prescrit, par exemple, un verre de deux heures en deux heures ou de quatre heures en quatre heures. Souvent les apozèmes contiennent des substances salines purgatives. Enfin ils prennent le nom de *bouillons médicinaux* lorsqu'ils contiennent dans leur composition le jus de quelques substances animales. On ne doit prescrire les tisanes, les apozèmes et les bouillons médicinaux que pour chaque jour; surtout en été.

Les médicamens liquides qu'on injecte dans le rectum, ont reçu le nom de *lavemens* ou *clystères*. Lorsqu'on y fait entrer une substance insoluble, on en favorise la suspension dans le liquide à l'aide d'un mucilage : c'est d'ailleurs un liquide mucilagineux qui, le plus souvent, sert d'excipient aux lavemens.

La quantité de liquide qu'on fait entrer dans chaque lavement est d'environ une chopine et demie (7 à 8 décilitres) pour les adultes, une chopine (5 décilitres) pour les adolescens, un demi-setier (25 centilitres) pour les enfans. Elle doit être moins considérable lorsque la distension intestinale peut gêner la respiration, déterminer quelqu'accident, et lorsque le médicament doit être retenu pendant un certain temps : par exemple, lorsque le lavement contient des substances calmantes.

Les médicamens liquides qu'on met en contact avec la surface extérieure du corps ont reçu différens noms, suivant leur mode d'application. Lorsqu'on y plonge le corps ou une partie du corps, et qu'on l'y laisse séjourner pendant quelque temps, on les appelle *bains*, et ils sont généraux ou partiels, suivant que tout le corps ou une partie seulement y est plongée. Les bains partiels se distinguent encore en demi-bains, bains de siége, manuluves, pédiluves : il suffit d'indiquer ces distinctions.

Lorsqu'au lieu de plonger une partie du corps dans un liquide, c'est celui-ci qu'on applique à l'aide de compresses qui en sont imbibées, cette application s'appelle *fomentation*, et elle prend le nom d'*embrocation* lorsque le médicament appliqué est un corps gras ou huileux. Si on ne fait que promener les compresses imbibées du médicament, comme dans l'action de laver, on pratique des *lotions* ; si on fait tomber le liquide sur le corps en masses plus ou moins considérables ou simplement en nappes, on fait dans le premier cas des *affusions*, et dans le deuxième des *aspersions*. Si la chute a lieu en colonne d'un petit diamètre, elle constitue les *douches*.

Les médicamens liquides qu'on applique sur l'œil, soit en bain, soit en fomentation, soit en injection, sont appelés *collyres*: les excipiens sont l'eau ou l'alcool foible.

Les médicamens liquides que l'on dirige dans les maladies de l'arrière-bouche, sur la muqueuse gutturale, en les agitant en divers sens par l'action de la langue et de l'air que l'on fait sortir du larynx, s'appellent *gargarismes*, et ils prennent le nom de *collutoires* lorsque, destinés aux affections des gencives, de la langue, du palais ou de toute autre partie de la bouche, on ne les fait agir que sur la muqueuse buccale. L'eau, l'alcool, l'acide acétique, peuvent servir d'excipiens aux gargarismes et aux collutoires.

Solutions aqueuses.

On doit, pour l'usage médicinal, chercher l'eau la plus pure : après l'eau distillée, c'est l'eau de pluie ou l'eau de rivière qu'il faut préférer. On doit même exclusivement employer l'eau distillée pour dissoudre des substances qu'on n'administre qu'à très-petite dose, et qui seroient décomposées par l'eau ordinaire : tels sont les sels solubles de baryte, beaucoup de sels métalliques, tels que les arseniates, les nitrates de mercure, le chlorure de mercure (muriate de mercure au *maximum* d'oxydation), et même le tartrate de potasse et d'antimoine (émétique).

Quand on dissout dans l'eau une substance entièrement soluble, on doit le faire à la température la plus convenable pour la dissolution. Le muriate de soude se dissout aussi bien dans l'eau froide que dans l'eau chaude; mais le sulfate de potasse se dissout beaucoup mieux dans l'eau chaude. Le tartrate acidule de potasse doit se dissoudre dans l'eau bouillante.

On a recours, pour les dissolutions partielles, à la température et au temps le plus propres à la conservation sous forme liquide de la partie du médicament que l'on veut administrer.

Parmi les matériaux immédiats des substances organiques qui ne sont ni acides ni salines, l'eau ne dissout à froid que la gomme et le mucilage, le sucre, la matière extractive colorante, l'albumine, la gélatine, le tannin: à chaud, elle dissout l'amidon, de petites proportions d'huile volatile, de camphre, de résine; et les substances volatiles quittent facilement leur dissolvant pour s'élever en vapeurs. Les eaux distillées contiennent l'huile essentielle.

La macération et l'infusion se font plus ordinairement sur des substances végétales desséchées que sur des substances fraîches; la macération suffit pour dissoudre la matière extractive amère et les sels qui l'accompagnent. L'infusion doit être employée pour les substances aromatiques: on doit la faire à vaisseau clos. Une ébullition momentanée est nécessaire pour dissoudre un peu de résine; une ébullition prolongée en dissout davantage, mais la liqueur se trouble par le refroidissement.

Il est des substances qui, quoique riches en matières solubles dans l'eau, les cèdent avec difficulté, et exigent en conséquence que ce liquide agisse longtemps sur elles: tels sont le gaïac et la salsepareille, surtout cette dernière, quoiqu'elle contienne environ un quart de son poids de matière extractive soluble : aussi, dans la préparation de la tisane sudorifique, est-il avantageux de laisser d'abord macérer la salsepareille coupée menu et le gaïac râpé pendant au moins douze heures, et de faire ensuite bouillir doucement ces substances jusqu'à réduction des deux tiers du liquide.

La racine de patience exige aussi une décoction prolongée pour communiquer à l'eau toute son activité. Le séné et ses follicules cèdent, au contraire, à l'eau toute leur vertu purgative, à l'aide d'une simple infusion ou d'une ébullition momentanée; et elles donnent, par une forte ébullition, un mucilage épais, qui ajoute à l'inconvénient de diminuer l'activité purgative, celui de dégoûter le malade. La racine de réglisse n'a besoin, pour donner à l'eau une saveur sucrée agréable, que de la macération ou d'une légère infusion : l'ébullition y développe un principe âcre et amer très-désagréable. Le quinquina ne doit bouillir que pendant cinq à dix minutes; il s'altère, suivant l'observation de M. Déyeux, par une décoction de plusieurs heures. Les fleurs n'exigent toutes qu'une infusion. Il en est de même des semences ombellifères, des feuilles de capillaires et de toutes les feuilles aromatiques.

Les macérations, les digestions, les infusions, les décoctions, doivent toujours se faire extemporanément. Les eaux distillées sont des préparations officinales.

Eau d'orge.

Pr. Orge mondé ou perlé.............. 2 onces.
Faites bouillir, jusqu'à ce qu'il se laisse facilement écraser sous le doigt, dans eau commune........................ 2 livres.
Passez.

Eau de chiendent.

On enlève les fibres de la racine, et on fait bouillir celle-ci dans l'eau : on rejette le produit de la première décoction. Les proportions sont de 3 à 4 gros pour 2 livres de liquide.

Apozème purgatif (tisane dite royale).

Pr. Décoction bouillante de feuilles de chicorée sauvage........... 2 livres.
Laissez-y infuser pendant la nuit, séné...................... 6 gros.
Tartrate acidule de potasse (crême de tartre)....... 24 gros ou 3 onces.
Sulfate de soude.............. 6 gros.
Anis et coriandre, de chaque.... $\frac{1}{2}$ gros.
Passez le lendemain matin, sans expression, pour prendre en quatre fois.

(*M. Parmentier, Code pharm.*)

Infusion ou Eau laxative de Vienne.

Pr. Feuilles de séné............... 6 gros.
de scrophulaire......... 2 gros.
Tartrate acidule de potasse (crême de tartre)................. 1 gros.
Faites infuser pendant un quart d'heure dans suffisante quantité d'eau bouillante; faites ensuite bouillir un peu, de manière qu'il reste 6 onces de colature; faites-y dissoudre.
Manne choisie................ 2 onces.
A prendre le matin en une seule fois.

Les anciennes pharmacopées de Vienne ne prescrivoient pas dans cette préparation les feuilles de scrophulaire, et elles y faisoient entrer des raisins de Corinthe, des racines de polypode de chêne et des semences de coriandre. Ces diverses substances ont été supprimées et remplacées par les feuilles de scrophulaire, sans doute comme correctif de l'odeur et de la saveur du séné. (*Pharmacopœa austriaco-provincialis emendata.* Viennæ, 1794).

Eau purgative, dite fondante.

Pr.	Sulfate de soude...............	1 once.
	Tartrate de potasse et d'antimoine (émétique).................	$\frac{1}{2}$ grain.
	Nitrate de potasse..............	12 grains.
	Faites fondre le tout dans eau....	2 livres.

(*Parmentier, Code pharm.*)

A prendre par verres, à distance convenable, par exemple, d'heure en heure.

Cette boisson purge très-bien sans produire ni nausées ni fortes coliques : elle doit se rapprocher de l'eau fondante de Trevez, si elle n'est pas la même.

Eau de poulet.

Pr. Un poulet écorché et vidé; faites-le cuire pendant deux à trois heures dans une suffisante quantité d'eau pour qu'il en reste 6 ou 7 livres. Passez au travers d'un linge mouillé, et exprimez.

On peut remplir le ventre du poulet de riz ou d'orge.

Usages. Adoucissant. On peut y ajouter deux à quatre gros de têtes de pavot blanc, pour rendre cette boisson calmante.

Eau de veau.

Pr. Chair de veau, sans graisse, 1 livre.

Faites cuire à une douce chaleur dans 9 à 10 livres d'eau, jusqu'à réduction de moitié; passez.

Usages. Adoucissant.

Si l'on fait cuire le veau ou le poulet dans moins d'eau, on fait du bouillon.

Bouillon adoucissant.

Pr. Rouelle de veau, 1 livre.

Faites cuire à une douce chaleur dans 3 livres d'eau, jusqu'à réduction d'une livre et demie.

Ajoutez-y, à la dernière demi-heure,

Feuilles de pourpier, de poirée... } de chaque, $\frac{1}{2}$ poignée.

Une laitue coupée en quatre.

Six petits navets.

Passez ensuite à travers un linge avec une légère expression, et partagez en 2 parties égales pour 2 bouillons.

Bouillon adoucissant et analeptique.

Pr. Un poulet maigre, et une tortue de moyenne grosseur (1), dont on aura enlevé le carapace, la tête, la queue

(1) On peut se servir de tortues de mer, de celles d'eau douce ou de celles de terre; mais en Europe, on ne peut guère employer que celles de ces deux dernières divisions. Des tortues d'eau douce, c'est spécialement la bourbeuse, *testudo lutaria*, L., qu'on emploie : cette espèce étoit appelée par les anciens *mus aquatilis*, rat aquatique; et parmi celles de terre, c'est la grecque, *testudo græca*, L., parce qu'elle est la plus commune.

et les pieds; ou une livre de sa chair si elle est d'un volume trop considérable.

Faites cuire à une douce chaleur, dans 4 livres d'eau que vous réduirez à deux.

Ajoutez, vers la fin, une poignée de chicorée blanche et une bonne pincée de cerfeuil; passez ensuite avec expression.

Cette quantité de bouillon peut être prise en trois fois.

Usages. On prescrit spécialement le bouillon de tortue, que l'on peut aussi faire avec la tortue sans mélange, aux personnes exténuées par de longues maladies, comme la phthisie pulmonaire ou une autre cause quelconque.

Tisane sudorifique.

Pr. Salsepareille coupée, 2 onces.
Gaïac râpé........ 1 once.
Bois de sassafras.... 2 gros.

On fait d'abord macérer pendant 24 heures, dans 4 livres d'eau, la salsepareille et le gaïac, puis on fait bouillir jusqu'à réduction de la moitié; à la fin de l'ébullition on ajoute le sassafras.

(*M. Cullerier.* — Voyez le Traité de la Maladie Vénérienne, par *M. Lagneau*, 4ᵉ édit.)

On fait souvent une tisane sudorifique avec la salsepareille seule : alors, pour qu'elle soit active, il faut 3 à 4 onces de salsepareille pour 4 livres d'eau que l'on réduit à 2, après avoir fait macérer pendant douze à vingt-quatre heures. M. Swédiaur conseille de verser les 4 livres d'eau bouillante sur la salsepareille coupée menu, de laisser digérer pendant quatre heures, de décanter, de piler avec soin le marc; de le faire ensuite macérer pendant sept heures avec la même eau; de réduire à 2 livres par la décoction, et de passer avec expression.

Cette quantité de tisane se prend d'un jour à l'autre, et surtout le matin et le soir, le malade étant au lit et bien couvert.

Décoction blanche de Sydenham.

Pr. Corne de cerf calcinée et préparée...... 6 gros.
Gomme arabique concassée........... 3 gros.
Ou, au lieu de gomme, mie de pain blanc, 2 onces.
Eau............................. 3 livres.
Sucre........................... 1 once.

On fait bouillir le tout ensemble en agitant continuellement jusqu'à ce que la liqueur soit réduite aux deux tiers; comme elle doit tenir en suspension le phosphate calcaire de la corne de cerf, il faut la passer à travers un tamis clair; car s'il étoit serré, ou que ce fût un filtre, on n'auroit, ainsi que l'observe fort bien M. le professeur Déyeux, qu'une décoction de mie de pain ou de gomme arabique. On aromatise ensuite avec une demi-once d'eau de fleurs d'orange. Comme le phosphate calcaire ne tarde pas à se précipiter, le médecin doit recommander d'agiter la bouteille à chaque fois qu'il convient de donner de cette boisson au malade.

Des Eaux distillées.

On les prépare en distillant au bain-marie les plantes ou les parties des plantes sur lesquelles on veut opérer, avec trois fois leur poids d'eau, et on retire un tiers du liquide par la distillation.

Les plus employées sont :

1°. Parmi celles des plantes odorantes............	L'eau de fleurs d'orange, de menthe poivrée, de mélisse, de camomille, d'absinthe, d'anis, de valériane, de citron, de cannelle, de roses pâles.
2°. Parmi celles des plantes inodores, ou peu odorantes..............	L'eau de laitue, de fleurs de tilleul, de bourrache, de chardon bénit, de plantin, de petite centaurée.

C'est une erreur de croire que les eaux distillées des plantes inodores sont sans vertu. M. Déyeux a mis ce fait hors de doute.

Usages. Les eaux distillées sont employées à titre d'excitans, d'anti-spasmodiques, de calmans. On les fait entrer dans les potions dont nous parlerons bientôt. On se sert de quelques-unes de ces eaux pour aromatiser les boissons ordinaires du malade, ou en corriger certaines qualités : on en fait entrer dans les collyres, etc.

Des Sirops.

Les sucs dépurés, les émulsions, les produits de la macération, de la digestion, de l'infusion, de la décoction, de la distillation d'une substance végétale, et les solutions quelconques dans l'eau, peuvent être convertis en sirop, en y mêlant environ deux parties de sucre sur une de liquide; mais ce mélange se fait de différentes manières, suivant la nature des substances dissoutes. On peut réduire à quatre les procédés que l'on suit dans la préparation des sirops.

Premier procédé. Il consiste à faire dissoudre, au bain-marie et à vaisseau clos, les deux parties de sucre dans une de liquide, ou plus exactement 2 livres de sucre dans 17 onces de liquide. C'est de cette manière qu'on prépare le sirop de violette, qui se fait avec l'infusion de ces fleurs et le sucre; le sirop de cochléaria, qu'on fait avec le suc de cette plante et le sucre; le sirop anti-scorbutique, qui a pour véhicule le suc des plantes anti-scorbutiques; le sirop de Tolu, dont le véhicule est le produit de la décoction aqueuse du baume de Tolu faite à vaisseau clos.

Deuxième procédé. On fait dissoudre une quantité donnée de sucre blanc dans le médicament liquide, qu'on fait ensuite évaporer jusqu'à consistance convenable. On prépare de cette manière le sirop de capillaire, le sirop de fumeterre, celui de guimauve, celui de quinquina, celui d'écorces de citron, etc.

Troisième procédé. On fait chauffer du sucre en poudre avec la substance elle-même, et on fait bouillir. C'est ainsi qu'on prépare le sirop de mûres.

Quatrième procédé. C'est, pour ainsi dire, une réunion du premier procédé avec le second. Il consiste à faire dissoudre au bain-marie deux parties de sucre dans l'eau distillée d'une plante, et à mêler ce sirop avec un autre fait avec la décoction de la même plante. C'est ainsi qu'on fait les sirops de menthe, de mélisse, d'hysope.

On clarifie les sirops au moyen du blanc d'œuf; leur densité doit être telle, qu'ils marquent 33 à 34 degrés à l'aréomètre de Baumé.

Les sirops les plus employés sont :

1°. Parmi ceux qui ne contiennent qu'une seule substance médicamenteuse........	Celui de violette, de cochléaria, de fleurs d'orange, de limon, de coing, de capillaire, de Tolu, d'absinthe, de guimauve, de mûres, de groseilles, de vinaigre, d'écorces d'orange, de quinquina, de menthe, d'hysope, de mélisse, d'orgeat, d'opium ou diacode, de karabé, de fleurs de pêcher, de nerprun, de roses pâles.
2°. Parmi les sirops composés..............	Le sirop anti-scorbutique, des cinq racines apéritives, de chicorée composé, de pommes composé, de roses pâles composé.

Sirop de miel.

On le prépare ordinairement en chauffant le miel à une douce chaleur, avec un peu d'eau, en enlevant les écumes qui se forment pendant l'ébullition, et amenant le liquide à la consistance d'un sirop ordinaire. Mais pour avoir le sirop de miel privé, autant que possible, de l'odeur et de la saveur particulières au miel, on suit le procédé suivant :

Pr. Miel............... 1500 parties en poids.
Eau................ 450.
Craie en poudre...... 40.
Charbon en poudre, lavé et calciné..... 100.
Cinq blancs d'œufs délayés dans l'eau.

On fait fondre le miel dans l'eau à l'aide de la chaleur : on chauffe jusqu'à ébullition ; on ajoute la craie peu à peu et on agite. On retire du feu après trois minutes d'ébullition, et on met le charbon. On porte de nouveau à l'ébullition, et deux minutes après, on verse les blancs d'œufs en trois ou quatre reprises, en agitant à chaque fois : cette addition doit être faite en deux minutes. On retire du feu, on laisse refroidir, et on filtre à travers une chausse blanche ou étamine. La filtration dure plusieurs heures : la liqueur filtrée est le sirop, qu'on conserve pour l'usage.

Sirop mercuriel, dit de Belet.

Pr. Nitrate de protoxyde de mercure..................... 1 $\frac{1}{2}$ gros.
Sirop de sucre fait à l'eau distillée. 1 $\frac{1}{2}$ livre.
Ether nitrique rectifié......... $\frac{1}{2}$ gros.

Faites dissoudre le nitrate de mercure dans un mortier de verre avec le moins d'eau possible. Mêlez à froid cette solution avec le sirop et l'éther, en agitant le tout dans la bouteille où on doit le conserver.

Ce sirop ne doit être préparé que pour quelques jours, parce qu'il ne tarde pas à déposer de l'oxyde de mercure.

Usages. Il est recommandé comme excitant du système lymphatique dans les affections scrophuleuses. On en donne une cuillerée à bouche le matin dans un véhicule quelconque : on le mêle quelquefois avec le sirop anti-scorbutique.

Sirop de nerprun.

Suc de baies de nerprun, devenu vineux par la fermentation, et dépuré..... 3 livres.
Sucre.......................... 2 livres.

Faites cuire ce mélange à petit feu jusqu'à la consistance de sirop.

Usages. Ce sirop est purgatif et a beaucoup d'activité. On le donne à la dose de 2 gros à 2 onces, suivant les âges : il est surtout employé comme hydragogue; on le fait quelquefois entrer dans des potions.

Sirop sudorifique.

Pr. Salsepareille coupée.... } *ana*, 18 onces.
Gaïac râpé............ }

Faites macérer pendant 24 heures dans
Eau commune............... 12 livres.

Faites réduire de moitié par une lente ébullition; passez; ajoutez à la colature,
Sucre..................... 6 livres.
ou Sucre et miel, de chaque...... 3 livres.

Clarifiez selon l'art, et faites cuire en consistance d'un sirop épais.

Usages. On donne ce sirop dans les maladies syphilitiques, à la dose de 3 à 7 onces, le matin à jeun, ou la moitié le matin et l'autre moitié le soir. Il est très-employé par M. le professeur Cullerier.

Sirop sudorifique, dit de Cuisinier.

Pr. Salsepareille coupée.......... 30 onces.
Faites macérer pendant 24 heures dans
Eau commune............... 24 livres.

Faites bouillir et réduire au tiers (8 livres).

Après avoir décanté, répétez deux fois la même opération sur le marc avec de nouvelles quantités d'eau; mêlez les produits des trois décoctions, qui font ensemble 24 livres, et ajoutez

Fleurs de bourrache,
Roses pâles........
Séné mondé.......
Semences d'anis....
} *ana*, 2 onces.

Faites bouillir jusqu'à réduction de moitié; passez, et ajoutez

Sucre et miel, de chaque.... 2 livres.

Clarifiez, et faites cuire en consistance d'un sirop épais.

Usages. Ce sirop est, comme le précédent, employé dans les maladies syphilitiques et aux mêmes doses.

Assez souvent on ajoute à chaque livre de sirop de Cuisinier, un grain, quelquefois deux et rarement trois de chlorure de mercure (sublimé corrosif), ce qui constitue le sirop dit de première, de seconde ou de troisième cuite. Lorsqu'on a fait cette addition, on ne doit donner le sirop qu'à la dose de six cuillerées à bouche par jour : deux le matin, deux à midi et deux le soir. Il est préférable de faire ce mélange au moment de donner le médicament au malade; et dans ce cas, on prend une dissolution de chlorure de mercure, faite dans la proportion de 14 à 15 grains de ce médicament pour 2 livres d'eau distillée, et on en mêle une cuiller à bouche avec chaque dose de sirop, que l'on fait prendre une ou deux fois le jour.

On peut faire entrer dans la préparation du sirop sudorifique dit de *Cuisinier*, la racine de l'*arundo phragmites*, qui est aussi sudorifique. Si on en met autant que de salsepareille, et qu'on les fasse bouillir ensemble, comme il vient d'être prescrit, le produit des décoctions forme la base du *rob* dit *antisyphilitique*.

On peut considérer comme des sirops certains médicamens d'une consistance sirupeuse, dont le miel est l'excipient : tels sont, 1° le *miel rosat*, qui est légèrement astringent : il est composé de 2 parties de miel et d'une d'infusion de roses de Provins, et de calices de roses récentes ; 2° l'*oxymel simple*, qu'on emploie comme excitant de la muqueuse bronchique, et qui est fait avec 2 parties de miel et une de vinaigre; 3° l'*oxymel scillitique*, qui est plus excitant que le simple et est en même temps diurétique : il est composé de 2 parties de miel et d'une partie de vinaigre scillitique.

Beaucoup de sirops sont très-foibles comme médicamens, et ne servent guère qu'à édulcorer les boissons des malades : tels sont les sirops de violette, de capillaire, de guimauve, etc.

Ils fermentent tous dans les temps chauds, et ceux qui contiennent des substances mucilagineuses éprouvent bien plus facilement ce mode d'altération que les sirops qui, sans être mucilagineux, sont acides, ou amers, ou aromatiques. La fermentation n'altère pas la propriété du sirop d'opium ni du sirop de nerprun, qui sont très-employés; mais elle décompose presqu'entièrement le sirop de violette, celui de guimauve, etc.

On doit conserver les sirops dans un endroit frais et dans des bouteilles de pinte ou de chopine entièrement pleines et bien bouchées.

Des Solutions vineuses, ou des Vins médicinaux.

On les prépare par macération ou par digestion dans des vaisseaux clos. Les végétaux qu'on y fait entrer doivent être préalablement desséchés. Les vins médicinaux s'altèrent facilement. Parmentier conseille de les remplacer par des mélanges de teintures alcooliques et de vins : il ne conserve que ceux qu'on prépare avec les vins sucrés.

Vin de quinquina.

Pr. Quinquina concassé....... 2 onces.
Vin rouge de Bourgogne... 2 livres.

Mettez le mélange dans une bouteille bien bouchée, que vous placerez dans un endroit frais; agitez deux ou trois fois par jour, et au bout de 12 à 15 jours, filtrez à travers le papier gris.

Vin chalybé ou martial.

Pr. Limaille de fer non rouillée, 2 onces.
Vin blanc............... 2 livres.

Même procédé que le précédent. Au bout de huit jours, filtrez et conservez le vin dans une bouteille bien bouchée. Le vin blanc contenant de l'acide tartarique et de l'acide acétique, il se forme, pendant la macération, du tartrate et de l'acétate de fer, qui se dissolvent dans le liquide, et qui constituent la partie active du vin chalybé.

Vin scillitique.

Pr. Scille sèche, coupée menu, 1 once.
Vin d'Espagne.......... 1 livre.

Faites macérer pendant 3 ou 4 jours, ou jusqu'à ce que la scille soit gonflée et bien pénétrée; coulez à travers un linge avec expression, puis filtrez.

Vin diurétique et amer.

Pr. Quinquina concassé, Écorce de Winter... de citron....	de chaque,	1 once.
Racine d'asclépias.. d'angélique.. de scille sèche.	de chaque,	2 gros.
Feuilles d'absinthe, de mélisse,	de chaque,	1 poignée.
Baies de genièvre.... Cannelle.......... Macis.............	de chaque,	2 gros.
Vin blanc.....................		4 livres.

Faites infuser au bain de sable ou au soleil pendant 24 heures; passez avec expression; filtrez au papier, et conservez dans quatre bouteilles.

(*Formulaire de la Charité*).

Usages. Ce vin, qui est stomachique et diurétique, se donne à la dose d'une ou deux cuillerées à bouche, que l'on réitère une ou deux fois dans les vingt-quatre heures.

Vin d'opium composé (*laudanum liquide de Sydenham*).

Pr. Opium coupé menu........... 2 onces.
Safran...................... 1 once.
Cannelle concassée, } de chaque, 1 gros.
Girofle.......... }
Vin d'Espagne............... 1 livre.

On met le tout dans un matras; on le bouche avec de la vessie mouillée qu'on assujettit avec du fil : on fait digérer au soleil ou au bain de sable pendant 12 à 15 jours, ayant soin d'agiter le vase plusieurs fois par jour; on passe avec forte expression : on verse la liqueur dans un flacon, on la laisse déposer; on décante ou on filtre à travers le papier gris, et on conserve dans une bouteille qu'on bouche bien.

Usages. Ce médicament est calmant et en même temps tonique; on le fait entrer, à la dose de 20 à 40 gouttes, dans une potion de 4 onces à prendre par cuillerées.

Vin fébrifuge de S.

Pr. Vin d'Espagne................ 2 livres.
Alcool...................... 1 once.
Quinquina jaune concassé........ 1 once.
Bois de Surinam (*quassia amara*), 1 gros.
(*Formulaire magistral de M. Cadet.*)

Faites macérer pendant quelques jours; filtrez et conservez dans une bouteille bien bouchée.

Usages. Ce vin est tonique et fébrifuge : on le donne à la dose de une à deux onces, le matin à jeun, et on réitère cette dose une ou deux fois, selon les circonstances.

Des Solutions acétiques, ou Vinaigres médicinaux.

On doit les préparer avec du vinaigre de bonne qualité; on les fait ordinairement par simple macération : cependant quelques-uns, qui sont employés comme cosmétiques, se préparent par la distillation : tel est le vinaigre de lavande distillé.

Vinaigre rosat.

Pr. Pétales de roses rouges desséchées, 1 partie.
Vinaigre blanc à 10 degrés — 0, 16 parties.

Faites macérer pendant huit jours; passez, filtrez, et ajoutez une demi-once d'alcool par livre de liquide.

Usages. Ce vinaigre, étendu de 4 à 6 parties d'eau, est employé en gargarismes pour exciter la muqueuse buccale et gutturale dans les aphthes et les angines atoniques.

Vinaigre prophylactique, dit des quatre voleurs.

Pr. Sommités sèches de sauge........	}	*ana*, 4 gros.
de petite absinthe.		
de grande absinthe.		
de romarin......		
de menthe......		
de rue..........		
Fleurs de lavande....................		2 onces.
Racine de *calamus aromaticus*..........	}	*ana*, 2 gros.
Cannelle.............		
Girofle..............		
Noix muscades........		
Gousses d'ail récentes..		
Camphre....................		4 gros.
Vinaigre rouge..............		8 livres.

Coupez les gousses d'ail par tranches; pilez grossièrement les autres substances; faites digérer le tout, excepté le camphre, dans un matras, au soleil, ou à une douce chaleur, au bain de sable, pendant trois semaines ou un mois; coulez avec expression; filtrez; ajoutez ensuite le camphre dissous dans un peu d'alcool.

Usages. Ce vinaigre est un bon stimulant qu'on emploie surtout en fumigation et pour se laver le visage et les mains dans les épidémies de maladies contagieuses.

Des Solutions alcooliques, ou Alcools médicinaux.

On les prépare par la macération, la digestion et la distillation ; on emploie les deux premières opérations quand on veut que l'alcool se charge, non-seulement des principes volatils, mais encore de tous les principes qui y sont solubles, notamment de la matière extractive colorante et de la résine.

Les substances végétales que l'on soumet à la macération ou à la digestion alcoolique doivent être auparavant desséchées, à moins qu'elles ne perdent par là leur propriété médicinale : elles doivent être concassées ou réduites en poudre.

On emploie de l'alcool à différens degrés de concentration, suivant les substances sur lesquelles on opère. Ce liquide doit être en général d'autant plus concentré, qu'il a plus de parties résineuses à dissoudre : il sera, au contraire, peu concentré s'il a en même temps du muqueux à dissoudre. Celui-ci se dissout en effet au moyen de l'eau par laquelle l'alcool est affoibli : c'est ainsi que l'alcool foible dissout beaucoup plus de principes actifs de l'opium que l'alcool concentré.

La durée de la macération et de la digestion doit toujours être de plusieurs jours; elle est d'ailleurs relative au degré de concentration de l'alcool et à la nature des substances qu'on lui soumet. Lorsqu'on veut que le résidu ne contienne plus rien de ce que l'alcool peut dissoudre, on doit, comme le conseille Parmentier, faire l'opération en deux temps, c'est-à-dire faire agir d'abord la moitié de l'alcool sur la substance, et lorsqu'il est suffisamment saturé, le séparer du résidu sur lequel on verse ensuite l'autre moitié du liquide. De cette manière, la première moitié de l'alcool se charge spécialement de la matière extractive colorante, et le marc se trouve disposé à fournir tout ce qu'il contient encore de soluble.

La macération s'opère dans un flacon bouché à l'émeri, et la digestion dans un matras assez grand pour que sa capacité ne soit remplie qu'à moitié par la matière et l'alcool : on le bouche avec une vessie humectée, percée de quelques petits trous faits avec la pointe d'une épingle. On expose ce matras sur un bain de sable modérément échauffé, ou, si la saison le permet, aux rayons du soleil. On favorise l'action de l'alcool par l'agitation que l'on réitère souvent. L'opération étant achevée, on passe le produit à l'étamine, avec une légère expression, et on le filtre ensuite à travers du *papier joseph*.

Les produits de la macération et de la digestion alcooliques sont généralement appelés *teintures alcooliques*, ou simplement *teintures*. Quelques auteurs modernes les désignent par les mots *alcools de*, en ajoutant le nom de la substance qui fait la base de la solution. En Allemagne on les appelle *essences*. Les teintures ou essences sont ou simples ou composées, suivant qu'elles ont été préparées avec une seule ou plusieurs substances. Plusieurs de celles qui sont composées sont connues sous le nom d'*élixirs*.

Les teintures jouissent des propriétés médicales des substances qui entrent dans leur composition et de celles de l'alcool.

Les solutions alcooliques que l'on prépare par la distillation se distillent au bain-marie. On emploie de l'alcool à divers degrés suivant la nature de la substance qu'on lui soumet; mais il suffit presque toujours qu'il soit à 10 degrés de l'aréomètre de Baumé corrigé. Il convient de faire macérer les substances dans l'alcool pendant un ou deux jours avant de commencer la distillation. On pousse en général celle-ci jusqu'à ce qu'on ait retiré tout l'alcool qu'on a employé.

Les produits de la distillation alcoolique sont appelés en pharmacie *eaux spiritueuses;* on donne aussi le nom d'*esprits* à celles qui sont simples, c'est-à-dire, qui n'ont été préparées qu'avec une seule substance. L'esprit de romarin porte le nom *d'eau de la reine de Hongrie.*

Celles des solutions alcooliques qui sont assez actives pour n'être administrées que par gouttes, se donnent souvent sur du sucre.

Les tableaux suivans indiquent les teintures simples les plus usitées, la quantité et le degré de concentration de l'alcool employé pour chacune d'elles, et la durée de la macération ou de la digestion qu'elles exigent, suivant qu'elles sont préparées à chaud ou à froid. Ces tableaux sont en grande partie extraits de la nouvelle Pharmacopée batave, l'une des meilleures pharmacopées modernes.

Teintures simples qui se préparent à froid.

Désignation des substances dont on prend une partie.	Alcool à employer.		Nombre de jours de macération.
	parties.	degrés.	
Sommités desséchées d'absinthe.....	6	15	3
Ecorces d'oranges concassées......	6	15	6
Benjoin pulvérisé................	8	20	6
Cantharides pulvérisées..........	8	20	6
Castoréum coupé	8	20	6
Cannelle concassée...............	8	20	6
Safran	3	15	8
Rhubarbe concassée...............	8	15	6
Serpentaire de Virginie concassée...	6	15	6
Baume de Tolu..................	8	20	6
Feuilles sèches de digitale pourprée.	8	10	6

Teintures simples qui se préparent à chaud.

Désignation des substances dont on prend une partie.	Alcool à employer.		Nombre de jours de digestion.
	parties.	degrés.	
Aloès soccotrin concassé..........	8	15	3
Assa fœtida concassé.............	8	20	6
Ecorces d'angustura concassées.....	8	20	6
Ecorces de cascarille concassées.....	8	20	3
Cachou concassé................	6	15	6
Ecorces de quinquina concassées....	8	20	6
Racines de gentiane jaune concassées.	6	15	3
Bois de gaïac râpé...............	8	20	6
Racines d'aunée concassées........	6	15	3
Racines de jalap concassées........	8	20	6
Myrrhe concassée................	8	20	6
Ecorces et bois de quassia.........	6	15	3
Succin pulvérisé................	8	32	10
Racines de valériane officinale pulvérisées.........................	6	15	3
Opium pur pulvérisé............	12	10	8

Les proportions d'alcool et d'opium pour cette dernière teinture sont celles qui ont été indiquées par Brugnatelli, d'après Edimbourg et Dublin. Un gros de cette préparation contient, d'après le même auteur, un grain et demi d'opium.

Teintures composées.

Elixir de propriété, de Paracelse.

Pr. Teinture de myrrhe........... 4 onces
de safran.. } de chaque, 3 onces.
d'aloès... }

Mêlez.

Usages. On le donne à la dose de 8 à 36 gouttes, comme cordial, emménagogue, anti-spasmodique, etc. Il peut, à une dose un peu forte, déterminer la purgation.

Elixir anti-scrophuleux de Peyrilhe.

Pr. Racine de gentiane jaune concassée, 1 once.
Sous-carbonate de potasse, de 2 à 4 gros.
Alcool à 10 degrés (eau-de-vie), 2 livres.

Faites digérer à une douce chaleur pendant 24 heures; laissez ensuite macérer pendant quelques jours; filtrez.

Usages. On le donne, dans les affections scrophuleuses, à la dose d'une cuillerée à café ou à bouche, suivant les âges, dose que l'on réitère une ou deux fois le jour.

Teinture thébaïque de la Pharmacopée de Londres.

Pr. Extrait sec d'opium, 2 onces.
Eau de cannelle.... 10 onces.
Alcool........... 6 onces.

Faites digérer pendant 8 jours; filtrez.

Un demi-gros de cette teinture contient environ 4 grains d'extrait d'opium, poids de Londres.

Usages. On la donne, comme sédative, à la dose de quelques gouttes.

Teinture d'opium camphrée, ou Elixir parégorique de la même pharmacopée.

Pr.	Extrait sec d'opium.....	de chaque,	1 gros.
	Acide benzoïque.......		
	Huile essentielle d'anis..		
	Camphre........................		2 scrupules.
	Alcool foible (d'environ 10 degrés)..		24 onces.

Faites digérer pendant 3 jours, et filtrez.

Brugnatelli indique de l'alcool à 36 degrés (26 degrès de l'aréomètre réformé); ce qui est sans doute une erreur. A la vérité, la Pharmacopée de Londres ne donne pas le degré de l'alcool; elle prescrit de l'alcool foible, *spiritus vini tenuior*, mais dans les deux dernières éditions que j'ai sous les yeux, à l'article *spiritus vinosus* du catalogue des médicamens, qui commence l'ouvrage, on distingue fort bien l'alcool concentré (*spiritus rectificatus*) de l'alcool foible (*spiritus tenuior*), puisqu'on observe que la pesanteur spécifique du premier est de 0,835, et celle du dernier de 0,930. Or, cette dernière pesanteur spécifique répond à environ 10 degrés de l'aréomètre de Baumé corrigé.

Une once de cette teinture contient deux grains et demi d'extrait d'opium, poids de Londres.

Usages. Ce médicament est très-employé en Angleterre comme diaphorétique, anti-spasmodique et excitant de la muqueuse bronchique : on le donne à la dose de 25 à 30 gouttes et plus, surtout dans les catarrhes chroniques, la toux spasmodique, etc.

Teinture d'extrait de bile, de myrrhe et d'aloès.

Pr. Extrait de fiel de bœuf....... 1 once.
d'aloès.........
Myrrhe............... } *ana*, $\frac{1}{2}$ once.
Eau-de-vie................ 16 onces.
Faites digérer pendant 5 ou 6 jours; filtrez et ajoutez
Sirop de sucre.............. 6 onces.

Usages. M. Hallé a quelquefois employé avec succès cette teinture à la dose de deux cuillerées à bouche par jour, dans les obstructions atoniques d'entrailles et certaines coliques.

Esprit de citron.

Pr. Écorce jaune ou zeste de citron, 1 partie.
Alcool à 10 degrés.......... 4 parties.
Distillez au bain-marie, et retirez environ jusqu'aux $\frac{5}{6}$ de l'alcool.

Usages. L'esprit de citron est stimulant; on le fait entrer, à la dose de 10 à 30 gouttes, dans les potions, qu'il aromatise d'une manière très-agréable. On l'unit souvent aux potions purgatives qui contiennent du séné, pour en corriger la saveur nauséabonde.

Des Solutions éthérées.

Elles doivent être préparées à la température de l'atmosphère et dans un vase bien bouché. Elles ne sont usitées qu'en très-petit nombre.

Solution éthérée (teinture éthérée) de digitale pourprée.

Pr. Feuilles sèches de digitale pourprée, 1 partie.
Ether sulfurique................ 8 parties.
Faites macérer pendant 24 heures dans un flacon bouché à l'émeri; filtrez.

Usages. Diurétique et sédatif de la fréquence des battemens du cœur. L'éther s'oppose à l'action émétique de la digitale; avantage qui doit faire préférer cette solution à la teinture alcoolique de digitale. On la donne à la dose de 10 à 25 gouttes, sur du sucre ou dans un véhicule quelconque.

Ether phosphoré.

Pr. Phosphore coupé menu, 8 grains.
Introduisez-le dans un flacon bouché à l'émeri, contenant,
Ether sulfurique........ 1 once.
Bouchez aussitôt, et agitez fréquemment jusqu'à ce que le tout soit dissous.

Ce liquide a une couleur pâle et une odeur d'ail: il dépose du phosphore par son mélange avec l'eau et avec l'alcool.

Usages. On l'emploie comme stimulant, à la dose de quelques gouttes sur du sucre.

Ether balsamique de Tolu (teinture éthérée de baume de Tolu).

Pr. Baume de Tolu réduit en poudre grossière, 3 gros.
Ether sulfurique très-rectifié............. 2 onces.

Faites macérer pendant deux à trois jours dans un flacon bouché à l'émeri. On favorise la dissolution par l'agitation.

Usages. Excitant de la muqueuse bronchique et en

même temps anti-spasmodique. On fait respirer l'air qui a traversé cette dissolution, au moyen d'un appareil particulier, dans les catarrhes pulmonaires chroniques accompagnés de beaucoup de toux et d'une expectoration abondante.

Des Potions, des Juleps et des Mixtures.

On donne le nom de *potions* aux médicamens liquides qu'on n'introduit dans l'estomac que par cuillerées, et qui sont composés d'infusions, d'eau distillées, de sirop ou de sucre, et quelquefois de liqueurs alcooliques; on y fait aussi quelquefois entrer des poudres qui alors se dissolvent ou se suspendent seulement dans le liquide. On voit que le mot *potion* qui, dans le langage ordinaire, seroit synonyme de boisson, est, en pharmacologie, très-restreint dans son acception.

Les potions, qui sont toujours des préparations magistrales, ne doivent jamais se prescrire que pour deux à trois jours, parce que les médicamens dont elles sont composées s'altèrent réciproquement. On les fait en général de 2 à 6 onces de liquide.

Il n'existe pas de différence essentielle entre les potions et les juleps. Seulement on donne spécialement le nom de *juleps* aux potions adoucissantes, calmantes, agréables au goût, qu'on fait prendre le soir.

On appelle *mixtures* les médicamens liquides qui ne contiennent que des substances très-actives et ne s'administrent que par gouttes. Une mixture peut être considérée comme une potion dépourvue de véhicule aqueux. Cependant on a donné par extension le nom de *mixtures* à une foule de médicamens composés qui ne sont autre chose que des potions.

Potion calmante.

Pr. Eau de laitue........ 3 onces.
 de fleurs d'orange, 4 gros.
 Sirop d'opium....... 1 once.
A prendre par cuillerées.

Potion tonique et cordiale.

Pr. Eau de cannelle........ } de chaque, 2 onces.
 de menthe poivrée, }
 Sirop d'écorce d'orange............ 1 once.
A prendre par cuillerées.

Potion anti-émétique de Rivière.

Pr. Carbonate de potasse (sel d'absinthe),
 de 1 scrupule à 1 gros.

Faites dissoudre dans très-peu de sirop de sucre ou d'eau sucrée et dans une cuiller à bouche; ajoutez, au lit du malade, 3 à 4 gros de suc de citron.

On fait avaler ce mélange sur-le-champ, afin que la plus grande partie de l'acide carbonique ne se dégage que dans l'estomac.

Usages. Cette potion est employée pour arrêter les vomissemens spasmodiques ou ceux qui sont déterminés par une trop forte dose d'émétique. Elle paroît spécialement agir au moyen de l'acide carbonique qui s'en dégage.

Potion excitante contre la blennorrhée.

Pr. Eau distillée de menthe,
Alcool............... } de chaque, 2 onces.
Baume de Copahu.....
Sirop de capillaire.....
Eau de fleurs d'orange............. 1 once.
Esprit de nitre dulcifié............. 2 gros.

(*Chopart et Desault*).

Usages. Les écoulemens atoniques du canal de l'urètre cessent ordinairement au bout de quelques jours de l'usage de cette potion; on en donne deux cuillerées à bouche le matin, une à midi et une le soir. Il est bon de la continuer pendant douze jours.

Mixture anti-spasmodique.

Pr. Camphre............ 12 grains.
Faites dissoudre dans
Teinture de castoréum, 4 gros.
Ajoutez,
Sirop de pivoine...... 4 gros.

Usages. On la donne à la dose de 20 à 30 gouttes, dans un véhicule convenable, comme l'eau de fleurs d'orange, pour calmer les accidens nerveux, convulsifs ou autres.

Des Extraits.

On donne le nom d'*extraits* à des produits obtenus liquides des corps organisés, soit par la simple expression, soit à l'aide de l'eau ou de l'alcool, et concentrés par l'évaporation jusqu'en consistance molle ou plus ou moins solide. Ce sont le plus souvent des mélanges très-composés. Ceux que l'on retire des végétaux peuvent, lorsqu'on n'a employé que l'expression ou l'eau, contenir un grand nombre de matériaux immédiats du végétal employé, tels que le muqueux, la matière sucrée, la fécule verte, l'albumine, la matière colorante qui constitue l'*extrait chimique*, plus ou moins de résine, la fécule amilacée, plusieurs acides, diverses substances salines; mais jamais ils ne contiennent d'huile essentielle, parce que, pendant l'évaporation des extraits des plantes qui en contenoient, ce principe se volatilise entièrement.

On retire à l'aide de l'expression sans menstrue les extraits des plantes herbacées fraîches qui contiennent beaucoup d'eau de végétation : ces sortes d'extraits ne sont autre chose que des sucs épaissis.

On emploie quelquefois, d'après les conseils de Storck, les sucs épaissis, non dépurés, afin que la fécule verte et l'albumine végétale restent dans l'extrait. Le plus ordinairement on clarifie le suc avec le blanc d'œuf. On a recours à l'eau pour les plantes desséchées ou pour celles qui contiennent peu d'eau de végétation. On se borne à la macération quand on veut que l'extrait ne contienne pas de résine, ou en contienne le moins possible; on a recours à la décoction quand on veut obtenir non-seulement une certaine quantité de résine, mais encore tout ce que l'eau chaude peut dissoudre des autres principes. La plupart des extraits pour lesquels on emploie l'eau se préparent par la décoction. On emploie l'alcool à l'égard de certaines substances très-résineuses, et dont le principe le plus actif est la résine.

On donne le nom de *rob* aux extraits des fruits,

c'est-à-dire aux sucs exprimés des fruits, et évaporés jusqu'à consistance de miel. Les anciens appeloient *miva* celui de coings, *miva cydoniorum;* plusieurs pharmacopées désignent aussi, sous le nom de *miva,* divers autres extraits. On a donné le nom de *sapa* au moût ou au suc de raisin évaporé en consistance de miel; et celui de *defrutum* au même suc de raisin privé des deux tiers de son humidité, et qui, dans cet état, mis à fermenter, donne le *vin cuit.* Les robs les plus employés sont ceux de nerprun, de sureau, de genièvre, de groseilles, de tamarins, de casse.

Les extraits ont aussi été dénommés d'après les principes qui y prédominent. Ainsi on appelle *extraits gommeux* ou *muqueux*, ou *mucilagineux*, ceux qui sont spécialement composés de gomme ou de mucilage. La gomme adragant peut être considérée comme un extrait gommeux pur; il en est de même de la gomme arabique lorsqu'elle est bien blanche. On donne le nom d'*extraits gélatineux* à ceux qui sont spécialement composés de *gélatine:* telles sont les gelées animales. On appelle *extraits résineux* ceux qui sont spécialement composés de *résine;* ce sont ceux qu'on prépare par l'alcool: tels sont l'extrait de jalap, ceux de scammonée, de l'ellébore noir, etc. Toutes les résines sèches peuvent être considérées comme des extraits résineux. On nomme *extraits extracto-résineux*, ceux qui sont composés de la matière colorante dite *extractive*, et de résine : tels sont l'extrait d'aloès et la myrrhe : l'extrait de quinquina préparé par la décoction est aussi un *extracto-résineux*. On appelle *gommo-résineux* ceux qui contiennent spécialement de la gomme et de la résine : la gomme ammoniaque, l'assa-fœtida, le galbanum, le sagapénum peuvent être considérés comme des extraits *gommo-résineux*. Enfin on a appelé *extraits savonneux salins*, ou simplement *extraits savonneux*, ceux qui contiennent une quantité notable de substances salines, et une matière résineuse tellement combinée avec la muqueuse et les autres substances solubles qu'on ne peut pas les séparer : tels sont les extraits de fumeterre, de chardon bénit, de buglosse, de bourrache, de pissenlit, de chicorée sauvage. Le sel qui paroît le plus abondant dans ces extraits est l'acétate de potasse, et c'est probablement à lui qu'on doit rapporter la propriété apéritive dont ils jouissent.

De la Garaye a donné improprement le nom de *sels essentiels* aux extraits préparés par macération et séchés sur de larges surfaces, comme des assiettes : on doit les appeler *extraits secs*, pour les distinguer de ceux qui ont moins de consistance, et qu'on appelle *extraits mous* : ceux-ci en diffèrent en ce qu'ils contiennent plus de résine et d'autres substances peu solubles.

Quelques extraits se préparent avec plusieurs substances végétales différentes : tel est l'extrait panchymagogue, qui est purgatif.

Rob de nerprun.

Pr. Baies de nerprun écrasées, q. s.

Laissez fermenter jusqu'à ce que le suc devienne vineux ; exprimez, et faites évaporer jusqu'à consistance de miel.

(*M. Déyeux.*)

Usages. Ce rob est purgatif, et se donne à la dose de un scrupule à un gros et demi.

On peut, comme l'a observé Parmentier, le convertir en sirop, en le mêlant avec 5 parties de sirop simple, et passant le mélange à l'étamine.

Extraits que l'on prépare avec le suc exprimé et non dépuré des plantes.

Extraits de ciguë,
d'aconit,
de jusquiame,
de stramonium,
de belladone.

Extraits que l'on prépare avec le suc exprimé et dépuré des plantes.

Extraits de bourrache,
de buglosse,
de chicorée sauvage,
de pissenlit,
de trèfle d'eau,
de cochléaria,
de cresson,
de concombres sauvages.

Ce dernier extrait est l'*elaterium* des anciens, qu'ils employoient comme purgatif.

Extraits que l'on prépare par macération dans l'eau.

Extrait sec de quinquina (sel essentiel de La Garaye),
Extrait de réglisse, pour l'avoir sans âcreté.

On prépare aussi quelquefois de cette manière les extraits de rhubarbe, de séné, et quelques autres.

Extraits que l'on prépare ordinairement par décoction dans l'eau.

Extraits mou de quinquina,
de petite centaurée,
de gentiane jaune,
de chardon bénit,
de fumeterre,
de scordium,
de chamædrys,
de chamæpitys,
de saponaire,
de houblon,
d'absinthe,
d'aristoloche,
de salsepareille,
de rhubarbe,
de séné,
de coloquinte,
de racine de patience,
d'agaric,
d'aunée,
de valériane,
de cachou, etc.

Extrait (gelée) de lichen d'Islande.

Lichen d'Islande....... 1 ½ once.
Sucre................. 2 ½ onces.

On fait macérer dans 4 livres d'eau, pendant 12 à 15 heures. Cette eau se charge de la partie amère et un peu astringente du lichen. Si on veut que la gelée soit un peu tonique, on continue l'opération avec la même eau; si on veut qu'elle ne soit qu'adoucissante, on jette cette première eau, et on en ajoute une même quantité sur le lichen : dans l'un et l'autre cas, on fait bouillir à petits bouillons, dans une bassine d'argent, jusqu'à réduction d'une livre. Si on se servoit d'un vase de cuivre, il donneroit une saveur désagréable à la gelée. On passe avec expression à travers un tamis ou un linge ; on remet sur le feu avec les deux onces et demie de sucre et un blanc d'œuf battu avec un peu d'eau froide ; on clarifie comme un sirop ; on écume, et à l'instant où l'on aperçoit une matière rare, spongieuse, comme albumineuse, se disséminer en petits globules dans toute la masse du liquide, on le retire du feu ; on passe à travers un blanchet, et on verse dans un pot.

Les proportions indiquées donnent environ une demi-livre de gelée ; mais la quantité de sucre prescrite pour le condiment de cette gelée n'est pas suffisante pour la conserver au-delà de 15 à 20 jours en hiver, et de 5 à 6 en été. Elle moisit et aigrit comme toutes les gelées ; mais cette quantité peut être prise en quelques jours.

Usages. Adoucissant, dans les irritations chroniques des organes pulmonaires. On en donne cinq à six cuillerées à bouche par jour.

Extrait de gélatine de M. Séguin.

Pr. Colle de Flandre choisie, } de chaque, parties égales.
Sucre.................. }

Faites dissoudre dans 3 ou 4 parties d'eau ; passez à travers une étamine, et faites évaporer à une consistance telle que la matière se prenne en masse assez solide par le refroidissement ; mais qu'elle puisse se liquéfier par une douce chaleur, et devenir assez coulante pour être avalée sans difficulté. A cet état, elle contient 2 parties de gélatine, 2 de sucre, et tout au plus 3 d'eau : on la divise en carrés de 24 à 30 grammes (6 à 8 gros), dont chacun contient 2 gros ou 8 grammes de gélatine effective.

Usages. Fébrifuge. On donne ce médicament et dans les jours d'accès et dans les jours d'apyrexie ;

la dose ordinaire est de 24 à 30 grammes le matin, autant vers le milieu du jour et autant le soir. Les jours d'accès, on en donne une dose dès l'invasion du frisson; une seconde quelques minutes après; et la troisième, dans le temps de la chaleur : ces mêmes jours, le malade en prend une dose de plus que les jours d'apyrexie.

Extrait résineux de jalap.

Pr. Teinture alcoolique de jalap, q. s.

Distillez jusqu'aux trois quarts; mêlez le résidu avec 20 à 30 fois son poids d'eau pure pour précipiter la résine; laissez reposer pendant 24 heures; puis séparez le précipité par la décantation, et faites-le sécher au bain-marie dans une capsule de verre, jusqu'à ce qu'étant refroidi, l'extrait résineux soit sec et friable.

On prépare de la même manière les extraits résineux de scammonée, de turbith végétal, de gaïac, etc.

Des Conserves, des Confections, des Electuaires, des Opiats et des Marmelades.

Les conserves sont des médicamens d'une consistance molle, composés d'une substance végétale fraîche, en poudre ou à l'état pulpeux, et d'une certaine quantité de sucre : elles ont été imaginées par les anciens pour conserver les vertus des médicamens.

L'intermède des conserves est toujours du sucre. Quand la substance est pulpeuse ou contient assez d'eau de végétation pour former une pulpe par la trituration, comme les feuilles de cochléaria, on n'y mêle que du sucre : sans cela on ajoute un peu d'eau, comme dans la préparation de la conserve de rose à la manière ordinaire.

De même que les poudres, les conserves contiennent tous les matériaux immédiats du végétal employé ; elles s'altèrent toutes promptement par la chaleur en subissant un mouvement de fermentation. Celle de cynorrhodon est peut-être la seule qui ne s'altère pas. Celle de rose se conserve aussi assez bien ; on peut d'ailleurs la préparer en tout temps par le procédé que nous allons donner d'après Baumé. Ces deux conserves sont, pour ainsi dire, les seules employées de nos jours. Si on vouloit en prescrire quelques autres, il faudroit les faire faire extemporanément.

Conserve de roses magistrale.

Pr. Roses de Provins séchées et pulvérisées, 3 parties.
Eau de roses.................... 8 parties.

Laissez macérer pendant 5 à 6 heures ; délayez ensuite, à l'aide d'un bistortier, ce mélange devenu pulpeux, dans
Sucre cuit à la plume.............. 24 parties.

Usages. Astringent à un degré modéré. On s'en sert quelquefois comme excipient de médicamens plus actifs.

Les confections, les électuaires et les opiats sont des médicamens mous comme les conserves, dont ils ne diffèrent qu'en ce qu'ils contiennent plusieurs substances médicamenteuses, et qu'ils ont pour intermède du miel ou du sirop au lieu de sucre. Il paroît que les anciens appeloient *opiats* ceux des électuaires qui contenoient de l'opium ; mais il n'existe aucune différence sous le rapport de leur préparation entre les électuaires, les confections et les opiats; les conserves elles-mêmes peuvent être regardées comme des électuaires simples. La confection alkermès et la confection Hameç sont autant des électuaires que l'électuaire lénitif; et l'opiat de Salomon ne doit pas être plutôt appelé *opiat* que la thériaque et le diascordium.

Ces sortes de mélanges éprouvent toutes un mouvement de fermentation, mais qui n'est pas toujours nuisible à leurs propriétés médicinales. La fermentation ne détruit pas le principe narcotique : aussi les propriétés de l'opium ne sont-elles pas altérées dans la thériaque qui a fermentée, et on préfère même en général la thériaque ancienne à celle qui est récente. La propriété astringente, la propriété stimulante des substances âcres non volatiles et des résines ne paroissent pas non plus s'altérer par la fermentation; le diascordium et l'opiat mésentérique jouissent de toute leur activité après avoir fermenté. On peut au reste remplacer la plupart des électuaires officinaux par des prescriptions magistrales.

On donne spécialement à l'état d'électuaire les médicamens qui ne sont pas très-désagréables à prendre, qui sont volumineux, qui ne sont pas très-pesans, qui ne se gonflent pas beaucoup par l'humidité, et qui n'altèrent pas les intermèdes ordinaires. — On les donne par portions dont on évalue le volume, et que le malade divise lui-même approximativement : on les prend ordinairement dans une cuiller à café.

Quand on fait faire des électuaires extemporanément, on peut remplacer le miel ou le sirop par les confitures, les gelées, une pulpe de fruit, telle que celle des pruneaux, etc. — Les proportions sont de 2 à 3 parties de sirop et de 3 à 4 de miel, ou des autres intermèdes pour les poudres légères. — Les sucs desséchés, dits gommo-résineux, en exigent à-peu-près partie égale; les poudres pesantes et les sels neutres non déliquescens exigent la moitié de leur poids de l'intermède.

Si on veut étendre le médicament, on ajoute une poudre inerte ou de peu de vertu, telle que celle de pétales de roses. On peut aromatiser le mélange avec quelques gouttes d'une huile essentielle, un peu de cannelle ou tout autre aromate.

Quand le médicament est désagréable à prendre ou qu'il répugne au malade, on lui donne la forme de bols ou de pilules : telles sont l'assa-fœtida et plusieurs autres gommes-résines fétides.

Les marmelades ne diffèrent des électuaires que par leur consistance un peu moins solide.

Marmelade de Tronchin ou de Fernel.

Manne en larmes....... Pulpe de casse récente...	de chaque, 1 once.
Huile d'amandes douces, Sirop de guimauve.....	de chaque, 4 gros.

Mêlez et aromatisez avec l'eau de fleurs d'orange.

On donne cette marmelade contre la constipation; on en fait prendre une cuillerée à bouche d'heure en heure : elle opère ordinairement après la quatrième ou la cinquième cuillerée.

Des Pilules et des Bols.

On désigne par l'expression *pilules*, diminutif de *pila*, petite balle, des médicamens simples ou composés, de la consistance d'une pâte ferme, d'une forme sphérique, du diamètre d'environ deux lignes, et destinés à être avalés en une seule fois, sans être mâchés. Les *bols* sont des médicamens d'une consistance intermédiaire entre celle de l'électuaire et celle de la pilule, un peu plus volumineux que celle-ci, et auxquels on donne ordinairement la forme olivaire, afin qu'on puisse plus facilement les avaler en une seule fois. Les pilules sont du poids de un à 4 grains; les bols peuvent peser jusqu'à 12 grains et même plus. On détermine le poids des uns et des autres en divisant, à l'aide du pilulier, la masse du médicament dont le poids est connu.

On donne spécialement la forme de pilules ou de bols aux médicamens qui ont une odeur et une saveur désagréables, qui sont pesans et insolubles dans l'eau. Lorsque le médicament est volatil ou qu'il s'altère au contact de l'air, on ne doit en convertir à l'état de pilules ou de bols que de petites quantités à la fois, que l'on enferme dans un vase bien bouché.

Lorsque les médicamens que l'on veut réduire en pilules ou en bols sont susceptibles de former seuls une masse cohérente, on peut leur donner l'une ou l'autre de ces formes sans intermèdes. Tous les extraits pharmaceutiques sont dans ce cas; on est seulement quelquefois obligé, lorsqu'ils sont trop secs, d'y ajouter un peu de sirop; mais les substances qui ne se lient pas bien exigent un intermède qui ait la propriété de former un mucilage à l'aide d'un peu d'eau : telles sont la gomme adragant, la gomme arabique, la poudre de racine de guimauve, ou, à son défaut, celle de graine de lin. La gomme adragant a l'avantage de former un mucilage très-visqueux avec 10 parties d'eau, et de donner la consistance sirupeuse à 100 parties du même liquide; elle est, sous ce rapport, préférable à la gomme arabique, dont il faut une partie sur 4 d'eau pour donner au liquide une consistance sirupeuse.

La plupart des substances végétales qui, pulvérisées, contiennent encore toutes les parties de la plante ou d'une portion de la plante, et qui ne sont pas mucilagineuses, ne peuvent être converties en pilules ou en bols qu'à l'aide d'un mucilage : tels sont le quinquina, la rhubarbe, la scille, la racine de jalap, la cannelle, le girofle.

Quand on emploie la gomme adragant, et qu'on n'a en vue que de lier ensemble les molécules pulvérulentes qui doivent former la masse des pilules, alors il suffit de prescrire 5 à 6 grains de cette gomme pour 2 à 4 gros de poudre; on fait ajouter ensuite une suffisante quantité d'un sirop ou d'un liquide aqueux quelconque. Mais quand l'intermède mucilagineux qu'on mêle à la masse pilulaire doit servir non-seulement à lui donner de la cohérence, mais encore à écarter les molécules du médicament, comme lorsque celui-ci est très-actif et qu'on ne peut le donner qu'à très-petites doses, il faut prescrire une plus grande quantité d'intermède, et donner la préférence aux substances qui, en donnant du volume à la pilule, peuvent, lorsque celle-ci est sèche, se délayer facilement. C'est ainsi que, lorsqu'on veut donner en pilules du chlorure de mercure (sublimé corrosif), on emploie avec avantage pour intermède la farine, la racine de guimauve en poudre ou la mie de pain, et on en met une quantité suffisante pour que chaque pilule en contienne 2 à 3 grains.

Bols fébrifuges.

Pr.	Quinquina en poudre..........	1 once.
	Tartrate de potasse et d'antimoine (tartrate stibié).............	16 grains.
	Carbonate de potasse (sel d'absinthe)....................	1 gros.
	Sirop d'absinthe, q. s.	

Faites, s. l., 60 bols.

(*Desbois de Rochefort*).

Usages. Ces bols sont recommandés contre la fièvre quarte. On prend la totalité dans l'intervalle de deux accès, 20 par jour, 5 à la fois, de trois heures en trois heures.

Dans cette préparation, l'émétique est décomposé par la potasse et le quinquina, avec lequel l'oxyde d'antimoine forme une combinaison insoluble. Aussi ce mélange ne produit pas de vomissement.

Pilules écossaises du docteur Anderson.

Pr.	Tartrate de potasse et d'antimoine,	1 grain.
	Aloès succotrin................	16 grains.
	Mucilage de gomme adragant, q. s. pour 4 pilules.	

Usages. Elles sont purgatives; on les donne à la dose d'une à deux.

Des Pastilles, des Tablettes et des Pâtes.

On confond assez souvent ensemble les pastilles et les tablettes, qu'on appeloit aussi anciennement *rotuli* et *morsuli*. Ce sont des médicamens d'une consistance solide, d'une saveur agréable, d'une forme arrondie, carrée, triangulaire, rhomboïdale, etc.; mais le nom de *pastilles* doit être spécialement affecté à ceux de ces médicamens qui ont pour base une huile essentielle, et pour intermède du sucre tantôt cuit à la plume, tantôt réduit en poudre avec la substance qui fait la base du médicament, et battu avec du blanc d'œuf; tandis que les *tablettes* proprement dites ont en général des poudres, aromatiques ou non, pour base, et pour intermède du sucre et du mucilage: elles sont toujours plus volumineuses et moins sucrées que les pastilles, et on leur donne ordinairement la forme de disque au moyen d'un emporte-pièce. Les pastilles contenant toujours une très-grande quantité de sucre et une substance aromatique agréable, se font plutôt par les confiseurs que par les pharmaciens; elles sont d'ailleurs peu employées comme médicament.

Pour préparer les tablettes, on mêle d'abord le médicament en poudre avec du sucre également en poudre, dont les proportions sont très-variables suivant l'activité du médicament; on ajoute ensuite une suffisante quantité de mucilage de gomme adragant pour donner au mélange la consistance de pâte; on étend cette pâte, à l'aide d'un rouleau, sur un marbre saupoudré d'un peu d'amidon ou de sucre en poudre; on la divise, au moyen de l'emporte-pièce, en tablettes que l'on fait sécher à une douce chaleur.

Les tablettes peuvent être simples ou composées, c'est-à-dire, ne contenir qu'une substance médicamenteuse, ou en contenir plusieurs. Celles qui sont composées ont été quelquefois appelées *électuaires solides*.

Tablettes de soufre.

Pr. Soufre sublimé, lavé et porphyrisé, 1 partie.
Sucre en poudre................ 8 parties.

On ajoute une quantité suffisante de mucilage de gomme adragant pour réduire le tout en une pâte solide, que l'on divise en tablettes du poids d'environ 6 grains.

Usages. Ces tablettes excitent la muqueuse bronchique et la transpiration cutanée; on en fait prendre quelques-unes dans les vingt-quatre heures, une seule à chaque dose.

Les *pâtes* ont beaucoup d'analogie avec les tablettes, dont elles diffèrent, 1° par leur consistance, qui est molle et élastique; 2° en ce qu'elles contiennent un mucilage pour base et non comme simple intermède, ce qui les rend moins sucrées que les tablettes. La *pâte de guimauve* ne se fait même plus aujourd'hui qu'avec la gomme arabique et le sucre par parties égales. On fait dissoudre la gomme et le sucre séparément dans une certaine quantité d'eau; on passe la décoction de gomme, et on la mêle avec la dissolution de sucre dans une bassine d'argent; on chauffe en agitant continuellement avec une spatule, et on fait rapprocher jusqu'à la consistance d'un miel épais; alors on ajoute des blancs d'œufs fouettés avec un peu d'eau de fleurs d'orange; on continue d'épaissir à petit feu en agitant violemment. On reconnoît que la pâte est suffisamment cuite, lorsqu'en tirant la spatule hors de la bassine et frappant légèrement avec la pâte sur le dos de la main, elle n'adhère pas à la peau.

Des Trochisques.

Les trochisques sont des médicamens composés d'une ou de plusieurs substances réduites en poudre et incorporées dans un intermède convenable pour leur donner des formes variables; ils diffèrent des tablettes en ce qu'on n'y fait pas entrer de matière sucrée. On leur donne la forme de grains d'avoine, de pyramides triangulaires, de cônes, etc. Les intermèdes dont on se sert pour cela sont des mucilages, des sucs de plantes, la mie de pain. Plusieurs trochisques sont destinés exclusivement à l'usage extérieur : tels sont ceux du minium, de sublimé corrosif, etc. Il y en a qui entrent dans la préparation de quelques autres médicamens officinaux : tels sont ceux de scille qu'on fait entrer dans la thériaque, et les trochisques de cypheos qui entrent dans le mithridate.

On désigne aussi dans les pharmacopées, sous le nom de *trochisques*, certains médicamens sucrés qui se prennent à l'intérieur comme les tablettes; mais ils ne diffèrent pas essentiellement de ces dernières : tels sont les trochisques de cachou et quelques autres qui doivent en conséquence être rangés parmi les tablettes et les pastilles.

Des Huiles médicinales et des Linimens.

On prépare les *huiles médicinales* en faisant macérer, infuser ou bouillir une ou plusieurs substances médicamenteuses dans l'huile, et on passe ensuite avec expression : elles sont simples ou composées. Les unes et les autres s'emploient dans les applications extérieures, et sont beaucoup moins usitées qu'autrefois. Parmi les simples, on peut citer l'huile d'hypéricum, qui fait encore quelquefois partie des digestifs destinés au pansement des plaies; et l'huile de camomille, que l'on fait quelquefois entrer dans des linimens excitans. Les composées sont souvent désignées sous le nom de *baumes huileux*. Le *baume tranquille* qu'on emploie en friction dans les douleurs nerveuses et les rhumatismes chroniques, n'est autre chose qu'une dissolution dans l'huile d'olive des parties solubles de beaucoup de plantes aromatiques et narcotiques. Il en est de même du *baume vert de Metz*, qui est cathérétique en raison de l'oxyde de cuivre qu'il contient, et qu'on applique, à l'aide d'un peu de charpie, sur les ulcères fistuleux dont la suppuration est entretenue par un tissu cellulaire lâche.

Les *linimens* sont des médicamens de la consistance d'une huile épaisse, et destinés à être appliqués en onction ou en friction sur une surface plus ou moins étendue de l'extérieur du corps; plusieurs huiles médicinales peuvent être en conséquence considérées comme des linimens.

Liniment ammoniacal.

Pr. Huile d'olives ou d'amandes douces, 8 parties.
Ammoniaque liquide concentrée... 1 partie.
Mêlez par simple agitation.

Usages. Excitant de l'organe cutané et des tissus soujacens.

Liniment camphré.

On peut faire un liniment camphré en ajoutant 3 ou 4 parties d'alcool camphré au liniment précédent, ou en triturant, dans un mortier, une partie de camphre avec le même liniment, ou avec 8 parties d'huile fixe.

Usages. Sédatif.

Liniment calcaire.

Pr. Eau de chaux.......... } *ana*, parties égales.
Huile d'amandes douces.. }
Mêlez par l'agitation.

Usages. Répercussif.

Des Onguens, des Cérats et des Pommades.

Les *onguens* sont des médicamens externes, d'une consistance analogue à celle de l'axonge, qui ne s'agglutinent pas, mais se liquéfient à la chaleur de la peau, et s'appliquent spécialement par apposition sur des parties dénudées, telles que les plaies et les ulcères, et quelquefois par frictions sur des surfaces cutanées très-étendues, lorsque le médicament doit être absorbé.

Les excipiens des onguens sont l'huile, l'axonge,

le beurre, le jaune d'œuf, etc.; leurs parties actives sont des résines, des gommes-résines, des térébenthines, des oxydes métalliques, etc. On peut donner la forme d'onguent aux médicamens par trituration ou par digestion. 1°. *Par trituration:* on pulvérise le médicament ou on le liquéfie suivant sa nature; puis on le triture avec une proportion déterminée de l'intermède. 2°. *Par digestion:* on y a recours pour les médicamens qui se dissolvent dans les corps gras; par exemple, la partie active du garou.

On pourroit supprimer la plupart des onguens officinaux destinés au traitement des plaies, et aujourd'hui on les remplace presque tous par celui connu sous le nom de *baume d'Arcæus*, ou par quelque préparation magistrale, notamment par celle qu'on appelle *onguent digestif,* et qui consiste dans un mélange d'huile grasse, de térébenthine et de jaune d'œuf.

Onguent digestif simple.

Térébenthine de Venise liquide, 2 onces.
Jaune d'œuf.................. n°. I.
Huile de millepertuis, q. s.
Mêlez dans un mortier.

Onguent digestif animé.

Baume d'Arcæus, } *ana*, 1 once.
Styrax liquide... }
Jaune d'œuf.......... n°. II.
Essence de térébenthine, 4 gros.
Mêlez dans un mortier.

Ces digestifs s'appliquent sur des plumasseaux de charpie.

Les *cérats* sont de véritables onguens dans lesquels on fait entrer de la cire : tel est le *cérat de Galien*, qui est un mélange, fait à l'aide de la chaleur et de la trituration, de 4 parties d'huile d'olive ou d'amandes douces, une de cire blanche et 3 d'eau. Si on y ajoute un peu d'acétate de plomb liquide, on forme le *cérat de Saturne*. L'un et l'autre sont employés comme dessiccatifs. Le dernier, qui est plus actif, peut devenir nuisible en agissant comme répercussif.

Les onguens faits proprement, qu'on a aromatisés et quelquefois colorés pour les rendre plus agréables, prennent le nom de *pommades*, que l'on donne aussi quelquefois à des onguens ordinaires.

Pommade de garou.

Pr. Axonge.......... 8 parties.
Ecorce de garou... 1 partie.

Faites digérer au bain-marie, et passez avec expression à travers un linge.

Pommade de cantharides.

Pr. Axonge................ 16 parties.
Cantharides en poudre.... 1 partie.

Faites cuire l'axonge avec suffisante quantité de feuilles de morelle pour lui donner une couleur verte ; passez ; ajoutez les cantharides, et faites infuser au bain-marie.

Usages. La pommade de garou et celle de cantharides sont épispastiques : on s'en sert pour exciter les plaies des vésicatoires.

Pommade oxygénée.

Pr. Axonge.................. 1 livre.
Acide nitrique du commerce, 1 ½ once.

Faites fondre l'axonge; ajoutez l'acide, en agitant fortement le mélange; chauffez jusqu'à ébullition, et laissez ensuite refroidir.

Usages. Contre la gale.

Pommade de soufre.

Pr. Soufre sublimé........... 1 partie.
Axonge ou cérat, de.... 4 à 6 parties.
Mêlez exactement.

Usages. Contre la gale et les dartres.

Pommade de soufre et de sous-carbonate de potasse.

Pr. Soufre sublimé........... 1 partie.
Sous-carbonate de potasse... ½ partie.
Axonge................. 4 parties.
Mêlez exactement
(*M. Helmerick*).

Usages. Contre la gale. *Voyez* la 1re partie de ce Manuel, page 73.

Pommade savonneuse hydro-sulfurée de M. Jadelot.

Pr. Sulfure de potasse......... 6 onces.
Savon blanc du commerce... 2 livres.
Huile de pavots........... 4 livres
Huile volatile de thym...... 2 gros.

On prépare cette pommade par le procédé suivant, qui a été publié dans les Bulletins de la Faculté de Médecine, année 1814, n° Ier.

On pile le sulfure de potasse dans un mortier de fer légèrement chauffé; on le passe de suite au tamis, et on l'enferme, pulvérisé, dans un flacon bien sec et bien bouché; ou l'on fait dissoudre le sulfure de potasse dans le tiers de son poids d'eau qu'on y ajoute 12 heures avant de composer le liniment. On râpe le savon; on le fait fondre au bain-marie, dans une marmite de terre, en l'agitant avec un pilon de bois. On y ajoute la moitié de l'huile de pavot, peu à peu, en triturant et laissant la marmite dans le bain-marie; on met ensuite dans un mortier de marbre le sulfure de potasse pulvérisé ou dissous dans le tiers de son poids d'eau. On y ajoute peu à peu le mélange d'huile et de savon qui étoit dans le bain-marie, en commençant par une très-petite portion du mélange, avec laquelle on triture fortement le sulfure de potasse. On continue de triturer le tout jusqu'à ce qu'il ne reste plus de grumeaux de savon. On y mêle ensuite exactement la dernière moitié de l'huile de pavot et l'huile volatile de thym. Cette dernière substance n'est ajoutée que pour détruire l'odeur de l'acide hydro-sulfurique, et en effet elle remplit très-bien ce but. On peut substituer, dans cette composition, le savon amygdalin et l'huile d'amandes au savon du commerce et à l'huile de pavot : avec cette modification, la pommade a sur la peau une action plus douce que dans le premier cas.

Usages. Contre la gale. *Voyez* la 1re partie, p. 72 et 73.

Pommade de soufre et de charbon.

Charbon de bois pulvérisé,	1 partie.
Soufre sublimé..........	2 parties.
Cérat..................	5 parties.

Mêlez exactement.

Usages. Employée dans la teigne.

On frotte le cuir chevelu affecté avec suffisante quantité de cette pommade.

Pommade anti-ophthalmique de Desault.

Pr. Peroxyde de mercure (oxyde de mercure rouge).....	ana,	1 gros.
Peroxyde de plomb (oxyde de plomb demi-vitreux)..		
Tuthie.................		
Sulfate acide d'alumine et de potasse (alun) calciné....		
Chlorure de mercure (muriate de mercure au *maximum* d'oxydation)......................		12 grains.
Mêlez et incorporez dans		
Axonge......................		1 once.

Usages. Contre l'engorgement des glandes de Meibomius, dans les ophthalmies chroniques.

Des Emplâtres.

Les emplâtres sont des médicamens externes, d'une consistance analogue à celle de la cire, ayant de la cohérence, s'agglutinant facilement à la peau à l'aide du calorique; ne se liquéfiant pas, comme les onguens, par la chaleur animale; spécialement destinés à être appliqués par apposition sur des tumeurs non ouvertes, ou sur des parties dont on veut maintenir le contact immédiat, soit entre elles, soit avec quelque médicament.

Les emplâtres sont composés des mêmes excipiens et des mêmes bases que les onguens; seulement on y fait entrer de moindres proportions d'huile ou de graisse, afin qu'ils aient plus de consistance.

M. Deyeux ne donne, à la vérité, le nom d'*emplâtres* qu'à ceux de ces médicamens qui contiennent un oxyde métallique, quel que soit leur degré de consistance ; et il appelle *onguens durs* les mélanges de corps pulvérulens avec de la cire et de la résine qui ont une consistance emplastique. Mais il me paroît préférable, dans la pratique chirurgicale, de caractériser les emplâtres d'après leur consistance et leur propriété agglutinative.

La plupart des emplâtres officinaux peuvent être supprimés.

On peut donner extemporanément la forme emplastique à un médicament, en prenant pour intermède un mélange de deux parties de cire jaune ou blanche et une huile. On fait fondre la cire coupée en morceaux menus avec l'huile. Lorsque la cire est liquéfiée, on retire le mélange du feu, et on agite continuellement pendant le refroidissement; sans cela la cire se sépareroit de l'huile, et le mélange seroit grumeleux. Cet intermède peut être associé avec la moitié de son poids d'une poudre végétale. Si le médicament est susceptible de se liquéfier par la chaleur, il est inutile de le réduire en poudre. Lorsqu'on veut donner une consistance moindre à l'emplâtre, on fait l'intermède avec parties égales de cire et d'huile.

Cet emplâtre ne pourroit pas servir comme agglutinatif, à moins que le médicament ne fût résineux. Le meilleur des agglutinatifs, parmi les emplâtres officinaux, est l'*emplâtre d'André de La Croix*. On peut faire un emplâtre agglutinatif extemporanément en faisant fondre ensemble parties égales de cire et d'une résine, telle que la poix de Bourgogne. On agite quand le refroidissement commence et pendant que la matière est encore molle.

Les emplâtres agglutinatifs étendus sur du linge ou sur du papier constituent les *sparadraps*. Le sparadrap ou toile Gautier, dont on se sert ordinairement pour appliquer la pierre à cautère, est un mélange d'emplâtre diapalme, de diachylon simple, et d'emplâtre de céruse brûlée, auquel on ajoute un peu d'iris de Florence.

Des Cataplasmes.

On donne le nom de *cataplasmes* à des médicamens externes, de la consistance d'une bouillie épaisse, qui s'appliquent à l'aide d'un linge sur des surfaces circonscrites de l'habitude du corps, se dessèchent promptement par la chaleur animale, et adhèrent alors à l'organe cutané. On doit en conséquence les renouveler fréquemment, et avant leur dessiccation.

Ils sont formés de farines ou de poudres végétales, qui ont pour excipiens l'eau, le lait, le vin, le vinaigre : on y ajoute quelquefois un corps gras. Souvent aussi les cataplasmes sont purement composés de fruits ou de racines bulbeuses cuits sous la cendre et réduits à l'état pulpeux.

Les cataplasmes sont émolliens, toniques, plus ou moins stimulans et astringens, suivant la nature des substances qui en font la base. Les sinapismes sont des cataplasmes irritans.

Les cataplasmes émolliens, qui sont les plus employés, se font ordinairement avec la farine de graine de lin que l'on fait cuire en consistance convenable avec suffisante quantité d'eau simple ou d'une décoction de racine de guimauve. On peut les rendre astringens, et par conséquent résolutifs, en les arrosant d'un peu d'extrait de saturne. On les rend toniques et excitans des fonctions de la peau, en les faisant avec du vin, ou en les arrosant de quelque teinture alcoolique : c'est ainsi qu'agit le cataplasme qui constitue le remède de M. Pradier contre la goutte, et dont voici la composition.

Cataplasme de M. Pradier contre la goutte.

On prépare un cataplasme bien visqueux avec la farine de graine de lin, et on l'arrose avec la liqueur suivante :

Pr. Baume de la Mecque, 6 gros.
Quinquina rouge.... 1 once.
Safran........... 4 gros.
Salsepareille........ 1 once.
Sauge............ 1 once.
Alcool........... 3 livres.

On fait dissoudre à part le baume de la Mecque dans le tiers de l'alcool : on fait macérer dans le reste de ce liquide les autres substances pendant deux fois vingt-quatre heures ; on filtre, et on mêle ensemble ces deux liqueures.

Cette teinture peut être préparée d'avance pour s'en servir au besoin. Lorsqu'on veut en faire usage, on en mêle une partie avec deux ou trois fois autant d'eau de chaux ; et c'est avec ce mélange, qui contient un précipité jaunâtre, qu'on arrose la surface d'un ou de deux cataplasmes, dont on enveloppe les membres abdominaux ou thoraciques suivant les circonstances. Mais il est très-rarement utile d'appliquer le remède aux bras ; c'est presque toujours sur les jambes qu'on en fait l'application : or, on emploie environ trois litres de farine à la préparation de deux cataplasmes destinés à envelopper les deux jambes, depuis la pointe du pied jusqu'au-dessous des genoux. On étend chaque cataplasme bien chaud et épais d'environ un doigt sur une serviette, et on verse à sa surface environ 2 onces de la liqueur, après l'avoir bien agitée pour y mêler le précipité jaune qu'elle contient; on l'étend avec le dos d'une cuiller, de manière à ce qu'elle soit également répartie sur toute la surface du cataplasme, sans cependant en imbiber l'épaisseur : on passe le cataplasme sous le membre, et on l'en recouvre complètement ; on enveloppe le tout avec des flanelles ou du taffetas gommé pour conserver la chaleur de l'appareil qu'on assujettit avec des bandes. On ne renouvelle ordinairement ce cataplasme qu'au bout de vingt-quatre heures, quelquefois au bout de douze.

On conçoit qu'on peut parfaitement remplacer le baume de la Mecque par une térébenthine, telle que celle de Venise; et c'est ce que j'avois représenté à M. Pradier, lorsque je suivois avec M. Hallé les expériences ordonnées par le Gouvernement, relativement à l'action de ce remède dans les affections arthritiques. On conçoit aussi que les autres substances qui entrent dans la teinture peuvent être remplacées par un grand nombre de médicamens toniques et plus ou moins aromatiques. On leur a quelquefois substitué avantageusement l'eau-de-vie, dont on a arrosé le cataplasme. Enfin, l'eau de de chaux que M. Pradier fait mêler à la teinture peut d'autant mieux être remplacée par de l'eau ordinaire, que la chaux forme avec les matières colorantes et résineuses une combinaison insoluble et sans activité.

Cataplasme (pâte) vésicatoire.

Pr. Farine d'orge ou de seigle, suffisante quantité; réduisez-la en pâte avec suffisante quantité de vinaigre; étendez la pâte sur un linge, et saupoudrez-en la surface avec des cantharides en poudre.

Sinapisme.

Pr. Farine de moutarde.... 1 partie
de graine de lin.. 1 à 3 parties.

Mêlez avec suffisante quantité de vinaigre chaud pour donner au mélange une consistance convenable.

Cataplasme ou pâte de poix.

Pr. Farine de seigle........ 1 partie.
Vinaigre concentré..... 16 parties.
Poix................ 3 parties.

On fait cuire le vinaigre avec la farine jusqu'à consistance de colle; on passe celle-ci à travers le tamis pour enlever les grumeaux qu'elle peut contenir; on y mêle ensuite, pendant qu'elle est chaude, la poix purifiée et fondue; on agite jusqu'à parfaite union.

Usages. Contre la teigne, on étend cette pâte sur de la toile; on fait des bandelettes avec l'espèce de sparadrap qui en résulte; on les applique sur la tête rasée, après avoir fait tomber les croûtes par des émolliens. Au bout de quatre jours, on enlève les bandelettes avec force, et avec elles une partie des cheveux : on renouvelle l'application des bandelettes; on les arrache, et on rase la tête tous les quatre jours. C'est ce qui constitue le traitement de la teigne par la calotte.

DEUXIÈME SECTION.

DES USAGES ET DES DOSES DES MÉDICAMENS,

rangés d'après leur action sur l'économie animale.

Les médicamens agissent, les uns sur toute l'économie, les autres sur un système d'organes ou sur une partie de ce système : j'appelle les premiers *médicamens généraux;* les derniers *médicamens spéciaux ;* et je range dans une troisième division *les spécifiques.*

Médicamens généraux.

Ils comprennent les stimulans, les toniques, les astringens, les relâchans, les rafraîchissans, les délayans.

Stimulans.

Médicamens qui ont la faculté d'exciter plus ou moins promptement, et d'une manière apparente aux yeux de l'observateur, l'action organique des divers systèmes de l'économie ; d'où résulte l'augmentation de la chaleur animale. Ils sont diffusibles ou persistans.

Les diffusibles ont une action prompte, mais de peu de durée : ils sont volatils. L'action des persistans commence moins promptement ; ou, si elle est prompte, elle se propage difficilement à toute l'économie ; elle est plus locale et plus durable. La plupart ne sont volatils qu'en partie ; quelques-uns sont entièrement fixes : telles sont les résines.

Stimulans diffusibles.

En même temps qu'ils excitent la plupart des systèmes, ils semblent agir comme sédatifs du système nerveux.

Usages. On les emploie spécialement dans la troisième période des fièvres essentielles graves; dans les phlegmasies cutanées, lorsque l'éruption est contrariée par une débilité générale, ou lorsqu'elle tend à la gangrène ; dans les gangrènes locales, dans l'hystérie et autres maladies convulsives, dans l'apoplexie, dans les paralysies locales, dans la syncope, dans les douleurs nerveuses et rhumatismales chroniques ; quelquefois dans les fièvres intermittentes, etc.

Camphre (p. 378). Très-employé comme excitant dans les fièvres graves, et comme sédatif du système nerveux.—*Doses*, à l'intérieur un à 3 grains que l'on réitère à des intervalles rapprochés, soit en poudre soit en pilules, soit suspendus dans l'eau à l'aide d'un mucilage ou d'un jaune d'œuf, ou dissous dans un peu d'acide acétique ou d'alcool, ou même d'éther, et étendus dans une potion. — A l'extérieur, à l'état d'alcool camphré ou dissous dans l'huile (liniment camphré, p. 452) soit en fomentations, soit en frictions.

Ethers (p. 382). On emploie surtout l'éther sulfurique. *Doses*, 8 à 10 gouttes et plus sur du sucre ; le plus souvent dans une potion, dans les proportions de un scrupule à un gros sur quatre onces de véhicule. — On fait depuis quelque temps un *sirop d'éther* qui se donne dans les potions à la quantité de une demi-once à une once pour quatre onces de véhicule.—On fait respirer l'éther en vapeur.—On l'applique extérieurement à des doses indéterminées.

Ammoniaque (p. 369). Très-rarement employée à l'intérieur, comme pouvant déterminer des accidens; mais très-utile à l'extérieur, et pour exciter la muqueuse nasale et ranimer ainsi la respiration dans les syncopes et les asphyxies. *Doses*, à l'intérieur, 8 à 10 gouttes d'ammoniaque liquide, très-étendue dans un véhicule quelconque. — Mêlée avec 2 parties d'alcool (alcool ammoniacé, ou esprit de sel ammoniac dulcifié), 15 à 20 gouttes sur du sucre. — Dans les asphyxies et les syncopes, on approche du nez un flacon d'ammoniaque liquide.— A l'extérieur, à l'état savonneux (liniment ammoniacal, p. 478). Pour produire la vésication, ou arrêter les effets des morsures venimeuses, application d'ammoniaque liquide non étendue.

Sous-carbonate d'ammoniaque (p. 321). Plus employé à l'intérieur que l'ammoniaque, comme moins actif: on le donne comme diaphorétique dans les rhumatismes chroniques. — *Doses*, quelques grains dissous dans un liquide approprié; 15 grains dans une potion de 4 onces.

Acétate d'ammoniaque (p. 367). Beaucoup moins actif que le carbonate; employé spécialement dans les fièvres adynamiques et ataxiques. — *Doses*, ordinairement de un à 4 gros dans 4 à 6 onces de potion. D'après M. Masuyer, on peut le donner peu étendu et en faire prendre de 4 à 6 onces dans les vingt-quatre heures.

Phosphore (p. 284). Très-rarement employé,

comme dangereux dans son administration : on l'a donné à l'intérieur à la dose de $\frac{1}{2}$ grain dans un intermède mucilagineux ou huileux, ou à l'état d'éther phosphoré.

Huiles volatiles (p. 377). *Doses*, à l'intérieur, 4 à 10 gouttes sur du sucre ou dans un véhicule quelconque. Dissoutes dans une grande quantité d'eau distillée (eaux distillées aromatiques), elles forment les excipiens des potions stimulantes et anti-spasmodiques. Dissoutes dans l'alcool au moyen de la distillation (eaux spiritueuses), on les fait entrer à la dose de un à 2 gros dans une potion de 4 onces. Dissoutes dans une huile fixe, on les donne en linimens.

Stimulans persistans.

Leur action est d'autant plus durable qu'ils contiennent des principes plus fixes, tels qu'une résine.

Usages. On les emploie dans plusieurs des mêmes circonstances que les stimulans diffusibles; mais plus spécialement pour exciter les différentes parties du système muqueux; par exemple, 1°. la muqueuse gutturale, dans les angines atoniques et gangreneuses; 2°. la muqueuse bronchique, dans les catarrhes chroniques; 3°. la muqueuse gastrique et intestinale, dans les débilités gastriques, dans les coliques nerveuses et flatulentes, à la fin des diarrhées et des dysenteries; 4°. la muqueuse des organes génitaux, dans certaines aménorrhées, dans la blennorrhée et la leucorrhée accidentelle, etc. Quelques-uns de ces médicamens se donnent spécialement dans les affections scorbutiques.

Semences de plantes ombellifères. On les emploie spécialement pour exciter la muqueuse gastrique et intestinale dans les flatuosités, etc. Les plus usitées sont celles de coriandre (*coriandrum sativum*), d'angélique (*angelica archangelica*); les *quatre semences chaudes majeures* des anciens; savoir, celles d'anis (*pimpinella anisum*), de fenouil (*anethum fœniculum*), de cumin (*cuminum cyminum*), de carvi (*carum carvi*). On emploie moins les semences que les anciens appeloient *chaudes mineures*; savoir, celles d'ache (*apium graveolens*), de persil (*apium petroselinum*), d'ammi (*sison ammi*), de carotte (*daucus carota*). — *Doses*, en poudre, 18 à 36 grains; en infusion, un à 2 gros pour une livre d'eau. On confit les semences d'anis, de fenouil, de coriandre.

Sommités de labiées aromatiques. Les plus employées sont, 1° différentes espèces de menthe, notamment la menthe poivrée (*mentha piperita*), la menthe crépue (*mentha crispa*), la menthe pouliot (*mentha pulegium*); 2° la mélisse (*melissa officinalis*); 3° le romarin (*rosmarinus officinalis*); 4° le basilic (*ocymum basilicum*); 5° la sauge (*salvia officinalis*); 6° la lavande (*lavandula spica*). Comme ces plantes contiennent une huile volatile camphrée, elles se rapprochent des stimulans diffusibles, et sont quelquefois employées comme anti-spasmodiques. — *Doses*, un à 2 gros pour une livre d'infusion aqueuse.

Plantes dites anti-scorbutiques. Tels sont le cochléaria officinal (*cochlearia officinalis*), le cresson de fontaine (*sisymbrium nasturtium*), le cresson alénois ou passerage cultivée (*lepidium sativum*), la cardamine des prés ou cresson élégant (*cardamine pratensis*), l'alliaire (*erysimum alliaria*), le raifort sauvage (*cochlearia armoracia*), dont on n'emploie que la racine; la moutarde noire (*sinapis nigra*), dont on n'emploie que les semences. On administre spécialement ces plantes dans le scorbut et dans les affections scrophuleuses. Elles perdent leur activité par la dessiccation : voilà pourquoi on les emploie à l'état frais; ou on les fait entrer en cet état dans des préparations officinales qui n'altèrent pas leurs propriétés : tels sont le sirop et le vin anti-scorbutiques, et l'esprit ardent de cochléaria. *Doses*, 4 à 6 onces de leur suc frais, tous les matins. Le sirop anti-scorbutique se donne aux enfans de quelques années, à la dose de un à 4 gros et plus, matin et soir; le vin spécialement aux adultes, à la dose d'une à 2 onces. — L'esprit ardent de cochléaria se donne aussi particulièrement aux adultes, à la dose de un scrupule à un gros dans un véhicule approprié : on le fait entrer dans des gargarismes, en l'étendant dans 6 à 8 parties de véhicule.

Racine du roseau aromatique (calamus aromaticus). Peu usitée en France. *Doses*, en poudre, de un à 2 scrupules; en infusion aqueuse ou vineuse, de 4 gros à une once pour une livre de liquide. On la prend, à des doses indéterminées, à l'état de condit.

Cannelle ou écorce du *laurus cinnamomum*. On l'emploie spécialement comme excitant des organes digestifs. *Doses*, en poudre, de 9 à 36 grains; en teinture, 2 à 4 gros sur 5 à 6 onces de véhicule ; en infusion, doses variables.

Fausse cannelle ou écorce du *laurus cassia*.— *Cannelle blanche* ou écorce du *canella alba*. — *Écorce de Winter* ou du *Wintera aromatica*, Willd. (*drymis Winteri*, *drymis Forsteri*). Succédanés de la cannelle, employés aux mêmes doses.

Cloux de gérofle ou fleurs non épanouies du *cariophyllus aromaticus*. *Doses*, en poudre, de 5 à 18 grains.

Noix muscade et macis (drupe et arille du drupe du *myristica moschata* ou *officinalis*). Peu usités comme médicamens. L'huile fixe de muscade (beurre de muscade) s'emploie quelquefois en liniment dans les vomissemens spasmodiques et certaines coliques. Rozen en faisoit usage dans la lienterie des enfans. Son traducteur recommande le liniment suivant.

Huile fixe de muscade.} *ana*, $\frac{1}{2}$ gros.
Huile de gérofle..... }
Esprit de genièvre.......... 2 onces.

Vanille (silique de l'*epidendrum vanilla*). Recommandée dans les fièvres graves. *Doses*, en substance, 2 à 3 grains.

Serpentaire de Virginie (racine de l'*aristolochia serpentaria*). Un des stimulans les plus employés dans les fièvres adynamiques et ataxiques, et dans les angines gangréneuses ; également recommandé dans les dysenteries, les fièvres intermittentes, etc. *Doses*, en poudre, de 12 à 36 grains ; en infusion, un à 2 gros pour une livre d'eau, à prendre en trois ou quatre fois, ou à employer en gargarismes.

Ecorces d'orange (citrus medica) et de citron (citrus aurantium). Employées spécialement pour exciter les organes digestifs. *Doses*, en poudre, 12 à 36 grains; en infusion et à l'état de condit, doses variables; en sirop, une once pour 4 à 6 onces de potion, ou une once par livre de liquide pour édulcorer la boisson ordinaire.

Fleurs et racines d'arnica montana. Très-actives et très-employées, surtout les fleurs, pour déterminer l'éternuement, pour exciter d'une manière générale, etc. La propriété qu'elles ont de provoquer des nausées et même des vomissemens, les font employer avec avantage comme révulsifs dans les lésions de l'organe cérébral. On les emploie aussi dans les fièvres intermittentes, à la fin des dysenteries, dans la coqueluche, etc. *Doses*, en infusion, un demi-gros à un gros de fleurs pour une livre d'eau, un à 2 gros de racine pour la même quantité de liquide. Pour provoquer l'éternuement, on fait prendre, comme le tabac, des quantités inappréciables de la fleur en poudre. Dans les fièvres intermittentes et les dysenteries putrides, on peut faire prendre 2 à 3 gros de la racine en poudre dans les vingt-quatre heures, soit sous forme de pilules, soit sous celle d'électuaire.

Noix vomique (fruit du *strychnos nux vomica*). Elle a été employée dans les fièvres intermittentes. *Doses*, en substance, de quelques grains que l'on peut augmenter progressivement jusqu'à 20 et plus. — Son extrait, de 2 à 10 grains, en augmentant par degrés : de 5 à 15 grains en poudre.

Térébenthines (p. 378). Spécialement recommandées dans les catarrhes pulmonaires et les diarrhées chroniques, dans les inflammations chroniques des reins, de la vessie et de l'urètre, dans les blennorrhées, etc. On a ordinairement recours à celle de Copahu. *Doses*, de 6 à 24 grains, que l'on réitère plusieurs fois dans les vingt-quatre heures; on l'incorpore dans du sucre ou on lui donne la forme de bols, d'électuaire, ou on la fait entrer dans une potion (*Voy*. p. 434). En lavemens, on peut donner un gros de térébenthine incorporé dans un jaune d'œuf pour chaque lavement. — La térébenthine ordinaire ou celle de Venise entre dans les préparations onguentacées (Voy. *Onguent digestif*, p. 453).

Goudron. Recommandé dans les mêmes circonstances que les térébenthines : on préfère le goudron de Norwège. On ne fait guère usage que de la partie qui se dissout dans l'eau. On prépare l'eau de goudron en agitant une à deux onces de goudron dans quatre livres d'eau, et laissant reposer pendant quarante-huit heures. On décante le liquide et on le conserve pour l'usage. *Doses*, un ou deux verres par jour, quelquefois coupé avec un liquide mucilagineux ou autre.

Myrrhe. Comme elle contient beaucoup de matière extractive amère, elle se rapproche des toniques; on l'emploie spécialement comme excitant des organes digestifs, comme emménagogue, et dans les mêmes circonstances que les térébenthines. *Doses*, en substance, 6 à 24 grains; en teinture, de un scrupule à un gros dans une potion de quatre onces.

Résines. On n'en emploie aucune isolément pour exciter d'une manière générale.

Stimulans composés officinaux.

Solutions aqueuses réduites à l'état sirupeux.............	*Sirop de stœchas composé. Doses,* 2 gros à une once et demie. *Sirop d'armoise composé. Doses,* 2 à 4 gros.
Solutions d'huiles essentielles dans l'alcool plus ou moins étendu.	*Eau de menthe composée. Doses,* 1 à 4 gros, dans un verre de tisane. *Eau vulnéraire spiritueuse,* ou *d'arquebusade. Doses,* 1 à 4 gros. *Esprit carminatif de Sylvius. Doses,* 12 gouttes à 2 gros.
Solutions d'huiles essentielles, de matière extractive amère, et de matière résineuse dans l'alcool...........	*Elixir de Garus. Doses,* de 2 gros à une once, dans une potion de 4 à 5 onces. *Elixir stomachique. Doses,* idem. *Baume du Commandeur. Doses,* idem.
Solutions de résine, de camphre, etc., dans diverses huiles essentielles.............	*Baume de Lectoure.* On en fait brûler pour purifier l'air; on en respire l'odeur. On le donne à l'intérieur, à la dose de quelques gouttes sur du sucre. *Baume apoplectique.* On en respire l'odeur. On le donne quelquefois à l'intérieur, comme le précédent.
Solutions de diverses substances stimulantes dans le vinaigre..........	*Vinaigre prophylactique,* dit *des quatre voleurs* (*Voyez* p. 423). On s'en sert spécialement pour se laver et pour en respirer l'odeur dans les épidémies des maladies contagieuses.

Électuaires..........	*Confection d'hyacinthe. Doses*, de un scrupule à un gros. *Confection alkermès. Doses*, id. *Opiat de Salomon. Doses*, idem.

Toniques.

Médicamens qui ont la faculté d'exciter lentement et par des degrés insensibles l'action organique des divers systèmes de l'économie, et d'augmenter leur force d'une manière durable.

Je range dans les toniques, 1°. les substances végétales amères qui ne sont pas associées à un principe âcre, narcotique, etc.; 2°. les préparations ferrugineuses; 3°. l'eau froide.

1°. *Substances végétales amères.*

Usages. On les emploie spécialement dans le cours des fièvres muqueuses, dans les convalescences des fièvres bilieuses, des fièvres adynamiques et ataxiques; dans la chlorose, dans les scrophules, dans le carreau, dans beaucoup d'affections cutanées chroniques, dans la dyspepsie, dans la cardialgie, dans les acidités des premières voies, dans les vomissemens atoniques ou spasmodiques, dans les coliques spasmodiques et les flatuosités intestinales, dans les diarrhées et les dysenteries, à la fin de la période inflammatoire, dans les affections vermineuses, dans les fièvres intermittentes, dans les obstructions atoniques des viscères abdominaux, dans les hydropisies idiopathiques, dans la goutte, etc.

Amers aromatiques.

Fleurs de camomille romaine (anthemis nobilis). *Doses*, dans les fièvres intermittentes, un scrupule à un gros en poudre ; dans les autres circonstances, en infusion, à la dose d'environ un scrupule pour une livre d'eau.

Fleurs de camomille commune (matricaria chamomilla). — *Doses*, les mêmes que celles de la précédente.

Absinthe commune (artemisia absinthium). — *Petite absinthe (artemisia pontica).* — *Doses*, idem.

Cônes de houblon (humulus lupulus). — *Doses*, en infusion, un à 2 gros par livre d'eau.

Feuilles de chamædrys ou *petit chêne (teucrium chamædrys).* — *Feuilles de petite ivette (teucrium chamæpitys).* — *Doses*, un demi-gros à un gros en poudre. En infusion, doses variables, par pincées.

Racines de plusieurs espèces d'aristoloches : savoir, la ronde *(aristolochia rotunda)*, la longue *(aristolochia longa)*, la clématite *(aristolochia clematitis).* — *Doses*, en poudre, un scrupule à un demi-gros. En infusion, 2 gros à 4 gros pour une livre d'eau ou de vin.

Amers peu ou point aromatiques.

Racine de gentiane jaune (gentiana lutea). — *Doses*, en poudre, un scrupule à un gros ; en décoction, un à 2 gros pour une livre d'eau. En digestion vineuse, 2 à 4 gros par livre de vin, à prendre par cuillerées. — Teinture alcoolique (p. 427), par cuillerées à café ; élixir amer ou anti-scrophuleux de Peyrilhe (p. 428). Extrait, 12 grains à un scrupule.

Sommités fleuries de petite centaurée (gentiana centaurium). — *Doses*, en poudre, un scrupule à un gros. En infusion, 2 scrupules à 2 gros pour une livre d'eau.

Poudre du duc de Portlande contre la goutte.

Pr. Aristoloche ronde......
Gentiane jaune........
Sommités de chamædrys.
de chamæpitys.
} parties égales.

Doses, un gros tous les matins à jeun dans un verre de vin : on en continue l'usage pendant très-long-temps. Cette poudre est, pour ainsi dire, inusitée de nos jours, parce qu'on peut la remplacer par les autres amers.

Racine de colombo. Très-utile pour arrêter les vomissemens spasmodiques ; ceux du cholera-morbus ; les diarrhées et dysenteries bilieuses. *Doses*, en poudre, de 6 grains à un scrupule. En décoction, un demi à un gros pour une livre d'eau, à prendre par tasses. En digestion dans le vin, 2 à 4 gros par livre de liquide, à prendre par cuillerées.

Écorce de simarouba (quassia simarouba). Elle est émétique à une dose un peu forte. Spécialement préconisée dans la dysenterie, quand les symptômes inflammatoires sont en partie calmés. *Doses*, en poudre, de 12 grains jusqu'à un demi-gros. En décoction, un à deux gros pour une livre d'eau.

Bois de Surinam (quassia amara). Préconisé dans les fièvres rémittentes ataxiques, endémiques à Surinam, etc. *Doses*, en décoction, un gros pour une livre d'eau; en infusion dans le vin, 2 gros par livre de vin; en teinture, 30 à 60 gouttes dans un véhicule; en extrait, quelques grains.

Café ou semences du *coffea arabica*. — *Doses*, ordinairement torréfié et en infusion faite dans les proportions de une à deux onces par livre d'eau, à prendre par tasse.

2°. *Préparations ferrugineuses.*

Usages. On les emploie spécialement dans la chlorose et les maladies chlorotiques, telles que celle que M. Hallé a décrite dans le 6e volume de la Bibliothèque médicale, sous le nom d'*anæmie*; dans les affections vermineuses, dans les cachexies séreuses, dans les flatuosités intestinales et les embarras atoniques des viscères abdominaux qui accompagnent l'hypochondrie.

Limaille de fer, à l'état métallique (p. 343). *Doses*, en poudre ou en pilules, 12 à 15 grains et plus, que l'on réitère plusieurs fois dans les vingt-quatre heures.

Deutoxyde de fer (*oxyde de fer noir*, *éthiops martial*, p. 343). — *Doses*, idem.

Tritoxyde de fer (*oxyde de fer rouge*, *safran de mars astringent*, p. 344). — *Doses*, idem.

Carbonate de fer (*safran de mars apéritif*, p. 345). — *Doses*, 12 à 24 grains.

Tartrate de potasse et de fer cristallisé (*tartre chalybé*, p. 364). — *Doses*, de un scrupule à un gros.

Tartre martial soluble (p. 364). — *Doses*, idem.

Teinture de mars tartarisé (p. 364). — *Doses*, un scrupule à un gros.

Vin chalybé ou martial (page 420). — *Doses*, une à deux onces.

Eaux minérales ferrugineuses carbonatées (p. 355). — *Doses*, par verres.

3°. *Eau froide.*

L'eau froide peut être utile, 1°. comme tonique; 2°. comme ébranlant le système nerveux, et devenant par là anti-spasmodique, ou agent perturbateur; 3°. comme modérant l'intensité de la fièvre par la soustraction de la chaleur animale; 4°. comme déterminant l'astriction, etc.

Boissons froides de zéro à 15 degrés. R.

Eau froide appliquée à l'extérieur..........

- *Applications générales ou très-étendues.* — *Bains.* Température, 14 à 15 degrés R. Séjour, 10 à 30 minutes. — *Immersions.* Température de 0 à 15 degrés. On ne les emploie que pour agir sur le système nerveux.
- *Applications circonscrites.* Elles peuvent agir sur le système nerveux, occasionner la répercussion, l'astriction et la résolution de certains engorgemens, etc. — *Application de la glace par simple apposition.* — *Lotions et affusions.* — *Douches.*

Astringens.

Les astringens sont des médicamens qui agissent plutôt sur la texture des solides que sur leurs propriétés vitales, produisent dans les fibres un mouvement de rétraction qui les rapproche les uns des autres, augmente leur densité et leur force de cohésion.

Usages. Beaucoup d'astringens, tirés du règne végétal, sont en même temps toniques, et conviennent dans les mêmes circonstances que les toniques. On les administre dans les cachexies séreuses et dans les hydropisies commençantes. Ils sont spécialement utiles, par leur action astringente, dans les hémorrhagies passives, dans les diarrhées et dysenteries atoniques, à la fin des ophthalmies aiguës, etc. Ils agissent quelquefois comme répercussifs. Il y en a qui s'emploient avec avantage pour modérer les douleurs occasionnées par la présence de petits graviers dans les reins et les voies urinaires, et qui favorisent la sortie de ces concrétions avec les urines.

Il existe un grand nombre de végétaux qui ne sont astringens qu'à un foible degré, et qu'on donne à des doses indéterminées, principalement en décoction : tels sont le plantain (*plantago major*), le pied-de-lion (*alchemilla vulgaris*), l'argentine (*potentilla anserina*), la quintefeuille (*potentilla reptans*), l'aigremoine (*agrimonia eupatoria*), la salicaire (*lythrum salicaria*), l'ortie romaine (*urtica pilulifera*), la petite saxifrage ou petit boucage (*pimpinella saxifraga*), la pervenche (*vinca pervinca*), la sanicle (*sanicula europœa*), la verveine (*verbena officinalis*), le caille-lait jaune (*gallium luteum*), etc.

Les substances suivantes sont des astringens plus actifs.

Bois de Campèche (*hœmatoxylum campechianum*). Plus employé en Angleterre qu'en France. *Doses*, de un gros à une once en décoction dans une livre d'eau.

Racine de garance (*rubia tinctorum*). Elle paroît diurétique, et entre dans la tisane apéritive majeure de l'hôpital de la Charité. *Doses*, en poudre, de un demi-gros à un gros; en décoction, de 2 gros à 4 gros et plus, pour une livre d'eau.

Pétales de roses rouges ou *roses de Provins* (*rosa gallica*).—*Doses*, de 2 à 4 gros et plus, en décoction dans une livre d'eau, ou en digestion dans la même quantité de vin. On injecte ce vin dans la tunique vaginale dans le traitement de l'hydrocèle par injection. — *Conserve de roses*. Elle s'administre à l'intérieur à la dose de 2 à 4 gros, que l'on réitère plusieurs fois dans les vingt-quatre heures. —*Miel rosat* (page 419). On l'emploie, en gargarisme, étendu de 3 ou 4 parties d'eau. — *Vinaigre rosat* (p. 423). On l'applique à l'extérieur, en fomentation, comme répercussif.

Fleurs de grenadiers ou *balaustes* (*punica granatum*).—*Doses*, 2 à 4 gros et plus en décoction dans une livre d'eau, ou en digestion dans une livre de vin, plutôt pour des applications extérieures que pour l'administrer intérieurement. On peut employer le vin de balauste, comme celui de roses rouges, en injection dans le traitement de l'hydrocèle.

Écorce de grenade. Employée à l'intérieur comme astringent, comme tonique et comme fébrifuge. *Doses*, en substance, 12 grains à un gros, que l'on réitère par intervalles.

Écorce de chêne (*quercus robur*). Employée comme fébrifuge. *Doses*, en substance, un scrupule à un demi-gros, que l'on réitère par intervalles, dans l'intermission de la fièvre.

Coing, ou fruit du coignassier (*pyrus cydonia*). On en donne le suc à l'état de sirop et de robe. *Doses* : on se sert du sirop pour édulcorer la tisane, à la dose d'une once par livre de liquide. On donne le rob ou gelée de coing à des doses indéterminées ; on peut en faire prendre de une à deux onces dans les vingt-quatre heures.

Racines de tormentille (*tormentilla erecta*) *et de bistorte* (*polygonum bistorta*). Astringens actifs, quelquefois utiles comme fébrifuges. *Doses*, en substance, de un scrupule à un gros ; en décoction, de un à 4 gros pour une livre d'eau ; en extrait, 12 grains à un scrupule et plus.

Feuilles de busserole ou raisins d'ours (*arbutus uva ursi*). Spécialement recommandées dans les affections calculeuses des reins. *Doses*, en poudre, de 15 grains à 2 scrupules, rarement jusqu'à un gros ; en décoction, un à 2 gros pour une livre d'eau.

Noix de galle (*cynips quercus*). Très-astringentes, mais presque exclusivement employées extérieurement soit en décoction à des doses variables, soit en les incorporant en poudre dans l'axonge.

Cachou, extrait du *mimosa catechu*. Médicament très-actif et très-employé à l'intérieur, surtout dans les diarrhées et les dysenteries chroniques, et dans les hémorrhagies passives. *Doses* : en poudre, 4 à 6 grains, que l'on réitère plusieurs fois dans les vingt-quatre heures; en décoction, un scrupule à un gros dans une livre d'eau. On peut donner cette décoction en lavement, en doublant la dose du cachou.

Kino. Substance assez rare, plus employée en Angleterre qu'en France. *Doses* : en poudre, de 18 à 36 grains. En teinture alcoolique, quelques gros.

Acide sulfurique (pag. 298). — *Doses* : à l'intérieur, 25 à 30 gouttes dans une livre de véhicule. A l'état d'acide sulfurique alcoolisé (eau de rabel, page 299), on peut en verser 10 à 15 gouttes et plus dans chaque verre de boisson. A l'extérieur, comme caustique, on l'emploie concentré ; comme rubéfiant, on en mêle une partie avec 8 ou 10 d'axonge.

Acide nitrique (page 291). — *Doses* : à l'intérieur, un demi-gros à un gros d'acide à 30 degrés par livre d'eau. *Acide nitrique alcoolisé* (page 293), un à 2 gros dans une potion de 4 onces ou par livre de tisane. A l'extérieur, comme caustique, concentré à 30 degrés.

Acide hydro-chlorique ou *muriatique* (page 304). — *Doses* : à l'intérieur, étendu d'eau jusqu'à agréable acidité. A l'extérieur, comme rubéfiant, 4 onces d'acide étendu de suffisante quantité d'eau pour un pédiluve (page 305).

Chlore (*acide muriatique oxygéné*, page 387). Astringent très-énergique, quoique peu employé. *Doses*, peu déterminées. Nous parlerons à la fin de cet ouvrage de son emploi comme moyen désinfectant.

Sulfate acide d'alumine et de potasse (pag. 315). — *Doses* : à l'intérieur, comme astringent, 5 à 6 grains, soit en poudre, soit en solution : on augmente progressivement jusqu'à un scrupule : on réitère la dose plusieurs fois dans les vingt-quatre heures. Comme fébrifuge, au moins un scrupule à chaque dose. En gargarisme, un demi-gros par livre d'une décoction astringente. En collyre, 2 à 5 grains par once de véhicule. Comme cathérétique, on l'emploie calciné, et on en saupoudre la surface spongieuse et blafarde des ulcères.

Sulfate de fer vert (*proto-sulfate de fer* de M. Thénard, page 344). — *Doses* : 5 à 15 grains soit en poudre, soit dissous. Comme fébrifuge, un gros par jour, en quatre doses, dissous dans une à 2 livres d'eau.

Sulfate de cuivre (page 342). Tous les sels de cuivre étant vénéneux, on ne doit l'employer à l'intérieur qu'avec beaucoup de prudence. Quelques praticiens le donnent dans l'épilepsie. *Doses* : un quart à un demi-grain dans un intermède mucilagineux. En injection urétrale, dans les blennorrhées, un à 2 scrupules par livre d'eau.

Sulfate de zinc (page 340). — *Doses* : à l'intérieur, un à 2 grains dissous : à la dose de 5 à 20 grains, il est émétique. Dans les collyres résolutifs, un à 4 grains par once de liquide. En injection, dans les blennorrhées, un demi-gros à un gros par livre de liquide. En frictions, comme excitant de l'organe cutané, incorporé dans au moins dix fois son poids d'axonge ou de cérat.

Acétate de plomb liquide (extrait de saturne,

page 368). Exclusivement employé à l'extérieur. *Doses :* dans les collyres, 6 à 8 gouttes par once de véhicule. En fomentations, en pédiluves, etc., 2 gros par livre de liquide (eau végéto-minérale, eau de Goulard); on y ajoute quelquefois un peu d'eau-de-vie. Comme dessiccatif, 9 gouttes incorporées dans une once de cérat (cérat de saturne).

Acétate de plomb cristallisé neutre (pag. 368). — *Doses :* dans les collyres, un à 2 grains par once de liquide. Conseillé à l'intérieur, à la dose d'un à 2 grains.

Eaux minérales ferrugineuses sulfatées (p. 355). — *Doses*, par verres.

Relâchans, Émolliens, Adoucissans.

Médicamens qui, en diminuant la tension et la densité des solides, augmentent leur souplesse et leur flexibilité.

Usages. On les emploie spécialement dans tous les cas d'irritation, soit locale, soit générale; dans les fièvres inflammatoires; dans la période inflammatoire des diarrhées, des dysenteries et de toutes les phlegmasies aiguës; dans les empoisonnemens par les poisons irritans; dans les hémorrhagies actives, etc.

Eau tiède, ou à la chaleur de 25 à 29 degrés R.; en bains, en fomentations, etc.

Substances mucilagineuses...........	*Racine de guimauve* (*althæa officinalis*), *de grande consoude* (*symphitum majus*). — *Semences de plantago-psyllium.* — *Gommes arabique, adragant* (p. 372), etc. *Doses :* à l'intérieur ; en décoction, 1 à 4 gros par livre d'eau : en lavement et en fomentation, on peut doubler la dose. — Les sirops de guimauve, de consoude, de gomme servent à édulcorer les tisanes, à la dose d'une once et plus par livre de liquide. *Décoction blanche de Sydenham*, dont la gomme arabique fait la base (*Voyez* page 412). *Doses*, par verre.
Substances mucoso-sucrées..............	*Racine de chiendent* (*triticum repens*). — *Doses :* à l'intérieur ; en décoction, de 1 à 2 gros par livre d'eau. *Racine de réglisse* (*glycirrhiza glabra*). On l'emploie spécialement pour édulcorer les tisanes. *Doses :* un demi-gros de cette racine suffit pour l'infusion d'une livre de liquide. — La poudre sert d'excipient pour les bols, les pilules, etc. — L'extrait se donne à l'intérieur par petites doses qu'on ne détermine pas.

Suite des Substances mucoso-sucrées........	*Sébestes* (fruits du *cordia myxa*), *jujubes* (fruits du *rhamnus zizyphus*), *dattes* (fruits du *phœnix dactylifera*), *figues* (fruits du *ficus carica*). — Ils se donnent à l'intérieur, principalement dans les irritations de la muqueuse pulmonaire. *Doses* : 4 gros à une once par livre de tisane. — Les figues se donnent aussi en gargarisme, en décoction dans du lait.
Substances amilacées.	*Graines céréales*. Le gruau d'avoine (*avena sativa*), le riz (*oriza sativa*), l'orge (*hordeum distichum*) se donnent à l'intérieur, en décoction, dans l'eau, dans le lait et dans du bouillon, à des doses qu'il est inutile de déterminer. *Sagou* (pag. 374). — *Doses* : en décoction, 2 à 4 gros par livre de tisane ou de bouillon. *Salep* (pag. 374). Se donne spécialement dans du bouillon. *Doses* : 2 gros de salep au plus donnent la consistance gélatineuse à une livre de liquide.
Substances huileuses.	*Les solides*, *telles que le beurre de cacao*, *le beurre ordinaire et l'axonge*, ne sont guère employées que comme excipiens de médicamens, soit externes, soit internes. *Les liquides*, *comme l'huile d'olive*, *l'huile d'amandes douces*, *l'huile de pavot blanc*, s'emploient dans les loochs, dans les lavemens et dans les embrocations.

Substances oléo-mucilagineuses, ou oléo-albumineuses	*Semences émulsives*; savoir, celles des cucurbitacées, les pignons doux (fruits du *pinus pinea*), les pistaches (fruits du *terebinthus pistacia*), les amandes douces (fruits de l'*amygdalus communis*), la graine de lin (semences du *linum usitatissimum*). *Doses :* 4 gros pour environ une livre d'émulsion, qu'on édulcore avec du sucre ou du sirop, et qu'on fait prendre en trois ou quatre fois. *Jaune d'œuf*, délayé dans un verre d'eau et édulcoré (lait de poule). *Lait.* Celui d'ânesse est regardé comme plus adoucissant que les autres. *Doses :* une tasse le matin et autant le soir. *Petit-lait.* — *Doses :* par verres, 1 à 2 livres dans les vingt-quatre heures.
Substances gélatineuses et gélatineuses extractives	*Eau ou bouillon de poulet ou de veau.* — *Doses*, par tasses. *Bouillon de tortue* (page 410).

Rafraîchissans.

Médicamens qui ont la propriété d'apaiser la soif, et qui tendent à diminuer la température du corps, surtout lorsqu'elle est plus élevée que dans l'état naturel. Tous contiennent un acide.

Usages. On les emploie spécialement dans les grandes chaleurs comme prophylactiques des affections bilieuses ; dans toutes les fièvres aiguës non inflammatoires, et notamment dans les fièvres bilieuses, adynamiques et ataxiques. Ils suffisent souvent seuls dans les embarras gastriques peu intenses. On les donne aussi contre les vomissemens spasmodiques, dans le scorbut, etc.

Oseilles. Le *rumex acetosa*, le *rumex scutatus* et l'*oxalis acetosella*.— *Doses* : on en exprime le jus que l'on donne à la dose de 4 à 6 onces. On les donne en tisane à la dose d'une demi-poignée par livre d'eau. — L'oseille cuite et pilée s'applique quelquefois en cataplasme.

Fruits acides. Les groseilles (fruits du *ribes rubrum*), les framboises (fruits du *vaccinium vitis idæa*), les mûres (fruits du *morus nigra*), etc. — *Doses* : on emploie leur jus étendu dans l'eau jusqu'à agréable acidité. On s'en sert en sirop pour édulcorer les tisanes, à la dose de une à 2 onces par livre de liquide. On emploie dans les aphthes le sirop de mûres en gargarisme, étendu dans un véhicule.

Oxalate acidule de potasse (sel d'oseille, p. 366). — *Doses*, en tisane, de un scrupule à un demi-gros par livre d'eau.

Limonade sèche de Fascio.

Pr. Oxalate acidule de potasse, 3 gros.
Sucre blanc. . . . . 1 livre.
Huile essentielle de citron. . 8 gouttes.
Mêlez.

On délaye une once de cette poudre dans une chopine d'eau.

Acide oxalique (p. 365), *Acide tartarique* (p. 361). On emploie plutôt ce dernier, qui est plus commun. — *Doses* : 9 à 12 grains par livre d'eau donnent au liquide une agréable acidité. On fait des pastilles rafraîchissantes qui portent le nom de *pastilles de citron*, avec 3 gros d'acide tartarique en poudre, une livre de sucre et huit gouttes d'huile essentielle de citron.

Acide acétique (page 366).—*Doses:* on le donne à l'intérieur très-étendu d'eau ; mais on a spécialement recours au sirop de vinaigre et à l'oxymel, avec lesquels on édulcore les tisanes. En gargarisme, on donne le vinaigre étendu de 3 à 4 parties de véhicule, ou même plus concentré, dans les angines gangréneuses. On l'emploie à l'extérieur, en fomentation, comme résolutif.

Suc de citron et d'orange.—Doses : on étend ce suc dans l'eau jusqu'à agréable acidité, pour le prendre comme boisson ordinaire ; ou on se sert du sirop de limon à la dose d'une once par livre de liquide, pour édulcorer la tisane.

Suc des cucurbitacées. Peu employé à l'intérieur; mais quelquefois en lotion, pour faire disparoître certaines éruptions herpétiques.

Délayans.

Médicamens qui augmentent la liquidité du sang et des humeurs, en augmentant leur volume aux dépens de leur masse : telles sont toutes les boissons aqueuses prises en abondance.

Médicamens spéciaux.

On en dirige l'action, 1° sur le système dermoïde; 2° sur le système nerveux et ses dépendances ; 3° sur les organes respiratoires ; 4° sur le système sanguin ; 5° sur le système lymphatique ; 6° sur les organes digestifs ; 7° sur les organes urinaires ; 8° sur les organes générateurs ; 9° sur les organes mammaires.

Médicamens du système dermoïde et des tissus dénudés.

Ils peuvent, 1° agir sur l'exhalation cutanée ; 2° exciter le système capillaire sanguin, et produire une inflammation plus ou moins vive (*rubéfians*), ou déterminer le détachement de l'épiderme (*vésicans*) ; 3° provoquer ou entretenir la suppuration du derme ou des tissus soujacens (*suppuratifs*) ; 4° empêcher cette suppuration lorsqu'elle n'est pas encore formée, et la tarir lorsqu'elle existe depuis quelque temps ; 5° déterminer la cautérisation (*caustiques*).

1°. *Médicamens de l'exhalation cutanée.*

On les emploie pour augmenter cette exhalation ou la diminuer.

Excitans de l'exhalation cutanée.

Ils sont connus sous les noms de *diaphorétiques* et de *sudorifiques*. On les emploie spécialement, 1° *dans certaines maladies aiguës*, pour les prévenir ou les supprimer dès le début : exemple, la peste, la fièvre jaune, le typhus contagieux, etc. ; pour empêcher la délitescence des maladies éruptives qui languissent ; pour favoriser la terminaison des fièvres qui ont une tendance à se juger par les sueurs ; 2° *dans diverses maladies chroniques*, telles que les affections syphilitiques qui ont résisté au mercure, les rhumatismes chroniques, et la tendance des aigus à la chronicité; les gales et les dartres répercutées; les tremblemens nerveux occasionnés par l'action du mercure ou quelques autres émanations métalliques, etc.

MOYENS EXTERNES.

Frictions sèches.
Frictions huileuses.

Calorique appliqué......	Bain de sable..............	36 à 40 degr. R.
	d'eau chaude..........	
	aromatique	
	d'eaux minérales salines,	
	Bain de marc de raisin.	
	d'olive.	
	de tripes.	
	Étuves sèches et humides.	

MOYENS INTERNES.

Stimulans généraux aromatiques (pag. 467).
Antimoine diaphorétique (p. 330).
Poudre antimoniale de la pharmacopée de Londres (pag. 392).
Poudre de James (page 393).
Poudre de Dower (page 392).
Racine de bardane (arctium lappa). — *Doses :* 4 gros à 2 onces, en décoction, dans 4 livres d'eau réduites à deux.
Fleurs et baies de sureau (sambucus nigra). — *Doses :* les fleurs en infusion théiforme, à doses variables. Les baies, sous forme de roob, à la dose de un à 2 gros et plus.
Racine d'aunée (inula helenium). — *Doses :* en

poudre, un demi à 2 gros ; en infusion vineuse, de 2 à 4 gros par livre de vin.

Racine de dompte-venin (asclepias vincetoxicum). — *Doses:* en poudre, de un scrupule à un gros ; en infusion, de 2 à 4 gros par livre d'eau ou de vin.

Racine de contrayerva (dorstenia drakena). Autant employée comme stimulant général que comme diaphorétique. *Doses*: en poudre, de demi à un gros ; en infusion, de 2 à 4 gros par livre d'eau.

Pétales de coquelicot (papaver rhœas). — *Doses:* en infusion, une pincée par livre d'eau.

Feuilles de bourrache (borago officinalis). — *Doses:* en décoction, une poignée pour une à 2 livres d'eau. Le suc s'emploie comme apéritif.

Chardon bénit (centaurea benedicta). Plante très-amère, également tonique. *Doses :* un à 2 gros, en décoction, dans une livre d'eau. Son extrait, à la dose d'un scrupule, qu'on réitère deux à trois fois par jour ; son eau distillée, à la dose de quelques onces.

Les *quatre bois sudorifiques :* savoir, le *gaïac* (*guajacum officinale*), la *salsepareille* (*smilax sarsaparilla*), la *squine* (*smilax china*), le *sassafras* (*laurus sassafras*). — *Doses :* en forte décoction et en sirop. (Voy. *Tisane et Sirop sudorifiques*, page 411 et 417).

Soufre. A l'intérieur, il excite la transpiration ; à l'extérieur, il excite le système capillaire cutané. *Doses :* à l'intérieur, quelques grains, soit en poudre, soit en tablettes, soit en électuaire ; à l'extérieur, spécialement employé dans la gale et les dartres, tant en friction et sous forme de pommade, que l'on fait avec des proportions très-variables d'un intermède gras (page 455), qu'en fumigation, et à l'état de gaz acide sulfureux (pag. 70 et 72). Uni au charbon de bois, et incorporé dans du cérat, il réussit quelquefois dans la teigne. (Voy. pag. 456).

Sulfure de potasse (p. 311). Avantageux surtout dans le croup, la coqueluche, certains catarrhes pulmonaires chroniques. *Doses* : 6 à 8 grains le matin et autant le soir. — Pour les enfans très-jeunes on le mêle avec du miel ; on trempe un doigt dans ce mélange et on l'introduit dans la bouche de l'enfant. — Employé à l'extérieur dans la gale, tant en bain qu'en frictions, comme le conseille M. Jadelot (pag. 72, 73, et 455. — M. Dupuytrein l'emploie dans la même maladie, dissous dans l'eau et mêlé avec de l'acide sulfurique ; d'où résulte, comme on le conçoit, une dissolution de sulfate de potasse chargée de soufre et d'acide hydro-sulfurique (pag. 73).

Eaux minérales sulfureuses. (*Voy.* pag. 356). Spécialement employées en boisson et en bains dans les dartres, la gale et les irritations chroniques des organes pulmonaires ; employées en douches dans une foule d'engorgemens chroniques, sans phénomène inflammatoire.

Sulfite sulfuré de soude (pag. 316). Proposé à l'intérieur par M. le professeur Chaussier dans certains exanthèmes chroniques. *Doses:* 18 à 36 grains.

Sédatifs de l'exhalation cutanée.

On y a recours dans toutes les circonstances où la transpiration et les sueurs sont devenues excessives. Ils consistent dans les bains froids, les frictions alcooliques, l'usage des diurétiques, les excitans de la muqueuse buccale et de la sécrétion salivaire.—Dans les pays chauds, on emploie les épices, le piment, divers masticatoires très-âcres, tels que le *betel*, qui est composé de chaux vive, des feuilles du *piper betel*, des feuilles de tabac et de la noix de l'*areca catechu*, L.

2°. *Rubéfians et Vésicans.*

Les rubéfians sont des médicamens qui, appliqués sur l'organe cutané, en déterminent l'inflammation; les vésicans, appliqués sur le même organe, déterminent à la surface du derme une sécrétion séreuse qui, en détachant l'épiderme, le fait bomber et prendre la forme d'une ampoule. — La rubéfaction et la vésication ne sont que deux degrés de la même action : aussi toujours la rubéfaction précède la vésication, et le même moyen peut être rubéfiant et vésicant.

On peut établir deux ordres de rubéfians, relativement au but de leur action.

Les uns s'emploient pour modifier l'état de l'organe cutané dans les exanthèmes chroniques, tels que la gale et les dartres. Ils se bornent souvent à exciter les parties de la peau affectées sans produire de véritable inflammation sur les parties saines de l'organe; et cette inflammation, lorsqu'elle a lieu, n'est qu'un phénomène accessoire à leur action principale. Les autres ont pour objet essentiel de déterminer une inflammation sur une partie plus ou moins étendue de l'organe cutané ordinairement saine : ils méritent beaucoup mieux le nom de *rubéfians* que les premiers; ils remplissent la plupart des mêmes indications que les vésicans, et leur usage est très-multiplié. On les emploie de même que les vésicans, très-souvent pour exciter généralement, par exemple dans la prostration extrême qui accompagne la troisième période des fièvres essentielles graves, ou pour produire une dérivation, comme dans les congestions imminentes, soit au cerveau, soit au poumon; dans les ophthalmies chroniques, dans la menace de suffocation qui accompagne le croup, dans les affections asthmatiques, dans les hydrothorax, dans les catarrhes pulmonaires chroniques, dans les névralgies, les affections goutteuses, etc.

1er ORDRE DE RUBÉFIANS.

Soufre. (*Voy*. ci-dessus, page 491).

Pommade oxygénée (pag. 455). Elle est employée en frictions contre la gale. *Dose :* environ un gros à chaque friction.

Onguent citrin du codex. En frictions contre la gale. *Dose*, idem.

Pommade de soufre et de sous-carbonate de potasse de M. Helmerick (pag. 455). En frictions contre la gale. *Doses :* une once pour chaque friction, trois frictions par jour (page 73).

Pommade savonneuse hydro-sulfurée de M. Jadelot (pag. 455). En frictions contre la gale et les dartres. *Doses :* une once pour chaque friction; deux frictions par jour (pag. 72).

Pommade de soufre et de charbon (p. 456). Employée contre la teigne, en frictions sur le cuir chevelu. *Doses* indéterminées.

Racine de dentaire (*plumbago europæa*). Employée contre la gale. *Doses :* on en fait infuser des quantités indéterminées après les avoir pilées dans l'huile bouillante. On passe avec expression à travers un linge; on noue ce linge, qui contient les débris de la racine; on se sert du nouet trempé dans l'huile préparée chaude pour faire des frictions matin et soir.

Feuilles de clématite droite (clematis erecta), ou de *clématite des haies*, vulgairement *herbe aux gueux* (*clematis vitalba*). On peut les employer dans la gale de la même manière que la racine de dentaire.

Cataplasme ou pâte de poix (calotte). Contre la teigne. (*Voyez* page 462.)

Soude du commerce. Contre la teigne. On l'emploie pulvérisée et incorporée dans 8 à 10 parties d'axonge; on en frotte les parties du cuir chevelu malades, après avoir fait tomber les croûtes à l'aide d'un cataplasme émollient.

IIe Ordre de rubéfians. *Rubéfians proprement dits, et vésicans. — Action du calorique.* 1°. Pour produire la rubéfaction d'une grande surface, on a recours aux rayons solaires, à la combustion des substances propres à produire une grande flamme, au bain de sable et aux étuves sèches. 2°. Pour exciter une partie circonscrite, par exemple, certains ulcères atoniques, on emploie les rayons solaires concentrés à l'aide d'une lentille; on approche de la partie un charbon ardent ou même un fer rouge (*cautère objectif*). 3°. Pour produire la vésication, on se sert de l'eau bouillante.

Ammoniaque liquide (page 309). Comme vésicant, à 20 degrés de l'aréomètre; comme rubéfiant, étendue de 5 à 6 parties d'eau ou d'huile.

Poix de Bourgogne. On l'applique par apposition, étendue sur un linge ou sur de la peau blanche.

Cantharides (meloe vesicatoria). Pour exciter, par la rubéfaction, de grandes surfaces, comme dans les paralysies locales, etc., on emploie la teinture alcoolique en frictions, soit pure, soit étendue dans un liniment. Pour produire la vésication, on a recours à l'emplâtre vésicatoire des formulaires, ou à un cataplasme saupoudré de cantharides (pag. 462).

Écorce de garou (daphne mezereum). Elle est aujourd'hui à peine usitée comme vésicant, et seulement pour agir, comme révulsif, sur de très-petites surfaces : on l'applique après l'avoir trempée dans le vinaigre.

Semence de moutarde (sinapis nigra). On l'emploie en poudre et sous forme de cataplasme comme rubéfiant : elle forme la base des sinapismes (p. 462).

Moyens d'exciter une exsudation séreuse à la surface de la peau, sans déterminer la vésication.

Ces moyens consistent à ramollir l'organe cutané par un cataplasme émollient, tandis qu'on excite ce même organe par quelque dissolution spiritueuse qui ne soit pas assez active pour être vésicante : telles sont les teintures alcooliques amères, aromatiques, ou même l'alcool seul. C'est ainsi qu'agit le cataplasme de M. Pradier contre la goutte (page 460), et les autres de ce genre que tout médecin instruit peut prescrire.

3°. *Excitans de la suppuration du derme et du tissu cellulaire.*

On entretient la suppuration à la surface du derme mis à nu par un vésicatoire, 1° lorsque le vésicatoire a pour but de remplacer une affection cutanée ou un ulcère; 2° pour s'opposer au développement d'une maladie interne qui proviendroit, soit d'un ulcère, soit d'une maladie cutanée supprimée; 3° pour détourner une irritation portée sur les organes pulmonaires, comme dans les catarrhes chroniques, dans les hémoptysies; sur les yeux, comme dans les ophthalmies chroniques, etc.; 4° pour agir contre des névralgies rebelles; 5° pour se préserver de quelque maladie épidémique; 6° pour prévenir les accidens qui peuvent accompagner la cessation de la menstruation, etc.

On emploie ordinairement, pour entretenir cette suppuration, le vésicant lui-même étendu dans un corps gras. On se sert, par exemple, de la pommade de cantharides ou de celle de garou (page 454).

L'art provoque la suppuration du tissu cellulaire dans deux circonstances particulières, 1° lorsqu'une partie de l'organe cutané ou du tissu cellulaire, avec ou sans solution de continuité, est le siége d'une inflammation qui tend à se terminer par suppuration; 2° lorsque l'organe cutané est sain et qu'il convient d'y établir un exutoire.

Premier cas. S'il n'y a pas de solution de continuité, et qu'on juge convenable de favoriser la suppuration, comme lorsqu'elle dépend d'un travail dépuratoire ou critique, on a recours à des topiques excitans que les anciens chirurgiens ont appelés *maturatifs*. On leur donne spécialement la forme de cataplasme ou d'emplâtre: on préfère la première de ces formes quand le topique doit agir sur une surface un peu étendue, comme sur une tumeur phlegmoneuse considérable, et à la dernière quand l'application doit être bornée à une petite surface, par exemple, à un furoncle.

On peut faire un *cataplasme maturatif* en incorporant une certaine quantité de poudre irritante, telle que celle de moutarde, dans un cataplasme fait avec la farine de graine de lin et le vinaigre; c'est-à-dire, que le *sinapisme* (pag. 462) peut être employé à titre de maturatif. On fait souvent un cataplasme maturatif avec un ou deux oignons de lis (*lilium candidum*) cuits sous la cendre et réduits à l'état pulpeux, et une poignée d'oseille cuite dans suffisante quantité de bière ou d'hydromel. On y incorpore quelquefois, pour le rendre plus actif, du vieux levain, de l'onguent *basilicum*, etc.

On emploie à titre d'*emplâtres maturatifs* la poix de Bourgogne, le diachylum gommé, etc., étendus sur du linge ou sur de la peau blanche. L'emplâtre de *vigo cum mercurio*, appliqué à titre de résolutif sur des tumeurs indolentes ou peu douloureuses, y provoque quelquefois la suppuration.

Lorsqu'il y a solution de continuité, on applique sur la plaie, à l'aide d'un plumasseau de charpie, un composé onguentacé, tel que le baume d'Arcæus, l'onguent basilicum, l'onguent de la mère, l'onguent de styrax; ou un digestif, soit simple, soit animé (pag. 453); et s'il reste de l'engorgement, on recouvre le tout d'un cataplasme émollient ou irritant, suivant les circonstances.

Deuxième cas. On provoque ordinairement la suppuration du tissu cellulaire en y établissant un exutoire artificiel, tel que le séton ou le fonticule à pois (cautère), pour déterminer une dérivation, et prévenir par là le développement de quelque maladie grave, ou en retarder les progrès.

Le séton ne s'établit guère qu'à la nuque et sur les parois thoraciques, pour combattre, dans le premier cas, l'amaurose commençante, des ophthalmies et des otites chroniques qui ont résisté à d'autres moyens, des névralgies faciales, quelque névrose de l'ouïe; et dans le second, des catarrhes et des péripneumonies chroniques, etc. On a recours au fonticule à pois dans les mêmes circonstances, et surtout pour suppléer à quelque évacuation supprimée ou très-abondante; pour remplacer des ulcères devenus habituels ou quelque affection dartreuse; pour prévenir le développement de la phthisie pulmonaire, etc. On établit le fonticule à pois au bras, à la jambe ou à la cuisse; au bras, entre le muscle biceps et le deltoïde; à la jambe, entre le tendon du jumeau interne et celui du couturier, c'est-à-dire à trois ou quatre travers de doigt au-dessous du genou et vers la partie antérieure; à la cuisse, à la dépression qui existe à la partie interne de la cuisse, très-près du genou. On établit cet exutoire à l'aide de l'instrument tranchant ou d'un alcali caustique, et le séton toujours à l'aide de l'instrument tranchant.

On entretient la suppuration du fonticule à pois à la faveur d'un pois d'iris de Florence ou d'Orange. Lorsqu'il y a de l'irritation, un pois ordinaire suffit. On excite le séton au moyen de quelques composés onguentacés officinaux ou de quelqu'onguent digestif (p. 453), qu'on fait préparer extemporanément.

4°. *Moyens d'empêcher la suppuration avant qu'elle soit établie, et de la supprimer lorsqu'elle a été entretenue pendant un temps convenable.*

Lorsque l'organe cutané ou le tissu cellulaire sont le siége d'une inflammation plus ou moins vive, l'art n'a aucun moyen efficace d'empêcher la suppuration. On se borne à appliquer sur la partie des émolliens qui ne font souvent que modérer la douleur et la tension, sans empêcher la formation du pus; mais dans les solutions de continuité récentes, on peut quelquefois obtenir la guérison *par première intention*, par conséquent sans suppuration, en rapprochant les bords de la division, et en les maintenant rapprochés à l'aide de bandelettes agglutinatives. Lorsque la plaie est très-petite et superficielle, on peut se servir du *taffetas agglutinatif* (taffetas d'Angleterre). Pour peu que la plaie soit étendue, on se sert d'un sparadrap fait avec un emplâtre agglutinatif, tel que le suivant :

Pr.	Poix résine............	8 onces ou 8 parties.
	Résine élémi..........	2 onces ou 2 parties.
	Térébenthine..........	1 once ou 1 partie.

Faites fondre le tout ensemble sur un feu doux; passez au travers d'une toile à larges mailles, pour séparer les impuretés, s'il y en a, et conservez dans un pot, pour en faire des sparadraps au besoin.

Cet emplâtre est un excellent agglutinatif. Il ne diffère de celui d'André de Lacroix, qui est officinal et très-usité, qu'en ce que ce dernier contient de plus autant d'huile de laurier que de térébenthine.

On peut aussi composer un emplâtre agglutinatif

en faisant liquéfier ensemble huit parties d'emplâtre diapalme ou diachylum simple, avec trois parties de poix blanche molle.

Les sparadraps (p. 459) que l'on fait avec ces emplâtres ne doivent se préparer qu'à mesure des besoins, parce que l'emplâtre, réduit tout en surface, se sèche avec promptitude, et se sépare souvent en écailles de la toile sur laquelle il est étendu.

On chauffe légèrement les bandelettes agglutinatives avant de les appliquer, et on enveloppe la partie d'un bandage convenable.

On se sert aussi d'un sparadrap agglutinatif pour maintenir la potasse caustique dans l'endroit où l'on veut établir un exutoire. Enfin on peut s'en servir pour contenir de petites compresses sur des endroits où les bandages se dérangent facilement.

Lorsque la suppuration a été entretenue pendant un temps suffisant, elle cesse ordinairement sans le secours de l'art. Lorsqu'elle continue, on peut la tarir par des topiques qui, parce qu'ils semblent faire cesser l'humidité de la partie, ont reçu le nom de *dessiccatifs* : tels sont le *cérat de Galien*, le *cérat de Saturne* (p. 454), l'onguent de *blanc rhasis* ou *blanc raisin* du codex. Si la suppuration persiste, on recherche et on combat la cause qui l'entretient. Lorsqu'elle est entretenue par le croupissement du pus, une compression méthodique suffit souvent pour la faire cesser, ou bien il faut pratiquer une contre-ouverture. Si elle est entretenue par le relâchement des chairs, on les excite; on la réprime quelquefois à l'aide des cathérétiques, tels que le nitrate d'argent fondu ou autre (*Voyez* ci-après). Enfin si elle est entretenue par une cause interne, on administre à l'intérieur les médicamens convenables pour la combattre.

5°. *Médicamens corrosifs ou caustiques.*

Médicamens qui irritent à un degré si violent les tissus sur lesquels on les applique, que non-seulement ils les enflamment, mais y détruisent encore l'organisation et la vie. Ils donnent ainsi lieu à la formation d'une escarre superficielle, ou plus ou moins profonde, suivant leur degré d'activité.

On emploie ces médicamens pour agir localement ou pour agir par contiguité, par sympathie ou par révulsion sur des organes plus ou moins éloignés de leur application. — *Action locale.* Elle s'exerce sur la peau saine ou sur des tissus altérés; 1° sur la peau saine, pour établir un exutoire; pour ouvrir certains dépôts indolens ou qui tendent à la gangrène, tels que les bubons vénériens indolens, les bubons pestilentiels, etc. 2°. Sur des tissus altérés, pour consumer les chairs fongueuses des ulcères, et y ranimer l'activité vitale; pour arrêter certaines hémorrhagies; pour détruire des tumeurs développées contre le vœu de la nature; pour détruire des tissus dont la vie est languissante ou éteinte, et ranimer les propriétés vitales dans les parties voisines, comme dans le charbon, les pustules malignes, les gangrènes humides, les caries humides; pour brûler les morsures des animaux venimeux ou enragés, etc. — *Action contiguë, sympathique ou révulsive.* On cherche à la déterminer dans certaines affections comateuses; dans l'épilepsie, pour arrêter l'*aura epileptica;* dans l'amaurose; dans certaines surdités accidentelles; dans les névralgies, la goutte sciatique, la gibbosité vertébrale; dans les tumeurs blanches des articulations, etc.

Acide sulfurique (page 298).

Acides nitrique et nitreux (p. 291 et 293).

Acide hydro-chlorique ou *muriatique* (p. 304).

Ammoniaque liquide (p. 309).

Alun calciné (p. 315).

Baume vert de Metz du codex.

Collyre de Lanfranc du codex.

Caustique de Frère Côme. C'est une poudre composée de :

Oxyde d'arsenic............	$\frac{1}{2}$	gros.
Sulfure de mercure rouge....	4	gros.
Sang-dragon..............	1	once.

M. le professeur Dubois, qui fait un fréquent usage de ce caustique, surtout dans les ulcérations cancéreuses de peu d'étendue, le fait préparer dans les proportions ci-dessus, qui sont un peu différentes de celles de Frère Côme. Celui-ci y ajoutoit aussi de la cendre de peau tannée, qui a été supprimée comme inutile. Pour employer ce caustique, on en prend une petite quantité que l'on mêle avec un peu de salive pour en faire une pâte que l'on applique et qu'on laisse appliquée sur la partie qui doit être cautérisée, jusqu'à ce qu'elle tombe spontanément.

Trochisques de chlorure de mercure ou de sublimé corrosif du codex.

Trochisques de minium du codex.

Dissolution nitrique de protoxyde de mercure (eau mercurielle, p. 338 et 339).

Nitrate d'argent fondu (pierre infernale, p. 349).

Hydro-chlorate d'antimoine sublimé (beurre d'antimoine, page 332).

Potasse et soude caustiques (cautères potentiels, p. 307 et 308).

Action du calorique. { Fer rouge (cautère actuel).
Moxa.

Médicamens du Système nerveux et de ses dépendances.

Ils agissent sur le système nerveux en général ou sur les organes des sens.

Médicamens du Système nerveux en général.

A. *Excitans.*

On les emploie, 1° pour augmenter l'activité des fonctions cérébrales lorsqu'elles sont affoiblies, comme dans la stupeur maniaque, dans le coma, etc.; 2° pour remédier à une paralysie complète ou incomplète des organes des sensations, de la locomotion.

MOYENS DIRECTS.

Toniques (p. 473) *et stimulans généraux* (p. 463).

Vins mousseux.

Douches.

Electricité (p. 278 et suiv.). On y a recours, non-seulement pour exciter le système nerveux dans les paralysies et les tremblemens nerveux, dans l'amaurose et la surdité accidentelle, mais encore pour exciter généralement, pour provoquer la menstruation, pour stimuler certaines tumeurs indolentes, etc.

Aimant (*magnes*). Mine de fer qui appartient au *fer oxydulé amorphe* de M. Haüy. On peut l'employer comme substance ferrugineuse, comme substance magnétique agissant sur le fer, comme substance magnétique agissant sur le système nerveux.

MOYENS INDIRECTS.

Rubéfians et Vésicans (page 493).

B. *Sédatifs.*

Ils sont employés dans les maladies convulsives et dans toute espèce d'agitations nerveuses; dans l'épilepsie, l'hystérie, la catalepsie, les coliques nerveuses, l'asthme convulsif, les palpitations, la tendance à la syncope, etc. La plupart sont en même temps stimulans diffusibles, et employés dans les mêmes circonstances que ces derniers : ils sont ou simplement calmans ou narcotiques. Ceux-ci diffèrent des premiers en ce qu'ils portent spécialement leur action sur les fonctions cérébrales qu'ils engourdissent, pour ainsi dire, en provoquant l'assoupissement ou le sommeil.

1°. *Calmans* (anti-spasmodiques).

Plusieurs des stimulans diffusibles, surtout le camphre (p. 378 et 464), et l'*éther* (p. 382 et 464).

Acide borique ou boracique (sel sédatif, p. 294). Peu usité. *Doses* : 5 à 10 grains.

Racine de valériane (*valeriana officinalis*). Spécialement recommandée dans l'épilepsie. *Doses* : un scrupule et plus. On peut en consommer depuis 2 gros jusqu'à une once et plus dans les vingt-quatre heures. — En décoction, à vaisseau fermé, de 2 gros à une once pour 2 livres d'eau, à prendre par verres. — La teinture, un à 2 gros dans 4 onces de potion; en frictions, à des doses variables. On peut en faire entrer un à 2 gros et plus dans un lavement. — L'eau distillée, comme véhicule d'une potion.

Racine de pivoine (pæonia officinalis). — *Doses :* en poudre, un scrupule et plus. — Rarement on la donne en décoction, à la dose de 4 gros à 2 onces pour 2 livres d'eau.

Feuilles de vulvaire (chenopodium vulvaria). Peu employées en France. *Doses :* indéterminées; en infusion, tant par la bouche qu'en lavement.

Fleurs de tilleul (tilia europœa). — *Doses :* par pincées; en infusion théiforme. — Eau distillée, une à 3 onces dans une potion de 4 onces.

Thé (thea bohea). — *Doses :* par pincées en infusion.

Fleurs d'orange (citrus aurantium). — *Doses :* par pincées en infusion. — Eau distillée, de un à 2 gros et plus, soit seule, soit dans une potion. Le sirop, à la dose de une once pour 4 onces de potion.

Gommes-résines fétides : savoir, l'*assa-fœtida (ferula assa-fœtida)*, le *galbanum (bubon galbanum)*, l'*opoponax (pastinaca opoponax)*, le *sagapénum*, et la *gomme ammoniaque*. L'origine de ces deux dernières est encore inconnue. On emploie surtout la gomme ammoniaque et l'assa-fœtida, qui est la plus active. *Doses :* à l'intérieur, de 5 à 24 grains en pilules. En lavement, on peut doubler la dose. — La teinture d'assa-fœtida, de 24 à 36 gouttes et plus dans une potion de 4 onces. — On fait des fumigations d'assa-fœtida contre les accès hystériques.

Pétrole, ou *naphte*, vulgairement *huile de gabian* (*bitumen petroleum*, *naphta petrolei*). — *Doses*: à l'intérieur, 10 à 15 gouttes sur du sucre; en frictions sur le bas-ventre, dans les affections vermineuses des enfans.

Huile animale de Dippel. — *Doses*: à l'intérieur, quelques gouttes sur du sucre, ou mieux, étendue dans un véhicule aqueux.

Castoréum (du *castor fiber*). — *Doses*: en pilules, 10 à 30 grains. — La teinture, à l'intérieur, 10 à 30 gouttes sur du sucre ou dans un véhicule convenable; en lavement, un à 2 gros. — La teinture éthérée est plus sédative et s'emploie de préférence.

Musc (du *moschus moschiferus*). — *Doses*: en substance, 2 à 4 grains et plus. — La teinture, 6 à 12 gouttes, ou un à 2 scrupules dans une potion de 4 onces.

2°. *Narcotiques*.

Opium (du *papaver somniferum*). — *Doses*: à l'intérieur, en substance ou à l'état d'extrait, un cinquième de grain à un grain. — *Sirop d'opium*, de un à 4 gros. — *Opium de Rousseau*, 3 à 4 gouttes à chaque dose, ou 8 à 15 gouttes dans une potion de 4 onces; 6 à 30 gouttes en lavement. — *Vin d'opium composé* ou *laudanum liquide de Sydenham* (p. 422), 8 à 10 gouttes, ou 20 à 40 gouttes dans une potion de 4 onces; 15 à 25 gouttes en lavement. — *Teinture d'opium* (p. 427), à l'intérieur, 4 à 8 gouttes et plus; en frictions, doses indéterminées.

Teinture thébaïque de la pharmacopée de Londres (page 428).

Teinture d'opium camphrée (page 429).

Solution d'opium conseillée par M. le professeur Chaussier.

Pr. Opium choisi et divisé en petits morceaux, 1 once.
Eau distillée........................ 8 onces.
Laissez macérer à la chaleur de l'atmosphère pendant deux à trois jours, suivant la saison; filtrez et ajoutez
Alcool à 36 degrés.................... 4 gros.

Cette addition a pour but la conservation du liquide, dont on remplit de petits flacons qu'on a soin de bien boucher. *Doses :* à l'intérieur, 16 à 36 gouttes dans une cuillerée de sirop ou d'un autre véhicule; en frictions, sans mélange. — On en fait entrer des doses variables dans des collyres contre les ophthalmies chroniques, etc.

Nota. Les différentes préparations d'opium peuvent se donner graduellement, dans les maladies chroniques, à des doses de beaucoup supérieures aux doses ordinaires.

Le trouble que l'opium occasionne dans les fonctions cérébrales est, d'après les observations de M. Hallé, souvent diminué par l'union de ce médicament avec le camphre.

Thériaque (du *codex*). *Doses :* à l'intérieur, 18 grains à 2 gros. On l'applique à l'extérieur sans en déterminer la dose.

Jusquiame (hyoscyamus niger), *Belladone (atropa belladona)*, *Stramonium (datura stramonium)*. La première de ces deux plantes est beaucoup plus employée que les deux autres, qui sont à peine usitées. — *Doses :* à l'intérieur, un à 4 grains et plus de leur extrait; à l'extérieur, une forte décoction de ces plantes, ou les plantes elles-mêmes, à l'état pulpeux.

Aconit napel (aconitum napellum). Préconisé plutôt dans les rhumatismes chroniques et les douleurs arthritiques, comme excitant des fonctions de la peau, que dans les maladies nerveuses comme calmant. *Doses :* on commence par un demi-grain de l'extrait, et on augmente progressivement jusqu'à 8 grains et plus, que l'on peut réitérer plusieurs fois dans les vingt-quatre heures.

Morelle noire (solanum nigrum). On emploie, pour ainsi dire, exclusivement sa décoction à l'extérieur, soit en fomentation, soit en injection, comme calmant.

Tiges de douce-amère (solanum dulcamara). Spécialement préconisées contre les dartres. *Doses :* on commence par 4 gros en décoction dans 2 livres d'eau réduites à une, à prendre en deux verres, l'un le matin et l'autre le soir. On augmente progressivement la dose jusqu'à 2 onces et plus. — On administre l'extrait à la dose de 12 à 15 grains que l'on augmente progressivement jusqu'à un demi-gros et plus le matin et le soir.

Amandes amères ou fruits de l'*amygdalus amara.* Spécialement recommandées comme fébrifuge. *Doses :* un gros et demi à 2 gros d'amandes amères pour quelques onces d'émulsion, ou quelques amandes en substance avant l'accès.

Médicamens des organes des sens et de leurs accessoires.

On n'agit que sur les organes de la vue, de l'ouïe et de l'odorat, considérés comme organes des sens. Les médicamens qu'on applique sur les organes de la vue et de l'ouïe ont toujours pour but d'agir sur le siége même de leur application. Ceux dont on dirige l'action sur l'organe de l'odorat ont presque toujours pour but d'agir sur d'autres parties.

Médicamens de l'organe de la vue.

On agit sur l'organe de la vue dans les lésions de l'organe lui-même ou dans celles des parties accessoires à l'organe. Les premières de ces lésions sont relatives à la sensibilité de l'organe ou à sa forme. On les combat dans le premier cas par des moyens variables, que nous avons fait connoître dans la première partie de cet Ouvrage (p. 163 et suiv.). — On corrige les vices de la forme de l'organe par l'usage des verres concaves dans la myopie, et par celui des verres convexes dans la presbytie.

Les lésions des parties accessoires à l'organe qui exigent l'application des médicamens, sont surtout l'inflammation de la conjonctive ou l'ophthalmie, et celle des glandes de Méibomius, qui accompagne presque toujours l'ophthalmie chronique. On emploie dans l'ophthalmie aiguë les relâchans généraux; dans l'ophthalmie chronique, on fait des lotions avec des liquides modérément excitans et astringens, qu'on a appelés *collyres résolutifs*, et qui déterminent réellement la résolution : tel est le suivant, qui est très-usité.

Collyre astringent (résolutif).

Pr. Eau de roses.... } *ana*, 3 onces.
de plantain, }
Sulfate de zinc, de 12 à 24 grains.

Lorsque les glandes de Méibomius sont engorgées, on y applique des quantités inappréciables d'une pommade irritante, telle que celle de Desault. (*Voy.* p. 457.) On enduit le bord des paupières avec une quantité inappréciable de cette pommade, qui est d'une grande activité. On peut en faire une beaucoup moins active en mêlant ensemble 15 grains d'oxyde de mercure rouge et 2 onces de cérat ou d'axonge.

On insuffle quelquefois sur la conjonctive, à l'aide d'un chalumeau, de très-petites quantités de corps pulvérulens qui irritent ou d'une manière mécanique ou par leur propriété médicale, et auxquels on donne le nom de *collyres secs*. On y a recours dans l'albugo et dans certaines excroissances de la conjonctive, telles que le *ptérygion* et l'*encanthis*. On insuffle quelquefois le sucre candi seul en poudre, ou le mélange suivant, qui, quoique assez bizarre, est encore conseillé par des chirurgiens modernes d'une réputation bien méritée.

Pr. Os de sèche en poudre, 1 scrupule.
Cristal de roche *idem*.... 12 grains.
Alun *idem*........... 15 grains.
Mêlez exactement.

On bassine l'œil après chaque insufflation.

Médicamens de l'organe de l'ouïe.

Dans les lésions de sensibilité de l'organe, les moyens qu'on emploie sont l'électricité, le galvanisme, les cornets acoustiques, suivant les circonstances (page 160). Lorsque la lésion est symptomatique, on agit sur la cause de la maladie. Les médicamens qui conviennent dans les catarrhes externes de l'oreille consistent, suivant que la maladie est aiguë ou chronique, dans les injections émollientes ou stimulantes, et dans les révulsifs, tels que les vésicatoires derrière l'oreille. Dans les catarrhes de l'intérieur de l'oreille, on n'emploie aucun moyen direct, à moins qu'on ne tente la perforation de la membrane du tympan. Lorsque la maladie est chronique, on a recours aux vésicatoires, aux purgatifs, etc.

Médicamens de l'organe de l'odorat.

Les médicamens dont on dirige l'action sur la muqueuse nasale ont bien plus rarement pour but de modifier l'état de cette membrane que d'agir indirectement sur des organes qui ont des rapports de contiguïté ou de sympathie avec cette membrane.

On cherche seulement à modifier l'état de la muqueuse nasale, 1° dans le coryza, par des émolliens ou par des toniques modérément astringens, suivant que la maladie est aiguë ou dure depuis quelque temps; 2° dans l'ozène ou ulcération de cette membrane, que l'on combat par des injections toniques, astringentes, etc.; et par des injections mercurielles, lorsque la maladie est vénérienne.

On applique des médicamens sur la muqueuse nasale, dans la vue d'agir indirectement sur d'autres parties, 1° pour réveiller l'action suspendue des organes essentiels à la vie, comme dans les affections comateuses, la syncope, l'asphyxie; et dans ce but, on stimule la muqueuse nasale par le chatouillement avec les barbes d'une plume; par les vapeurs ammoniacales, celles d'acide acétique, d'acide hydro-chlorique, de chlore, etc.; 2° pour remédier à la lésion de quelque organe voisin, soit en changeant le siége de l'irritation, soit en produisant une évacuation révulsive ou une secousse mécanique. Les excitans qu'on emploie dans ce but augmentent la sécrétion muqueuse nasale, et peuvent provoquer l'éternuement : on les appelle *errhins* et *sternutatoires*. On y a spécialement recours dans certaines céphalalgies sans cause connue, dans certaines infiltrations séreuses de la tête, dans l'otalgie, dans les ophthalmies chroniques, etc.

On peut employer comme errhins la plupart des stimulans généraux aromatiques; mais on se sert ordinairement de quelques-unes des substances suivantes en poudre; savoir : *les feuilles de bétoine* (*betonica officinalis*), *celles de cabaret* (*asarum europæum*), *celles de marjolaine* (*origanum majorana*), *celles de tabac* (*nicotiana tabacum*); *les fleurs de muguet* (*convallaria maialis*), *l'euphorbe* (*gomme-résine de l'euphorbia officinarum*), *la racine d'ellébore blanc* (*veratrum album*). Ces deux dernières substances sont très-irritantes, et peuvent déterminer l'inflammation de la muqueuse nasale ou une hémorrhagie : on doit être circonspect dans leur administration. Les feuilles de cabaret et celles de tabac sont également émétiques et purgatives. On emploie la décoction de tabac en lavemens, à la dose de un à 2 gros dans l'apoplexie, dans l'asphyxie, les fièvres soporeuses, etc.

Poudre sternutatoire.

Pr. Feuilles de marjolaine, } *ana*, 1 gros.
de bétoine.... }
Fleurs de muguet.... }
Feuilles d'*asarum* ou cabaret, ½ gros.
On pulvérise ces substances séparément, et on les mêle.

Poudre capitale de Saint-Ange.

Pr. Feuilles d'*asarum*..... 1 once.
Racine d'ellébore blanc, 1 scrupule.
On pulvérise et on mêle.

On fait usage de l'une et de l'autre de ces poudres comme du tabac râpé.

Médicamens du système sanguin.

Ils sont excitans ou sédatifs.

Excitans de la circulation.

L'excitation de la circulation coïncide avec l'augmentation de la chaleur animale. Ce n'est jamais que dans les cas où l'action du cœur est considérablement affoiblie qu'on a besoin de l'exciter. Les maladies qui présentent cette indication sont spécialement la syncope, la dernière période des fièvres graves, et de la plupart des maladies où les forces vitales sont au dernier degré de prostration. Dans la syncope, c'est en agissant sur la respiration, par les moyens que nous ferons bientôt connoître, qu'on ranime l'action du cœur. Dans les fièvres graves, on administre les stimulans généraux aromatiques et spiritueux, donnés sous forme de potions qu'on appelle, dans ce cas, *potions cordiales* (page 433). — On a également recours aux rubéfians et aux vésicans (page 493) qu'on applique sur les endroits les plus sensibles, tels que la partie interne des cuisses, la plante des pieds, etc.

Sédatifs de la circulation.

Ils sont directs ou indirects.

1°. Moyens directs.

Ils consistent dans l'évacuation du sang, qui peut être provoquée par la saignée, par les sangsues, par les scarifications, et quelquefois par exhalation.

On a spécialement recours à la saignée dans la pléthore, soit générale, soit locale; dans les fièvres inflammatoires avec menace de congestion locale; dans les congestions cérébrales imminentes qui accompagnent l'inflammation du cerveau ou de ses membranes, et certaines fièvres graves; dans les phlegmasies considérables ou intenses, telles que la péripneumonie, la pleurésie, la péritonite, la métrite, l'angine, les rhumatismes aigus; on prescrit aussi la saignée dans les hémorrhagies actives, dans les aménorrhées et les névroses pléthoriques, dans l'anévrysme actif du cœur et des gros vaisseaux, dans les hydropisies actives, etc.

Pour les adultes, une saignée de 8 onces est modérée; elle est forte lorsqu'elle va à 16 onces. — Chez les enfans de dix à quinze ans, on ne peut guère tirer que 3 à 4 onces de sang.

Comme les sangsues affoiblissent moins que la saignée, on les préfère en général chez les malades trop foibles pour supporter une saignée générale : tels sont les vieillards. On y a aussi spécialement recours dans les inflammations très-circonscrites; on les emploie pour arrêter certaines hémorrhagies, et pour rappeler des hémorrhagies ou des évacuations sanguines périodiques supprimées. — Chaque sangsue peut évacuer 6 à 7 gros de sang; on en applique six à vingt, suivant les circonstances, etc.

On fait spécialement usage des scarifications dans certaines phlegmasies chroniques, et notamment dans les douleurs rhumatismales chroniques.

Les moyens qu'on emploie pour provoquer l'évacuation du sang par exhalation ne sont rien moins que constans. On n'y a recours que pour exciter l'hémorrhagie nasale ou un flux hémorrhoïdal. Dans le premier cas, qui est indiqué lorsqu'une hémorrhagie nasale habituelle est supprimée, ou lorsque cette hémorrhagie est critique, et qu'elle n'a lieu que d'une manière incomplète, on dirige des vapeurs tièdes dans les cavités nasales; on irrite mécaniquement ces cavités; on fait faire des efforts pour se moucher; on applique des sangsues autour du nez. Dans le deuxième cas, c'est-à-dire pour provoquer un flux hémorrhoïdal, ce qui est indiqué dans la suppression de cette évacuation, le moyen le plus sûr est encore l'application des sangsues à l'anus. Lorsqu'il y a débilité locale, on a quelquefois donné avec succès l'aloès, dont nous parlerons en traitant des purgatifs.

2°. Moyens indirects.

Ils s'emploient dans la plupart des mêmes circonstances que les moyens directs, dont ils ne font que seconder l'action.

Diminution progressive des alimens. Méthode de Valsalva, qui a quelquefois réussi dans les anévrysmes.

Relâchans et rafraîchissans généraux.

Excitation de certaines sécrétions et exhalations.

Digitale pourprée. Nous en parlerons en traitant des diurétiques.

Application de la glace ou de l'eau très-froide.

Médicamens du système lymphatique.

Ce n'est guère que pour favoriser l'absorption, soit dans les collections séreuses ou hydropisies, soit dans les engorgemens glanduleux ou autres, sans inflammation marquée, qu'on a besoin d'agir sur le système lymphatique. Les médicamens qu'on emploie dans ce but sont en conséquence pris en général parmi les excitans. A l'exception de quelques hydropisies actives qui s'observent chez les sujets pléthoriques, et exigent les saignées et les relâchans généraux, ces maladies sont ordinairement passives, et on les combat par des moyens indirects, tels que les diurétiques, les purgatifs, et quelquefois les vésicatoires volans, etc. Dans l'hydropisie de la tunique vaginale ou hydrocèle, on agit directement sur la surface exhalante, dont on détermine l'inflammation par une injection stimulante, après avoir évacué par la ponction le liquide séreux épanché.

Dans les engorgemens non inflammatoires, susceptibles de résolution, soit qu'ils aient leur siége dans les glandes ou ganglions lymphatiques, et dépendent de l'atonie générale du système lymphatique, comme dans le carreau et les affections scrophuleuses, soit qu'ils aient leur siége dans quelques organes sécréteurs ou autres, et aient été ou non précédés d'inflammation, on a recours, suivant les circonstances, à quelques-uns des médicamens suivans :

Végétaux amers, que nous avons rangés parmi les toniques (page 474).

Grande ciguë (*conium maculatum*). — *Doses* : on donne intérieurement, soit les feuilles desséchées en poudre, soit l'extrait préparé suivant le procédé de Storck (page 438), à la dose de 2 à 3 grains, que l'on augmente progressivement jusqu'à un scrupule et plus, que l'on peut réitérer une ou deux fois dans les vingt-quatre heures.

Laitue vireuse (*lactuca virosa*). — *Doses* : on donne spécialement l'extrait à la dose de 10 à 30 grains et plus par jour.

Élixir amer ou anti-scrophuleux de Peyrilhe (page 428).

Sous-carbonate de potasse ou de soude (p. 320 et 321). — *Doses* : 2 à 3 gros dissous dans une à 2 livres d'eau, à prendre par verres.

Eau minérale alcaline gazeuse (page 352). — *Doses*, par verres.

Savon médicinal. — *Doses* : à l'intérieur, 12 à 15 grains et plus en pilules, que l'on peut réitérer une ou deux fois dans les vingt-quatre heures; à l'extérieur, dissous dans suffisante quantité d'eau-de-vie. — *Emplâtre de savon du codex*, étendu sur de la peau blanche.

Hydro-chlorate d'ammoniaque (*muriate d'ammoniaque, sel ammoniac*, page 325). — *Doses* : à l'intérieur, 5 à 24 grains, suivant les âges, dissous dans un véhicule, dose que l'on peut réitérer une ou deux fois par jour. — Comme vermifuge, il a été donné à la dose de un à 2 gros uni à la rhubarbe ou au jalap; cependant ce sel est très-irritant. — A l'extérieur, en fomentation ou en lotions, doses très-variables; une à 4 onces par livre de liquide.

Hydro-chlorate d'ammoniaque et de fer (*fleurs de sel ammoniac martiales*). Peu employé. *Doses* : à l'intérieur, 2 à 10 grains dans un véhicule approprié.

Hydro-chlorate de baryte (*muriate de baryte*, page 326). Médicament dangereux. *Doses* : un quart à un tiers de grain, que l'on donne à l'intérieur, dans un liquide mucilagineux.

Préparations mercurielles. (*Voyez* ci-après les *anti-syphilitiques*.)

Emplâtre de vigo cum mercurio (*du codex*). On l'applique par apposition étendu sur un morceau de peau blanche.

Médicamens des organes respiratoires.

On les dirige sur l'acte de la respiration ou sur la muqueuse bronchique.

Médicamens dont on dirige l'action sur l'acte de la respiration.

Ils sont excitans ou sédatifs.

1°. *Excitans de la respiration.*

Lorsque la respiration est entièrement suspendue, comme dans l'asphyxie, on cherche à ranimer l'action des poumons par divers moyens, qui sont ou directs ou indirects : on commence par ces derniers.

Moyens indirects. — Titillation de la muqueuse nasale, à l'aide de la barbe d'une plume ou par les vapeurs ammoniacales, celles de chlore, celles d'acide acétique, d'acide hydro-chlorique, celles d'acide sulfureux ou d'acide benzoïque, obtenues par la combustion du soufre ou du benjoin. — Lavemens irritans; fumigations de tabac par le rectum. — Commotions électriques ou galvaniques. — Aspersions d'eau froide sur le corps lorsque l'asphyxie est produite par un gaz; frictions sèches d'abord, ensuite avec des linges imbibés d'eau-de-vie camphrée, d'ammoniaque, etc., lorsqu'elle est produite par submersion.

Moyens directs. — Insufflation de l'air pur ou du gaz oxygène dans les bronches, au moyen d'une pompe, et soustraction de l'ancien air à l'aide d'une ouverture pratiquée latéralement sur le corps de la pompe.

2°. *Moyens de ralentir ou de diminuer la respiration.*

Respiration du gaz azote ou du gaz hydrogène (page 282). Moyen proposé dans les cas où l'on suppose que la proportion du gaz oxygène atmosphérique est trop considérable relativement à l'état d'irritation pulmonaire; mais les indications de cette espèce de médication ne sont jamais qu'hypothétiques. Si l'on vouloit au reste essayer, dans quelques circonstances, la respiration de l'un ou l'autre des gaz indiqués, il faudroit le mêler avec partie égale ou 2 parties d'air atmosphérique.

Respiration d'un air d'une température douce, et rendu humide par de l'eau en vapeur, ou imprégné des émanations animales. On peut y avoir recours dans certaines irritations chroniques des voies aériennes.

Médicamens dont on dirige l'action sur la muqueuse bronchique.

Je les divise en adoucissans ou sédatifs de l'irritation bronchique, et en excitans : les uns et les autres n'agissent pour l'ordinaire que secondairement sur la muqueuse bronchique; et c'est avec la surface muqueuse de l'estomac qu'on les met en contact.

1°. *Sédatifs de l'irritation bronchique.*

Il convient de calmer l'irritation de la muqueuse bronchique dans les catarrhes pulmonaires aigus, dans les péripneumonies, dans les hémoptysies actives, et même dans les phthisies pulmonaires. On emploie dans ce but les moyens suivans.

Émolliens et adoucissans généraux.

Fleurs dites pectorales. Celles *de guimauve* (*althæa officinalis*), *de mauve* (*malva rotundifolia*), *de violette* (*viola odorata*), *de pavot rouge ou coquelicot* (*papaver rhœas*), *de tussilage* (*tussilago farfara*), *de bouillon blanc ou molène* (*verbascum thapsus*), etc. — *Doses* : en infusion, par pincées pour une livre d'eau. On mêle souvent plusieurs de ces fleurs ensemble.

Feuilles de capillaire (*adianthum capillus veneris*). — *Doses*, en infusion, par pincées. — Le sirop pour édulcorer les tisanes, à la dose d'une once par livre de liquide.

Lichen d'Islande (*lichen islandicus*). — *Doses* : en décoction, 2 à 3 gros par livre de liquide. — A l'état de gelée (page 439), par cuillerées à bouche : on en fait prendre 5 à 6 dans les vingt-quatre heures.

Looch blanc du codex (page 401). *Doses*, par cuillerées.

Préparations d'opium (p. 507). On emploie spécialement, 1° l'extrait, à la dose de un sixième ou un cinquième de grain, que l'on réitère quatre à cinq fois dans les vingt-quatre heures; 2° le sirop, dont on fait entrer de 4 gros à une once dans une potion de 4 onces, à prendre par cuillerées.

2°. *Excitans de la muqueuse bronchique.*

Ils conviennent à la fin des catarrhes aigus ou qui prennent une marche chronique, surtout s'il existe une expectoration abondante sans irritation bien prononcée.

Scille et préparations scillitiques. (*Voyez* ci-après les *diurétiques.*)

Oxyde d'antimoine hydro-sulfaté brun ou *kermès minéral* (page 331). *Doses* : en poudre, un cinquième ou un sixième de grain; un à 3 grains dans le looch blanc du codex, ou dans 4 à 5 onces de potion. — Comme émétique, 4 à 6 grains.

Oxyde d'antimoine hydro-sulfaté orangé ou *soufre doré d'antimoine* (page 332). — *Doses* : celles du kermès.

Lierre terrestre (*glecoma hederacea*), *ortie blanche* (*lamium album*), *hyssope* (*hyssopus officinalis*), *véronique officinale* (*veronica officinalis*), *aigremoine* (*agrimonia eupatoria*), *serpolet* (*thymus serpyllum*), *camphrée de Montpellier* (*camphorosma Monspeliaca*), *fleurs de stœchas* (*lavandula stœchas*). — *Doses* : en infusion théiforme, une pincée par livre d'eau.

Racine de polygala de Virginie (*polygala senega*). — *Doses* : en infusion aqueuse, un à 2 gros par livre d'eau, à prendre par verres; en digestion vineuse, 2 à 3 gros de cette racine par livre de vin, auquel on peut ajouter environ une once d'oxymel scillitique, à prendre par cuillerées à bouche, à des distances convenables.

Racine de polygala amara. — *Doses* : en décoction, 4 gros à une once par livre d'eau, qu'on peut édulcorer avec le sirop d'hyssope, à prendre en deux ou trois verres dans les vingt-quatre heures.

Semences de phellandrium aquaticum. — *Doses* : en poudre, quelques grains sous forme d'électuaire ou de pilules, que l'on réitère deux à trois fois par jour.

Térébenthines : *celle de Copahu ou celle de Venise* (page 378 et 379).

Baumes du Pérou, de Tolu, de benjoin (p. 376 et 377), etc. — *Doses* : un à 8 grains en poudre avec du sucre, ou sous forme de tablettes. — Sirop de

Tolu, une once par livre de tisane ou pour 4 à 6 onces de potion. — Acide benzoïque ou fleurs de benjoin, plus employé que le benjoin entier. *Doses:* quelques grains en poudre ou en tablettes.

Médicamens des organes digestifs.

On peut agir, 1° sur les glandes salivaires, la muqueuse buccale et celle de l'arrière-bouche; 2° sur l'estomac; 3° sur les intestins, et par contiguité sur les autres viscères abdominaux.

Médicamens des organes salivaires et de la muqueuse buccale et gutturale.

Les moyens qu'on emploie pour agir sur ces organes ont pour objet de les exciter ou de calmer leur irritation.

1°. *Excitans des organes salivaires et de la muqueuse buccale et gutturale.*

On y a spécialement recours pour agir localement ou par révulsion. — *Action locale.* Pour exciter une salivation critique ou autre jugée nécessaire qui languit ou est supprimée : tel est le ptyalisme dans la deuxième période de la petite vérole confluente; pour combattre l'état de sécheresse de la langue dans les fièvres graves; pour étancher la soif ou la tromper, lorsqu'on est privé de boisson ou qu'il seroit imprudent d'en donner beaucoup. Dans l'odontalgie, dans le catarrhe habituel de la gorge ou du commencement des voies aériennes, dans la paralysie ou l'atonie de la langue, dans l'engorgement chronique de la parotide, dans l'état blafard et atonique des gencives. — *Action révulsive*. Dans l'otalgie, la névralgie, quelques céphalalgies chroniques. Pour diminuer la transpiration cutanée; pour se préserver des maladies contagieuses.

Les moyens qu'on emploie sont appelés *sialagogues* lorsqu'ils provoquent la sécrétion salivaire. Ils sont ou solides, ou mous, ou liquides, ou à l'état de vapeurs.

Corps solides ou mous. — *Masticatoires*. Toute substance molle ou plus ou moins solide peut, à l'aide de la mastication, déterminer la salivation; 1° *la cire*; 2° *les racines de pyrèthre* (*anthemis pyrethrum*), *de ptarmique* (*achillea ptarmica*), *d'impératoire* (*imperatoria ostruthium*), *d'angélique* (*angelica archangelica*), soit mâchées directement, soit mêlées en poudre avec de la cire; 3° *les fleurs de cresson de sara* (*spilanthus oleraceus*); 4° *les pastilles de menthe*.

Corps liquides. — *Miel rosat*, *vinaigre rosat* (du codex), étendus de quelques parties d'eau. — *Sous-borate de soude*, un à 2 gros en solution dans 8 onces d'eau, à laquelle on peut ajouter du miel rosat ou du sirop de mûres, etc.

Corps à l'état de vapeurs. Fumée de tabac; fumigations d'acide benzoïque, de succin, etc.

2°. *Sédatifs de l'irritation des organes salivaires et de la muqueuse buccale et gutturale.*

On combat l'irritation de ces parties dans la première période de leurs phlegmasies aiguës, et surtout dans les angines. On emploie pour cela les relâchans et adoucissans généraux.

Médicamens de l'estomac.

On agit sur l'estomac, 1° pour exciter sa tonicité; 2° pour déterminer le vomissement : les médicamens qui ont cette propriété sont connus sous le nom d'*émétiques* ou de *vomitifs ;* 3° pour calmer son état d'irritation ; 4° pour neutraliser les acides qui y prédominent dans quelques circonstances : les médicamens qu'on emploie dans ce but ont reçu le nom d'*absorbans*.

1°. *Excitans de la tonicité gastrique (stomachiques).*

On y a recours dans les débilités gastriques, soit qu'elles proviennent des écarts de régime ou d'une maladie locale ou générale plus ou moins longue.

Les médicamens qu'on emploie sont les toniques généraux, et spécialement les amers ; quelques amers astringens, comme le cachou, le quinquina, dont nous parlerons à l'article des fébrifuges. Quelques purgatifs amers, à petites doses, sont aussi quelquefois donnés dans le même but : tels sont la rhubarbe et l'aloès, qui sont rangés dans les purgatifs.

2°. *Émétiques ou vomitifs.*

On y a recours pour agir sur l'estomac ou pour déterminer une action sympathique ou une révulsion.

Les émétiques sont donnés pour agir sur l'estomac, 1° dans les empoisonnemens, lorsque le poison n'est introduit dans l'estomac que depuis peu de temps, et même lorsqu'il est déjà absorbé, si le poison agit spécialement sur le système nerveux ; 2° dans les indigestions ; 3° dans les embarras gastriques.

On cherche à provoquer une action sympathique ou révulsive à l'aide des émétiques, dans les fièvres intermittentes, dans le principe des angines, dans le croup, dans les catarrhes pulmonaires chroniques ; pour favoriser l'éruption de la petite-vérole ou de quelques exanthèmes ; dans les diarrhées devenues excessives et les dysenteries, dans les coliques métalliques ; pour supprimer certaines hémorrhagies ; dans les affections comateuses, dans les plaies de tête, dans les apoplexies, etc. Dans ces diverses circonstances, où les émétiques n'ont pas pour principal but d'évacuer l'estomac, on les donne souvent à petites doses, et dans l'intention de ne provoquer que des nausées.

Eau tiède. En grande quantité, surtout mêlée avec un corps gras, tel que le beurre, l'huile.

Tartrate de potasse et d'antimoine (*tartre stibié*, p. 363). — *Doses* : suivant les âges et les constitutions individuelles, de un demi-grain à 3 grains, dissous dans environ une livre d'eau distillée, à prendre par verres de demi-heure en demi-heure ; ou dans 4 onces d'une potion adoucissante ou calmante, à prendre par cuillerées de demi-heure en demi-heure. Dès que les efforts pour vomir commencent, on fait boire beaucoup d'eau tiède. — Pour provoquer de simples nausées et la purgation, on le donne à très-petites doses, très-étendu, et à des intervalles éloignés, par exemple, à la dose de un demi-grain à un grain dans 2 livres de véhicule, à prendre par verres d'heure en heure. — *Vin émétique.* On ne l'emploie que dans les lavemens, à la dose de 2 gros à 4 onces.

Racine d'ipécacuanha. — *Doses* : comme émétique, en poudre, 12 à 24 grains en 3 doses, de demi-heure en demi-heure, et délayé dans un véhicule. — Aux enfans très-jeunes, on donne le sirop d'ipécacuanha à la dose de 4 gros à une once en deux fois. — Pour déterminer de simples nausées, un quart de grain à un grain en poudre ou en pastilles.

Racines de violette canine (*viola canina*), *de violette odorante* (*viola odorata*), *de pensée sauvage* (*viola tricolor*). Elles sont inconstantes dans leur action émétique, et déterminent souvent la purgation. *Doses* : 12 grains à un gros.

Scille. (*Voyez* les *diurétiques*.)

Sulfate de zinc (page 340). *Doses* : 9 à 18 grains en solution dans suffisante quantité d'eau.

Je n'indique pas beaucoup d'autres substances, telles que le simarouba, dont il a été parlé à l'article des toniques; la racine d'ellébore noir et la gratiole, que nous rangerons parmi les purgatifs drastiques, etc.

3°. *Sédatifs de l'irritation gastrique.*

On y a spécialement recours dans la gastrite, dans les coliques d'estomac, et pour arrêter la violence des vomissemens, soit dans le choléra-morbus, soit après l'action trop violente d'un émétique ou d'une autre substance irritante, etc.

Les moyens qu'on emploie sont, suivant les circonstances, les émolliens et adoucissans généraux, les sédatifs du système nerveux, les toniques amers, et notamment la racine de colombo (page 475); la potion anti-émétique de Rivière (page 433), etc.

4°. *Absorbans.*

Ils sont moins usités aujourd'hui qu'autrefois. On les emploie lorsque les malades éprouvent des aigreurs habituelles, même hors du temps de la digestion; dans les empoisonnemens par les acides, dans les anciens dévoiemens, etc.

Carbonate de chaux (*craie*, p. 322). — *Doses*: 12 à 36 grains. —Les yeux d'écrevisses, que quelques médecins emploient encore, ne sont que du carbonate de chaux.

Sous-carbonate de magnésie (page 322). — *Doses*: 12 à 36 grains et plus.

Magnésie pure (page 311). — *Doses*, idem.

Médicamens qui agissent sur les intestins.

On agit sur la muqueuse intestinale, 1° pour exciter cette membrane, et par contiguïté, l'organe biliaire et les autres viscères abdominaux, sans provoquer d'évacuation notable; 2° pour déterminer des évacuations alvines plus ou moins abondantes; 3° pour expulser les vers intestinaux; 4° pour calmer l'état d'irritation intestinale.

1°. *Médicamens qui excitent la muqueuse intestinale sans provoquer d'évacuation.*

On y a recours dans les débilités intestinales et les flatuosités qui en dépendent, dans les obstructions atoniques des viscères abdominaux, etc.

Stimulans généraux. — *Semences de quelques ombellifères* (page 467).

Préparations ferrugineuses (page 500).

Toniques végétaux amers (page 474).

Fumeterre (*fumaria officinalis*). — *Doses* : le suc, 3 à 6 onces ; l'extrait, un à 2 gros ; la décoction de la plante, une once et plus par 2 livres d'eau à prendre par verres.

Feuilles de chicorée sauvage (*cichorium intybus*). — *Doses*, idem.

Feuilles de pissenlit (*leontodon taraxacum*). — *Doses*, idem.

Trèfle d'eau (*menianthes trifoliata*). Cette plante paroît plus active que les précédentes ; cependant on peut en donner le suc, la décoction et l'extrait à-peu-près aux mêmes doses.

Racine de patience (*rumex patientia*). — *Doses*, idem.

Feuilles et tiges de saponaire (*saponaria officinalis*). — *Doses*, idem.

Extrait de bile de bœuf. — *Doses :* un scrupule à un gros et plus.

Acétate de potasse (*terre foliée de tartre*, p. 366). — *Doses*, 2 à 4 gros dans 2 livres de tisane.

Acétate de soude (*terre foliée cristallisée*, page 567). — *Doses*, idem.

Eaux minérales acidules (page 554). *Doses :* par verres.

Eau minérale alcaline gazeuse (page 352). *Doses :* par verres.

Savon médicinal (page 518).

2°. *Purgatifs.*

On y a recours pour produire un effet local, pour produire un effet général, ou déterminer une dérivation. On détermine la purgation pour agir localement dans les embarras intestinaux, dans les constipations opiniâtres, dans certaines affections du foie, dans les obstructions des viscères abdominaux; pour préparer à une opération chirurgicale grave, telle que la taille; pour favoriser l'accouchement, etc. On provoque des évacuations intestinales pour produire un effet général ou une dérivation, dans les terminaisons des fièvres, dans certaines hydropisies, dans les affections mélancoliques et maniaques, dans l'apoplexie, dans les rhumatismes chroniques; dans l'imminence de la fièvre puerpérale, les maladies dites *laiteuses*, certaines maladies cutanées, etc.

On divise les purgatifs en laxatifs, en cathartiques et en drastiques. Pour produire une action locale, on a ordinairement recours aux laxatifs et aux cathartiques; pour produire un effet général ou provoquer une dérivation, on emploie souvent les drastiques.

A. *Laxatifs.*

Miel (p. 371). — *Doses* : une à 4 onces dans une livre d'eau ou plus. — On le donne souvent en lavemens à des doses variables, et fréquemment à l'état de *miel mercurial* du codex.

Manne (p. 371). — *Doses* : à l'intérieur, une à 4 onces : rarement on la donne seule.

Tamarins (fruit du *tamarindus indica*). — *Doses*. On en fait entrer une à 2 onces dans les potions ou dans les apozèmes purgatifs. — La pulpe et l'extrait se donnent à la dose de une à 2 onces.

Casse (fruit du *cassia fistula*). — *Doses* : en décoction, 2 à 4 onces pour deux livres d'eau. — La pulpe et l'extrait, une à 2 onces.

Pruneaux (fruits du *prunus domestica*). En décoction plus ou moins concentrée.

Huiles grasses non âcres (pag. 379). *Doses* : par la bouche, une à 2 onces; en lavemens, 2 à 4 onces.

Lait de beurre. — *Doses* : une à 2 livres.

B. *Cathartiques*.

Huile de ricin. — *Doses* : 2 gros à une once.

Sulfate de potasse (*sel de duobus*, pag. 313). — *Doses* : un à 4 gros et plus dans une potion purgative ou en tisane. — En lavement, on peut doubler la dose.

Sulfate de soude (*sel de Glauber*, pag. 314). — *Doses*, idem.

Sulfate de magnésie (*sel d'Epsom*, *sel cathartique amer*, pag. 315). *Doses*, idem.

Hydro-chlorate de potasse (*sel fébrifuge de Sylvius*, pag. 324). — *Doses*, idem.

Hydro-chlorate de soude (*sel marin*, pag. 325). — *Doses*, idem.

Sous-phosphate de soude (pag. 318). — *Doses*. On peut en donner jusqu'à une once dans deux tasses de bouillon aux herbes, etc.

Tartrate acidule de potasse (*crême de tartre*, pag. 362). — *Doses*, idem.

Tartrate de potasse (*sel végétal*, *tartre soluble*, *tartre tartarisé*, pag. 362) — *Doses*, idem.

Tartrate de potasse et de soude (*sel de Seignette*, pag. 363). — *Doses*, idem.

Eaux minérales salines (pag. 353). *Doses*, par verres.

Feuilles et follicules de séné (*cassia senna*, *cassia*

lanceolata, *cynanchum oleifolium*). — *Doses* : en poudre, un à 2 scrupules et plus; en infusion ou en décoction, un scrupule à 3 gros dans quelques onces d'eau. — En lavement, on peut doubler la dose.

Feuilles de globulaire turbith (*globularia alypum*). — *Doses* : 2 à 5 gros; en décoction, dans un ou deux verres d'eau.

Racine de rhubarbe (du *rheum palmatum*, et du *rheum undulatum*). — *Doses* : comme tonique, 6 à 12 grains en poudre; comme purgatif, un demi-gros à 2 gros en infusion ou en décoction.

Sirop de roses pâles du codex. — *Doses* : 4 gros à 2 onces.

Sirop de roses pâles composé du codex. — *Doses*, idem.

Sirop de fleurs de pêcher du codex. — *Doses* : 2 gros à 2 onces.

Sirop de chicorée composé du codex. *Doses* : un à 4 gros aux enfans très-jeunes.

Apozème purgatif (page 408).

Infusion laxative de Vienne (page 408).

Électuaire lénitif du codex. *Doses* : 4 gros à une once et demie en lavement.

Électuaire catholicum double du codex. — *Doses* : 2 gros à 2 onces par la bouche.

On prépare ordinairement extemporanément les potions purgatives que l'on prescrit aux adultes, en faisant infuser un à 3 gros de séné dans 5 ou 6 onces d'eau, et faisant dissoudre dans la colature une à 2 onces de manne choisie, et 2 à 4 gros d'un sel neutre. — Au lieu de manne, on peut mettre une once d'un sirop purgatif, et on ajoute souvent au séné une à 2 onces de tamarins.

C. *Drastiques.*

Baies de nerprun (*rhamnus catharticus*).—*Doses:* le rob (p. 437), de un scrupule à 2 gros à l'intérieur; le sirop (p. 417), de 2 gros à une once et demie. On le fait souvent entrer dans les potions purgatives.

Aloès (extrait de l'*aloes perfoliata* et de l'*aloes spicata*). — *Doses :* comme tonique, un à 2 grains en pilules ; comme purgatif, 10 à 20 grains.

Scammonée (extrait du *convolvulus scammonia*). — *Doses :* 5 à 12 grains en poudre que l'on réduit en pilules.

Racine d'ellébore noir (*elleborus niger*). — *Doses :* en poudre, 8 à 24 grains; en extrait, 6 à 12 grains et plus. — *Teinture d'ellébore composée* du codex. — *Doses :* 2 à 4 gros dans un véhicule approprié. — *Sirop de pommes elléboré* du codex. — *Doses :* de 2 gros à 2 onces.

Racine de jalap (*convolvulus jalappa*). — *Doses :* en poudre, un scrupule à un gros; à l'état d'extrait alcoolique, 9 à 18 grains.

Gutte, vulgairement *gomme gutte* (extrait du *gambogia gutta* et du *guttæfera vera* de Kœnig). — *Doses :* 2 à 6 grains.

Feuilles de gratiole, vulgairement *herbe à pauvre homme* (*gratiola officinalis*). — *Doses :* 9 à 18 grains en poudre : un scrupule à un demi-gros en décoction dans quelques onces d'eau.

Coloquinte (fruit du *cucumis colocynthis*). — *Doses :* 9 à 36 grains en poudre. — Sa décoction en lavement, en doublant la dose. — *Teinture de coloquinte.* — *Doses :* 50 à 60 gouttes en frictions sur le ventre.

Pilules hydragogues de Bontius du codex. — *Doses :* 12 à 36 grains.

Pilules ou *extrait de Rudius* du codex. — *Doses :* 12 à 24 grains.

Électuaire hiéra-picra du codex. — *Doses :* un à 6 gros.

Électuaire confection hamec du codex. — *Doses :* un gros à une once.

Électuaire caryocostin du codex. — *Doses :* un à 6 gros.

Opiat mésentérique du codex. — *Doses :* un demi-gros à 2 gros, etc.

On peut remplacer avantageusement l'opiat mésentérique du codex par le suivant :

Pr. Résine de scammonée, 1 partie.
Savon amygdalin..... 2 parties.

Faites dissoudre dans suffisante quantité d'alcool ; filtrez et évaporez à siccité.

Puis, *Pr.* Diagrède savonneux ci-dessus,
Extrait de fiel de bœuf.....
de patience sauvage..
Gomme ammoniaque......
Oxyde de fer noir ou deutoxyde de fer...........
Sous-chlorure de mercure ou mercure doux.........
} *ana,* parties égales.

Doses : 12 à 36 grains et plus en pilules, suivant le but qu'on se propose.

5°. *Anthelmintiques ou Vermifuges.*

Tous les purgatifs, et surtout les drastiques, beaucoup de substances végétales amères, telles que l'absinthe, la gentiane, le colombo.

Huile animale de Dippel (page 507).

Pétrole (page 507).

Étain (p. 346). — *Doses* : en poudre, un à 3 gros que l'on réduit à l'état d'électuaire ou de bols, à l'aide de quelque extrait ou du miel. Suivant la méthode d'Alston (*Recueil d'Edimbourg*, tom. V), on le prescrit de la manière suivante :

Pr. Étain fin pulvérisé, 1 ½ once.
Mélasse.......... 8 onces.
Mêlez.

On fait prendre d'abord la moitié du mélange ; le lendemain la moitié de l'autre moitié, et le surlendemain le reste ; le jour suivant un purgatif.

Mousse de Corse (mélange d'un grand nombre de plantes marines, composé surtout du *fucus helminthocorton*, du *fucus ericoides*, du *corallina rubens*, du *fucus barbatus*, du *ceramium catenatum* ou *conferva catenata ægagropila*, du *ceramium ægagropilum* ou *conferva ægagropila*, du *ceramium albidum* ou *conferva albida*, etc.) Très-bon vermifuge pour les lombrics. *Doses* : pour les enfans, 12 à 30 grains en poudre, incorporés dans suffisante quantité de miel ; en décoction, 2 à 4 gros et plus dans deux ou trois tasses d'eau ; on renouvelle cette dose pendant plusieurs jours.

Coralline officinale (*corallina officinalis*). — *Doses* : les mêmes que celles de la mousse de Corse.

Racine de fougère mâle (polypodium filis mas).— *Doses :* en poudre, un demi-gros à un gros; en décoction, de 4 gros à une once pour une livre d'eau, à prendre par verres.

Racine de mûrier blanc (morus alba). C'est l'écorce qu'on emploie. *Doses :* en poudre, un demi-gros à un gros; en décoction, selon M. Andry, 3 gros dans une livre d'eau, que l'on fait réduire à une demi-livre. On répète cette dose plusieurs jours de suite.

Semen contra (semences de l'*artemisia contra* ou *santonica*). — *Doses :* en poudre, un demi-gros à un gros, incorporé dans du sirop ou du miel; en infusion, de 2 à 3 gros pour un ou deux verres d'eau.

Remède de la veuve Nouffer contre le tænia.

Le soir, une panade faite avec du beurre et du sel. Ensuite un lavement émollient, si le malade n'a pas été à la selle ce jour-là.

Le lendemain matin, 3 gros de racine de fougère mâle en poudre dans 4 à 6 onces d'eau distillée de fougère mâle ou de tilleul. Si le remède produit des nausées, on donne au malade un peu d'écorce de citron confite. Deux heures après, le bol purgatif suivant :

Pr. Sous-chlorure de mercure ou mercure doux.......... } *ana*, 12 grains.
Résine de scammonée........ }
Gutte............................. 5 grains.

Incorporez dans suffisante quantité de confection d'hyacinthe.

On donne après ce bol un verre ou deux d'infusion de thé vert. Aussitôt que les évacuations commencent, on continue à faire prendre du thé. — Si le bol n'est pas assez purgatif, on donne quelques gros de sulfate de soude.

Méthode de M. le professeur Bourdier contre le tænia.

On fait prendre par la bouche un gros d'éther sulfurique dans un verre de décoction de fougère mâle. Quelques minutes après, on donne le même médicament en lavement.

Au bout d'une heure, on fait prendre 2 onces d'huile de ricin.

Si le remède ne réussit pas, on le réitère le lendemain.

M. Récamier, médecin de l'Hôtel-Dieu, a plusieurs fois retiré du succès contre le tænia d'une méthode usitée aux îles de France et de Bourbon : elle consiste à faire prendre, le matin à jeun, une once et demie d'une pâte faite avec la semence de citrouille fraîche; à faire boire par-dessus un verre d'émulsion de chenevis, et au bout de deux heures une potion purgative composée de 2 onces d'huile de ricin et de 2 onces de sirop de fleurs de pêcher.

4°. Sédatifs de l'irritation et de la sécrétion muqueuse intestinales.

Lorsque l'irritation est spasmodique, on a recours aux sédatifs du système nerveux (page 505), qu'on administre en potion et en lavemens. On combat l'irritation inflammatoire, et on diminue la sécrétion muqueuse plus ou moins abondante qui l'accompagne, à l'aide des adoucissans et des émolliens généraux (page 484). Lorsque l'irritation est dissipée, et que la sécrétion muqueuse a pris le caractère atonique, comme dans les diarrhées chroniques et à la fin des dysenteries aiguës, on a recours aux toniques pris parmi les amers (page 474), et aux astringens (page 478).

Médicamens des organes urinaires.

On agit sur les organes sécréteurs de l'urine, ou sur les organes excréteurs.

Médicamens des organes sécréteurs de l'urine.

On agit sur les reins pour exciter leur activité vitale, et pour calmer leur état d'irritation; pour diminuer la sécrétion de l'urine, et pour modifier la composition de ce liquide.

1°. *Excitans de l'activité vitale des reins et de la sécrétion urinaire.*

Je donne exclusivement le nom de *diurétiques* à ces sortes de médicamens, quoique les substances mucilagineuses favorisent aussi la sécrétion urinaire, mais seulement lorsqu'elle est diminuée par une cause irritante, locale ou générale.

On excite spécialement l'activité vitale des reins et la sécrétion de l'urine dans les hydropisies passives et les cachexies séreuses.

Racines d'ache (apium graveolens), de fenouil (anethum fœniculum), de persil (apium petroselinum), de petit houx (ruscus aculeatus), d'asperges (asparagus officinalis). Elles constituent les racines apéritives majeures des anciens. *Doses* : 4 gros à une once en décoction par livre d'eau. On mêle ordinairement plusieurs de ces racines ensemble. —

Toutes entrent dans la composition du *sirop des cinq racines* du codex, que l'on emploie pour édulcorer les tisanes, à la dose d'une once par livre de liquide.

Racines d'arrête-bœuf (ononis arvensis et *ononis spinosa), de dompte-venin (asclepias vincetoxicum), de chardon roland (eryngium campestre), de pissenlit (leontodon taraxacum), de chicorée sauvage (cichorium intybus). — Doses*, idem.

Racine de garance (rubia tinctorum). Elle est aussi astringente (page 479).

Feuilles de pariétaire (parietaria officinalis). — Doses : en décoction, par poignée dans une à 2 livres d'eau.

Nitrate de potasse (page 317). — *Doses :* 12 à 18 grains par livre de tisane.

Racine de pareira-brava (cissampelos pareira). — Doses : une once en décoction dans 4 livres d'eau, que l'on réduit à deux.

Bulbe de scille (scilla maritima). On emploie les squammes desséchées tant comme diurétiques que pour exciter la muqueuse bronchique. *Doses :* à l'intérieur, en poudre, un à 2 grains, que l'on réitère plusieurs fois par jour.—*Oxymel scillitique* (p. 419), une once par livre de tisane ou dans une potion de 4 à 6 onces. — *Vin scillitique* (page 421), une once à une once et demie dans un véhicule convenable. On peut le réitérer une ou deux fois par jour. — *Teinture scillitique des pharmacopées*, un à 2 gros dans une potion de 4 onces : on l'emploie en frictions à des doses indéterminées. La scille en poudre s'emploie aussi en frictions, incorporée dans 6 à 8 parties d'axonge.

Baies de genièvre (juniperus communis). — *Doses:* 4 gros à une once en décoction dans 2 livres de tisane. — Le rob de genièvre, un demi-gros à un gros.

Feuilles de digitale pourprée (digitalis purpurea). — *Doses* : à l'intérieur, en poudre, 4 à 6 grains, que l'on réitère plusieurs fois par jour; en infusion, un gros par livre d'eau, dont on prend une à 2 onces à chaque fois. — *Teinture alcoolique* (page 427) ou *éthérée* (page 431) : à l'intérieur, 10 à 15 gouttes sur du sucre ou dans un véhicule : on réitère plusieurs fois par jour. — En frictions, doses indéterminées.

Vin diurétique et amer (page 421).

2°. *Sédatifs de l'irritation des reins.*

Les adoucissans et relâchans généraux, surtout la graine de lin, les acides foibles. On donne les sédatifs du système nerveux (page 505) dans les coliques néphrétiques spasmodiques. La busserole ou raisin d'ours (page 480) peut être utile.

3°. *Moyens de diminuer la sécrétion de l'urine.*

Ils sont indirects, et consistent à augmenter les autres évacuations, telles que la transpiration cutanée, la sécrétion muqueuse intestinale. Il n'existe guère que le diabétès dans lequel cette médication sembleroit indiquée; mais le traitement de cette maladie est encore peu connu.

4°. *Moyens de modifier la composition de l'urine.*

Lorsque l'urine est altérée, on cherche à la modifier en agissant sur les organes sécréteurs de ce liquide par les mucilagineux, les toniques, ou d'autres moyens généraux, suivant les circonstances. — Les carbonates alcalins (p. 320) semblent être utiles lorsque l'urine contient trop d'acide urique.

Médicamens des organes excréteurs de l'urine.

Ils sont excitans ou sédatifs.

1°. *Excitans des organes excréteurs de l'urine.*

Ils sont indiqués dans les paralysies de la vessie, dans les catarrhes chroniques de cet organe, dans les blennorrhées, à la fin des blennorrhagies, et dans les hématuries passives.

Cantharides (page 496), surtout en frictions sur la région sus-pubienne.

Térébenthines (page 378 et 470).

Astringens, surtout les acides minéraux (p. 481).

2°. *Sédatifs des organes excréteurs de l'urine.*

Ils sont indiqués dans les catarrhes aigus de la vessie, dans les deux premières périodes de la blennorrhagie, et dans les hématuries actives.

Relâchans généraux. — Bains, boissons mucilagineuses, émulsions.

Saignées.

Médicamens des organes génitaux.

On agit sur l'activité des organes génitaux eux-mêmes, ou sur leur système muqueux, ou, chez la femme seulement, sur leur système sanguin.

Il existe des moyens qui augmentent l'activité des

organes génitaux, et il en existe qui la diminuent. Les premiers ont été appelés *spermatopées* lorsqu'on a cru leur reconnoître la faculté d'augmenter la sécrétion du sperme, et *aphrodisiaques* lorsqu'ils agissent en déterminant l'éréthisme des organes génitaux, et par conséquent en provoquant des desirs vénériens. Mais ces deux propriétés, au moins lorsque les organes génitaux sont dans l'état sain, ne peuvent guère exister l'une sans l'autre ; et il est certain qu'elles se rencontrent dans beaucoup de substances, dont les unes sont alimentaires et les autres médicamenteuses. Les premières agissent, au moins en grande partie, par leurs principes nutritifs, qui, en même temps qu'ils servent à réparer toute l'économie, deviennent des matériaux propres à la sécrétion de la semence. Elles méritent en conséquence spécialement le nom de *spermatopées*, et ne sont, pour ainsi dire, aphrodisiaques que consécutivement. Les secondes n'excitent l'action des organes génitaux qu'en les irritant spécialement ; elles ne me paroissent devenir spermatopées que par leur propriété aphrodisiaque ; elles ne provoquent la sécrétion de la semence qu'au préjudice des autres sécrétions et de toute l'organisation ; elles peuvent en conséquence conduire à l'épuisement. Plusieurs d'entre elles peuvent déterminer des accidens graves.

Les alimens spermatopées sont les truffes, les champignons et surtout la morille, les artichauts, les œufs, les crustacées, le céleri, le cacao, les fruits parfumés, tels que les pêches, les ananas, les framboises. On regarde aussi comme tels les fécules am-lacées, les bulbes des orchis, les sucs et les g de viandes, qui sans doute n'agissent que comme simples analeptiques.

Les aphrodisiaques sont les cantharides (p. 496), le phosphore (pag. 284), le musc, la civette, l'ambre gris, la roquette (*brassica eruca*), le ginseng (racine du *panax quinquefolium*), la vanille (pag. 469), la cannelle (pag. 468), le macis, les clous de gérofle (pag. 469), et en général tous les stimulans aromatiques. On peut aussi exciter les parties génitales à l'aide de l'électricité, des bains locaux sinapisés et de la flagellation.

On ne doit jamais employer les cantharides ni le phosphore, en raison des accidens qu'ils peuvent déterminer. La flagellation est un artifice de la débauche, entièrement proscrit par la décence et les mœurs. Mais le médecin peut quelquefois conseiller, dans le but de la reproduction, quelques-uns des autres moyens, et surtout les substances qui contiennent un principe nutritif. On peut y recourir dans l'anaphrodisie ou impuissance, et dans l'agénésie ou stérilité, lorsque ces deux lésions dépendent d'une atonie purement locale, d'une espèce d'engourdissement des organes génitaux. On a conseillé dans ce cas, outre l'usage interne de divers excitans, des frictions sur les lombes, la région pubienne et les aînes, avec un liniment composé d'ambre gris, de musc et de civette, incorporés dans une huile fixe. Ces frictions ou d'autres analogues peuvent être de quelque utilité, surtout à la sortie d'un bain froid de courte durée.

Les aphrodisiaques, et même toute espèce de stimulant aromatique, seroient nuisibles lorsque l'inertie des organes génitaux ne provient pas de leur état d'engourdissement, mais de l'épuisement général déterminé, soit par un exercice abusif de ces organes, soit par une maladie grave qui a été longue ou chronique, soit par des évacuations considérables sanguines ou autres. Dans ce cas, on doit éloigner tout ce qui pourroit donner aux organes génitaux une activité qui deviendroit dangereuse si elle ne dérivoit pas du rétablissement de l'ensemble des fonctions. On se borne donc aux simples analeptiques, tels que les alimens substantiels et succulans tirés du règne animal. On conseille les vins peu alcoolisés, l'abstinence des alimens âcres et des assaisonnemens; enfin l'usage des toniques pris parmi les amers, surtout quand ils sont indiqués par l'état de l'estomac: les organes génitaux sortent alors naturellement et par degré de leur inertie, à mesure qu'ils reçoivent avec toutes les parties la réparation dont ils ont besoin.

Les aphrodisiaques ne conviennent pas non plus lorsque l'impuissance et la stérilité dépendent du développement imparfait des organes génitaux, à l'époque de la puberté. Ce travail appartient exclusivement à la nature; lorsqu'elle refuse aux organes de la génération le degré de développement nécessaire à l'exercice de leurs fonctions, l'art ne peut la remplacer. Ce principe est applicable à l'anaphrodisie qui dépend de la vieillesse.

Les aphrodisiaques seroient nuisibles dans la stérilité qui proviendroit de l'irritation trop vive des organes génitaux. Si l'état d'impuissance ou celui de stérilité dépendoit d'une cause morale ou nerveuse, il faudroit se borner à combattre cette cause. Les aphrodisiaques seroient également au moins inutiles dans les lésions organiques des parties de la génération : enfin, si ces parties présentent un vice de conformation, c'est à la chirurgie à le corriger quand la chose est possible.

Les moyens propres à diminuer l'activité des organes génitaux consistent dans les saignées, les relâchans généraux, les bains tièdes, le nitrate de potasse, les sédatifs du système nerveux, surtout le camphre (p. 464), et les fleurs de nénuphar (*nymphæa alba et lutea*), un exercice habituel modéré, la diète végétale, le lait, les boissons délayantes, l'éloignement des images et des souvenirs propres à exciter les desirs vénériens et à entretenir la trop grande irritation nerveuse, etc. On a recours à ces divers moyens lorsque l'activité des organes génitaux est trop exaltée, comme dans le priapisme et la nymphomanie, et on peut faire cesser par là la stérilité qui provient de cette exaltation.

On agit sur le système sanguin des organes génitaux, chez la femme seulement, pour l'exciter ou pour le calmer. On l'excite pour provoquer la menstruation dans la rétention de cette évacuation, dans sa suppression et dans sa déviation.

Dans la rétention des menstrues, on a recours aux bains tièdes, aux sédatifs du système nerveux, à la saignée, aux toniques, et surtout aux préparations ferrugineuses, suivant que la rétention dépend d'une grande susceptibilité nerveuse, de l'exaltation des propriétés vitales ou de l'atonie générale.

Dans la suppression et la déviation des menstrues, on tâche aussi d'agir sur les causes très-variables de la maladie. — L'application des sangsues à la vulve et les pédiluves sinapisés sont souvent utiles. Lorsque la maladie dépend d'une foiblesse locale ou générale, on peut, outre les toniques ordinaires, employer les médicamens suivans :

Sommités de rue (ruta graveolens). — *Doses* : en poudre, 10 à 20 grains; en infusion, une pincée ou 2 par livre de liquide.

Safran (stigmates du crocus sativus). — *Doses* : en poudre, 6 à 24 grains; en infusion, une pincée pour une livre de liquide. — *Teinture de safran*, 12 à 36 gouttes.

Feuilles de sabine (juniperus sabina). Médicament dangereux. *Doses* : en poudre, 4 à 12 grains; en infusion, environ un gros pour une livre d'eau.

On calme le système sanguin des organes génitaux, dans la ménorrhagie active, par les relâchans généraux. Si elle dépend d'un état de spasme, on a recours aux sédatifs du système nerveux.

Médicamens des organes mammaires.

On agit sur les organes mammaires pour augmenter la sécrétion du lait ou la diminuer.

Les moyens d'augmenter la sécrétion du lait (*galactophores* ou *galactopées*) sont tous fournis par l'hygiène, et consistent dans des alimens très-nourrissans. On n'en connoît pas parmi les médicamens qui aient cette propriété. Ceux qu'on emploie pour rappeler la sécrétion du lait supprimée sont subordonnés à la cause qui l'a produite. La succion est le moyen le plus efficace. Cette provocation convient spécialement lorsqu'à la suite de l'accouchement la sécrétion du lait languit.

Pour diminuer ou supprimer la sécrétion du lait, on a recours aux moyens indirects, tels que les purgatifs et les diaphorétiques.

La racine de canne de Provence, *arundo donax*, regardée comme anti-laiteuse, excite légèrement la transpiration cutanée; et le sulfate de potasse n'agit que comme purgatif. Il en est de même du petit-lait de Weisse, dont voici la formule :

Petit-lait de Weisse.

Pr.	Caillelait jaune........	*ana*, 1 scrupule.
	Fleurs de sureau......	
	d'hypericum....	
	de tilleul.......	
	Séné mondé..........	*ana*, 1 gros.
	Sulfate de soude.......	

On fait infuser le tout dans une chopine de petit-lait bouillant; on passe au bout d'une heure.

La malade prend ce remède le matin en trois verres, à une demi-heure de distance, pendant douze à quinze jours.

Lorsque le lait est accumulé en trop grande quantité dans les mamelles, il faut avoir recours à la succion.

Lorsqu'il ne peut s'écouler par les canaux excréteurs qu'il engorge, on a recours à quelques applications excitantes. L'extrait de ciguë a été quelquefois utile.

Certaines substances introduites dans les organes digestifs des nourrices communiquent au lait leurs propriétés : tels sont les purgatifs, les mercuriaux, etc.

Spécifiques.

J'appelle *spécifiques* les médicamens dont les effets sur l'économie animale ont été bien constatés, et dont la manière d'agir en thérapeutique échappe à l'observation. On peut les diviser en spécifiques prophylactiques et en spécifiques curatifs.

Spécifiques prophylactiques.

Les uns agissent sur les choses extérieures avec lesquelles l'homme est en rapport, telles que l'air atmosphérique, les vêtemens, les alimens, etc.; et ils constituent les moyens désinfectans : les autres agissent directement sur l'économie animale.

1°. *Moyens désinfectans.* On les dirige contre les gaz non respirables répandus dans l'atmosphère, contre les émanations odorantes, contre les influences épidémiques et contagieuses.

Lorsque l'air n'est infecté que par de petites proportions de gaz non respirables, ou lorsque ceux-ci, s'ils sont abondans, ne sont dangereux que par leur non-respirabilité, il suffit souvent de renouveler l'air, soit par la disposition des lieux, soit par les ventilateurs, soit au moyen des feux; mais lorsque les gaz qui altèrent la respirabilité de l'air ont une qualité vénéneuse, comme ceux qui se dégagent dans la vidange des fosses d'aisance, on a recours aux fumigations acides.

Pour combattre les émanations odorantes et celles qui ne se manifestent que par les désordres qu'elles occasionnent dans l'économie animale, on a recours à quelques-uns des moyens suivans.

Fumigations aromatiques. Elles ne font que masquer les mauvaises odeurs sans les détruire, et ne paroissent avoir aucune action sur les miasmes contagieux: mais elles excitent l'activité organique.

Déflagration de la poudre à canon. Les vapeurs qui en résultent doivent, de même que les fumigations aromatiques, plutôt être considérées comme des excitans de l'organisation que comme moyens désinfectans.

Ventilation. Elle est très-utile: on l'exerce, 1° par des moyens mécaniques, tels que la manche à vent et le ventilateur de Hales: l'un et l'autre sont surtout employés dans la marine; 2° par les feux.

Faculté absorbante du charbon. Ce corps, en raison de la propriété qu'il a d'absorber tous les gaz, peut être utile comme moyen désinfectant. Il enlève à l'eau qui le traverse les matières putrides et les odeurs dont elle peut être chargée, etc.

Chaux vive. Elle retarde la putréfaction des matières animales mortes sur lesquelles on l'applique à l'état pulvérulent, etc.

Exposition au grand air. C'est un moyen efficace de désinfection, mais qui n'agit qu'à la longue.

Action des acides. Les acides sont les agens les plus efficaces de désinfection. L'acide acétique liquide est employé pour désinfecter les papiers et divers objets de vêtemens; mais pour détruire les émanations malfaisantes dont peut être imprégné l'air, on a recours aux vapeurs d'acides minéraux expansibles, et surtout à celles des acides nitrique (page 291), hydro-chlorique (page 304), et à celles du chlore (page 287). Pour dégager les vapeurs d'acide hydro-chlorique, on verse 12 parties d'acide sulfurique sur 15 d'hydro-chlorate de soude un peu humide, et on expose ce mélange à une douce chaleur; il ne faut, pour une chambre de 35 mètres cubes, que 19 grammes d'hydro-chlorate de soude et 15 d'acide. Pour dégager les vapeurs nitriques, on décompose à froid le nitrate de potasse par l'acide sulfurique. Les proportions sont de 15 grammes (environ 4 gros) de nitrate de potasse et d'autant d'acide sulfurique pour une chambre de 35 mètres (1000 pieds cubes) de capacité, c'est-à-dire 325 centimètres (10 pieds) sur chaque dimension. Pour dégager les vapeurs de chlore, on mêle ensemble, dans une capsule de terre cuite dure, 2 parties d'oxyde de manganèse en poudre, 10 parties d'hydro-chlorate de soude et 6 parties d'acide sulfurique, qu'on a étendues auparavant de 4 parties d'eau; pour une salle non habitée, de 13 mètres de longueur sur 6,50 de large (40 pieds sur 20), les proportions sont de 30 décagrammes (10 onces) d'hydro-chlorate de soude, 6 décagrammes (2 onces) d'acide sulfurique, et 2 décagrammes (4 onces) d'eau. Pour des appartemens actuellement occupés, il n'est guère possible d'indiquer des proportions rigoureuses. On peut, pour de petits espaces, se servir des appareils portatifs de désinfection de M. Guyton de Morveau.

2°. *Spécifiques prophylactiques dont l'action est immédiatement dirigée sur l'économie animale.*

Préservatif de la petite-vérole. Vaccine.

Préservatifs employés contre les effets des morsures des animaux venimeux ou autres.

1°. *Caustiques.* On les emploie plus ou moins

actifs, suivant les accidens à craindre. Pour prévenir l'hydrophobie, on cautérise profondément la morsure avec la potasse caustique (page 307), l'hydrochlorate d'antimoine sublimé ou beurre d'antimoine (page 332) ou le fer rouge (page 504). — Contre les effets de la morsure de la vipère, de la tarentule, de la guêpe, du scorpion, etc., il suffit d'employer l'ammoniaque liquide (page 309), quelquefois même l'alcool ou le vinaigre.

2°. *Substances dont l'action se borne à l'irritation.* Pour faire périr une sangsue introduite dans quelque partie du système muqueux, il suffit d'y faire passer une dissolution saline ou une liqueur acide. Contre les poux des cheveux et ceux du pubis, on peut employer les semences de cébadille (*veratrum sabadilla*) ou de staphisaigre (*delphinium staphisagria*) en poudre; le protoxyde de mercure ou oxyde de mercure noir; le peroxyde de mercure ou oxyde de mercure rouge (page 334), incorporés dans 6 à 8 parties d'un corps gras, etc.

Spécifiques curatifs.

Ils sont bornés aux fébrifuges et aux anti-syphilitiques.

1°. *Fébrifuges.*

On appelle *fébrifuges* les remèdes qui ont la propriété d'arrêter les accès des fièvres intermittentes et rémittentes.

Quinquina. Écorce de plusieurs espèces du genre *cinchona*, L. On trouve spécialement dans le commerce les écorces des espèces suivantes :

1°. *Le quinquina gris* (*cinchona officinalis*, L. *cin-*

chona condaminea de MM. Humboldt et Bompland).

2°. *Le quinquina jaune* (*cinchona cordifolia* de Mutis).

3°. *Le quinquina rouge* (*cinchona oblongifolia* de Mutis).

4°. *Le quinquina orangé* (*cinchona lancifolia* de Mutis).

5°. *Le quinquina blanc* (*cinchona ovalifolia* de Mutis).

Ces deux dernières espèces sont encore peu communes et peu employées. L'écorce des trois autres espèces est, de tous les fébrifuges, le plus constant dans ses effets. Ce médicament est aussi très-employé comme tonique. *Doses :* comme fébrifuge, en poudre, 2 gros à une once, à prendre en deux ou trois fois pendant l'intermittence : on peut lui donner la forme d'électuaire ou de bols. On le donne quelquefois en lavement, à une dose un peu plus forte, par exemple, une demi-once dans chaque lavement, et on en fait prendre deux ou trois pendant l'intermittence. Aux personnes dont l'estomac ne peut supporter le quinquina en substance, on peut le donner en décoction, à la dose d'une à 2 onces dans 2 livres d'eau, à prendre par verres pendant l'intermittence. On peut le donner en extrait à la dose d'un demi-gros à 2 gros, à prendre par la bouche en deux ou trois fois pendant l'intermittence. — La teinture de quinquina en frictions, à des doses indéterminées, paroît avoir quelquefois arrêté des fièvres intermittentes. — Comme tonique, on donne le quinquina en poudre à la dose de 6 à 12 grains; mais plutôt en décoction, à la dose de 2 à 4 gros par livre de liquide : on donne l'extrait à la dose de 12 à 24 grains; le vin de quinquina à la dose d'une à 2 onces. Le sirop de quinquina ayant peu d'activité, ne se donne qu'aux enfans pour édulcorer les tisanes ou les potions.

Vin de M. Séguin (page 422).

Quinquina mêlé avec le carbonate de potasse et le tartre stibié (page 447).

Cascarille (*écorce du croton cascarilla*). — *Doses :* en poudre, un demi-gros à un gros et demi en trois ou quatre fois pendant l'intermittence.

Écorce d'angustura (*bomplandia trifoliata* de Willdenow). — *Doses :* en poudre, un demi-gros à un gros en trois ou quatre fois pendant l'intermittence; en infusion, 4 gros dans une livre d'eau, à prendre par 2 à 4 cuillerées.

Racine de bénoite (*geum urbanum* et *geum rivale*). — *Doses :* quelques gros en poudre, en trois ou quatre fois pendant l'intermittence.

Écorce de marronnier d'Inde (*æsculus hippocastanum*). — *Doses*, idem.

Écorce d'aune (*betula alnus*). — *Doses*, idem.

Écorce de saule (*écorce de plusieurs espèces du genre salix*, et notamment du *salix alba*). — *Doses*, idem.

Feuilles de houx (*ilex aquifolium*). — *Doses :* un gros en deux ou trois prises pendant l'intermittence.

Diverses substances végétales rangées dans les stimulans, et surtout la serpentaire de Virginie (page 469), la racine d'*arnica montana*, la noix vomique (page 470), la sauge (page 467), etc.

Toutes les substances végétales amères rangées dans les toniques (page 473).

Divers astringens, notamment l'écorce de chêne, l'écorce de grenade, les racines de tormentille et de bistorte (page 480), le sulfate acide d'alumine et de potasse (pages 315 et 482), le sulfate de fer vert (pages 344 et 482).

Extrait gélatineux de M. Séguin (page 440).

Arséniate de soude ou de potasse (page 329). Médicament extrêmement dangereux, qu'on ne peut donner qu'à la dose d'un huitième ou d'un douzième de grain, et toujours étendu dans un véhicule. Fowler emploie l'arsénite de potasse sous le nom de *solution minérale*, qu'il prépare de la manière suivante :

Solution minérale de Fowler.

Pr. Oxyde d'arsenic en poudre,	*ana*, 64 grains.	
Carbonate de potasse......		
Eau distillée..................	$\frac{1}{2}$ livre.	

Faites bouillir lentement dans un mortier à la chaleur du bain de sable, jusqu'à ce que l'arsenic soit entièrement dissous; ajoutez à la solution refroidie une demi-once d'esprit de lavande composé de la pharmacopée de Londres (1), et une quantité suffisante d'eau distillée pour que la totalité du liquide fasse une livre.

Doses : de 10 à 20 gouttes trois fois le jour, sans avoir égard aux heures de l'accès.

M. Fodéré administre l'arséniate de soude dissous dans l'eau distillée dans les proportions d'un grain

(1) C'est une dissolution alcoolique de lavande, de romarin, de cannelle, de girofle, de noix muscade et de santal blanc. On peut la remplacer par toute autre teinture aromatique.

par once de liquide : il donne un gros de cette solution le matin dans un verre de tisane, un gros le soir, et quelquefois une troisième dose dans le milieu du jour.

Divers sédatifs du système nerveux (page 505). On les emploie quand la fièvre intermittente dépend d'un état spasmodique.

Anti-syphilitiques.

Les préparations d'or préconisées par M. Chrétien étant très-inconstantes dans leurs effets, d'après les expériences faites par M. Cullerier, les anti-syphilitiques sont bornés aux sudorifiques et aux préparations mercurielles.

Sudorifiques. On a ordinairement recours aux quatre bois sudorifiques (page 491), et surtout à la salsepareille. On les administre en tisane (page 411) et en sirop (page 417).

Les préparations mercurielles les plus employées sont l'onguent mercuriel double, le chlorure de mercure, le sous-chlorure de mercure, et, depuis quelque temps, le mercure soluble d'Hanhemann.

Onguent mercuriel double. On le prépare d'après le codex de Paris, en triturant ensemble parties égales de mercure et d'axonge. Il n'est employé qu'à l'extérieur. *Doses :* d'abord un gros pour chaque friction que l'on pratique le soir, à la partie interne des membres, en frottant doucement, vis-à-vis du feu, pendant une demi-heure. On continue les frictions de deux jours l'un; et chaque jour de friction, il est bon de prendre le matin un bain pour favoriser l'absorption. Si, après quatre ou cinq frictions, il ne survient pas d'accident, on double la dose. Le nombre des frictions varie suivant les doses employées : on les continue en général pendant trente à quarante jours. On consomme dans tout le traitement d'une syphilis récente, 2 onces à 2 onces et demie d'onguent, et lorsque la maladie est invétérée, 4 à 5 onces. — Si le mercure se porte sur les glandes salivaires, ce qui a lieu ordinairement dans le commencement du traitement, on suspend les frictions, ou on les donne à petites doses, et on administre quelques purgatifs ou quelques sudorifiques. — L'onguent mercuriel est aussi employé en frictions et par apposition comme résolutif.

Chlorure de mercure (sublimé corrosif, p. 337). On le donne à l'intérieur. — *Doses* : pour les adultes, d'abord tous les jours un quart de grain dans un véhicule mucilagineux, et au bout de quelques jours un demi-grain par jour ou un quart de grain le matin et autant le soir. On fait dissoudre 14 à 15 grains de sel dans 2 livres d'eau distillée, dont chaque cuillerée à bouche contient environ une demi-dose, c'est-à-dire un quart de grain du médicament; et on étend toujours ce qu'on fait prendre à chaque fois de la solution dans un verre de tisane ou de liquide mucilagineux. On consomme pendant tout le traitement de 18 à 36 grains de chlorure de mercure. Cette dernière quantité suffit ordinairement, même pour les syphilis invétérées.

Sous-chlorure de mercure (mercure doux, p. 337). On l'applique à l'extérieur, mêlé avec 4 ou 5 parties de gomme arabique, sur des ulcères vénériens sans inflammation. A l'intérieur, il est moins employé comme anti-syphilitique que comme excitant de la muqueuse intestinale dans les embarras atoniques des viscères abdominaux, et comme vermifuge. *Doses :* un à 2 grains.

Mercure soluble d'Hanhemann (p. 339). C'est, comme nous l'avons déjà observé, du protoxyde de mercure ou oxyde de mercure noir. *Doses :* un demi-grain les deux premiers jours, mêlé avec 10 grains de gomme arabique. Le malade le prend le matin à jeun dans un peu d'eau distillée; le troisième jour, il en prend un demi-grain le matin et un demi-grain le soir. Le cinquième et le sixième jours, on double la dose, qui de deux jours en deux jours doit être augmentée d'un grain, et ne jamais dépasser, dans les cas ordinaires, 5 grains dans les vingt-quatre heures. On cesse quelque temps après la disparition des symptômes vénériens.

Le peroxyde de mercure ou oxyde de mercure rouge (page 336) n'est guère employé qu'à l'extérieur et très-étendu, comme excitant des ulcères atoniques vénériens ou autres.

Les bornes d'un simple Manuel médical ne comporteroient pas de plus longs détails sur les préparations mercurielles et les autres anti-syphilitiques. On peut consulter à cet égard les Traités *ex professo* sur les Maladies vénériennes, et surtout la quatrième édition de l'ouvrage de M. Lagneau. (*Exposé des symptômes de la maladie vénérienne.* Paris, 1815.)

FIN.

TABLE ALPHABÉTIQUE.

A.

B

C

D

E

F

H

I

J

K

L

M

N

O

P

Q

R

S

T

V

Y

Z

FIN DE LA TABLE.

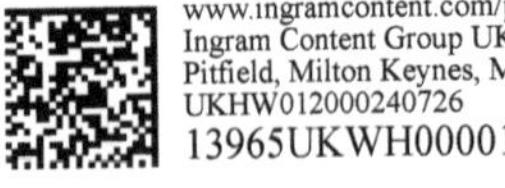

www.ingramcontent.com/pod-product-compliance
Ingram Content Group UK Ltd.
Pitfield, Milton Keynes, MK11 3LW, UK
UKHW012000240726
13965UKWH00001B/70

9 782011 955517